S3-Leitlinie Methamphetamin-bezogene Störungen

S3-Leitlinie Methamphetamin-bezogene Störungen

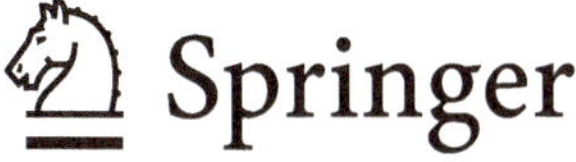

Drogenbeauftragte der Bundesregierung, Berlin, Germany

Bundesministerium für Gesundheit (BMG), Bonn, Berlin, Germany

Bundesärztekammer (BÄK)
Arbeitsgemeinschaft der deutschen Ärztekammern, Berlin, Germany

Deutsche Gesellschaft für Psychiatrie und Psychotherapie, Psychosomatik
und Nervenheilkunde (DGPPN), Berlin, Germany

ISBN 978-3-662-53540-0   978-3-662-53541-7 (eBook)
DOI 10.1007/978-3-662-53541-7

Die Deutsche Nationalbibliothek verzeichnet diese Publikation in der Deutschen Nationalbibliografie; detaillierte
bibliografische Daten sind im Internet über http://dnb.d-nb.de abrufbar.

Springer

Umschlaggestaltung: deblik Berlin

Gedruckt auf säurefreiem und chlorfrei gebleichtem Papier

Springer ist Teil von Springer Nature
Die eingetragene Gesellschaft ist Springer-Verlag GmbH Berlin Heidelberg

Vorwort

Warum eine S3-Leitlinie „Methamphetamin-bezogene Störungen"?

Zwar scheint ein verstärkter Methamphetamin-Konsum in Deutschland noch regional begrenzt zu sein, jedoch sehen sich Ärzte und Mitarbeiter in Kliniken, Praxen und Einrichtungen der Suchthilfe mit einer zunehmenden Intensität dieses Problems konfrontiert. Im Vergleich zu anderen Stimulanzien weist die Substanz spezifische Eigenschaften im Hinblick auf Wirkung, Symptomatik und die Entwicklung einer Abhängigkeit auf. Hinzu kommt, dass sie aus verschiedenen Motiven heraus von sehr unterschiedlichen Personengruppen konsumiert wird (siehe Kapitel 1 Epidemiologie). Für die klassische Suchthilfe stellen die spezifischen Bedürfnisse von Patienten mit einer Methamphetamin-bezogenen Störung eine Herausforderung dar.

Methamphetamin kommt aktuell in Deutschland als illegal hergestelltes kristallines Drogenprodukt („Crystal") mit hohem Wirkstoffgehalt vor. Der in dieser Leitlinie allgemein verwendete Begriff „Methamphetamin" schließt die kristalline Form ein. Am häufigsten wird kristallines Metamphetamin nasal konsumiert, ebenfalls gängig sind die im Hinblick auf schnelle Suchtentwicklung, exzessive Konsummuster und Ansteckungsrisiken besonders problematischen Applikationsformen des Rauchens und des intravenösen Konsums. Häufig werden zusätzlich sedierende Substanzen eingenommen (funktionaler Beikonsum). Diese bereits aus anderen Ländern übereinstimmend berichteten Besonderheiten wurden auch für Deutschland bestätigt [1].

Aufgrund der umfassend beschriebenen schwerwiegenden Langzeitfolgen des Methamphetamin-Konsums auch bei moderater, nicht-medizinischer Anwendung bei den gängigen Applikationsformen ist aus therapeutischer Sicht grundsätzlich von schädlichem bzw. abhängigem Konsum auszugehen, sofern es sich nicht ausschließlich um Probierkonsum handelt. Lediglich eine sporadische orale Einnahme könnte in bestimmten Fällen ohne wesentliche medizinische Relevanz sein [2; 3].

In Fachgesprächen der Bundesdrogenbeauftragten mit Vertretern aus der Sucht- und Drogenpolitik, der Forschung und der Versorgungspraxis wurde deutlich, dass ein Bedarf an differenzierten evidenzbasierten therapeutischen Optionen besteht. Dies führte dazu, dass das Bundesgesundheitsministerium (BMG) ein Projekt zur „Entwicklung von Handlungsempfehlungen für die Therapie von Methamphetamin-Abhängigen" initiierte. Von der Bundesärztekammer (BÄK) wurde das Ärztliche Zentrum für Qualität (ÄZQ) beauftragt, dieses Projekt gemeinsam mit einem Expertenpanel umzusetzen und fachlich-methodisch zu begleiten. Zu den 21 federführend beteiligten Experten gehörten klinisch tätige und niedergelassene Ärzte verschiedener Fachrichtungen, Psychotherapeuten, Krankenpfleger und Sozialarbeiter.

Herausgeber

Die Drogenbeauftragte der Bundesregierung

www.drogenbeauftragte.de

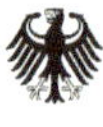

Bundesministerium für Gesundheit (BMG)

www.bmg.bund.de

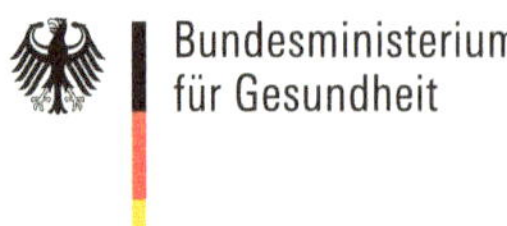

Bundesärztekammer (BÄK)
Arbeitsgemeinschaft der Deutschen Ärztekammern

www.baek.de

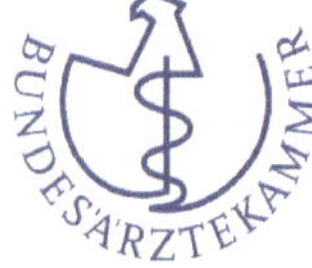

Deutsche Gesellschaft für Psychiatrie und Psychotherapie,
Psychosomatik und Nervenheilkunde (DGPPN)

www.dgppn.de

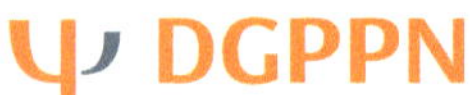

Autoren

Wolf-Dietrich Braunwarth, Michael Christ, Henrike Dirks, Janina Dyba, Roland Härtel-Petri, Timo Harfst, Heribert Fleischmann, Euphrosyne Gouzoulis-Mayfrank, Willem Hamdorf, Ursula Havemann-Reinecke, Peter Jeschke, Marco R. Kesting, Antje Kettner, Michael Klein, Benjamin Löhner, Winfried Looser, Sascha Milin, Josef Mischo, Bernd Mühlbauer, Stephan Mühlig, Jeanine Paulick, Niklas Rommel, Ingo Schäfer, Norbert Scherbaum, Katharina Schoett, Frank Schulte-Derne, Jan-Peter Siedentopf, Frank Vilsmeier, Norbert Wittmann, Norbert Wodarz, Anne Krampe-Scheidler

Mitglieder der Konsensusgruppe

Beteiligte Experten	Benennende Fachgesellschaft/Organisation
• Dr. med. Wolf-Dietrich Braunwarth Klinikum Nürnberg	ad personam
• Dr. med. Roland Härtel-Petri Psychotherapeutische Praxis, Bayreuth	ad personam
• Dr. med. Heribert Fleischmann Bezirksklinikum Wöllershof	Deutsche Hauptstelle für Suchtfragen e. V. (DHS)
• Prof. Dr. med. Euphrosyne Gouzoulis-Mayfrank LVR-Klinik Köln	Deutsche Gesellschaft für Psychiatrie und Psychotherapie, Psychosomatik und Nervenheilkunde (DGPPN)
• Dr. med. Willem Hamdorf AHG Klinik Mecklenburg	Fachverband Sucht (FVS)
• Prof. Dr. Ursula Havemann-Reinecke Universitätsklinik Göttingen	Deutsche Gesellschaft für Suchtforschung und Suchttherapie e. V. (DG Sucht)
• Dipl.-Med. Peter Jeschke Neurologische Gemeinschaftspraxis, Halle	ad personam
• Dr. med. Josef Mischo Kreiskrankenhaus St. Ingbert	Arbeitsgruppe „Sucht und Drogen" der Bundesärztekammer (BÄK)
• Prof. Dr. med. Bernd Mühlbauer Institut für Klinische Pharmakologie am Klinikum Bremen Mitte	Arzneimittelkommission der deutschen Ärzteschaft (AkdÄ)
• Prof. Dr. Stephan Mühlig Technische Universität Chemnitz	Bundespsychotherapeutenkammer (BPtK)
• Timo Harfst (Vertreter) Bundespsychotherapeutenkammer	

Beteiligte Experten	**Benennende Fachgesellschaft/Organisation**
• PD Dr. med. Ingo Schäfer Universitätsklinikum Hamburg-Eppendorf/Zentrum für Interdisziplinäre Suchtforschung der Universität Hamburg	Zentrum für Interdisziplinäre Suchtforschung der Universität Hamburg (ZIS)
• Sascha Milin (Vertreter) Zentrum für Interdisziplinäre Suchtforschung der Universität Hamburg	
• Prof. Dr. med. Norbert Scherbaum LVR-Klinikum Essen	Arbeitsgruppe „Sucht und Drogen" der Bundesärztekammer (BÄK)
• Dr. med. Katharina Schoett Ökumenisches Hainich Klinikum	Deutsche Gesellschaft für Suchtmedizin (DGS)
• Frank Schulte-Derne Landschaftsverband Westfalen-Lippe (LWL)	Deutsche Gesellschaft für Soziale Arbeit in der Suchthilfe (DG SAS)
• Frank Vilsmeier Psychiatrisches Krankenhaus Rickling	Deutscher Pflegerat
• Winfried Looser (Vertreter) LVR-Klinik Düren	
• Norbert Wittmann Mudra Drogenberatung	mudra – Alternative Jugend- und Drogenhilfe e. V.
• Benjamin Löhner (Vertreter) Mudra Drogenberatung	
• Prof. Dr. med. Norbert Wodarz Klinik und Poliklinik für Psychiatrie und Psychotherapie der Universität am Bezirksklinikum Regensburg	Bayerische Akademie für Sucht- und Gesundheitsfragen (BAS)

Unterstützung externer Experten für spezifische Kapitel der Leitlinie

Darüber hinaus haben weitere Experten die Leitliniengruppe bei der Erstellung bestimmter Kapitel fachlich unterstützt, waren aber nicht Mitglieder der Konsensgruppe:

Experten	Kapitel
• Prof. Dr. med. Michael Christ Klinik für Notfallmedizin und Internistische Intensivmedizin, Klinikum Nürnberg	Akuttherapie: Notfallsetting
• Dr. med. Dr. med. dent. Niklas Rommel	Komorbiditäten: Zahnprobleme
• Prof. Dr. med. Dr. med. dent. Marco R. Kesting Klinik und Poliklinik für Mund-, Kiefer- und Gesichtschirurgie am Klinikum rechts der Isar der Technischen Universität München	
• Jeanine Paulick Institut für Psychologie, Technische Universität Chemnitz	Schwangere, junge Mütter und pränatale Schädigungen Psychotherapeutische Interventionen
• Dr. med. Jan-Peter Siedentopf Ambulanz für Suchterkrankungen und Infektionen in der Schwangerschaft, Klinik für Geburtsmedizin-Campus Virchow-Klinikum, Charité - Universitätsmedizin Berlin	Schwangere, junge Mütter und pränatale Schädigungen
• PD Dr. med. Jürgen Dinger Neonatologie und Pädiatrische Intensivmedizin, Klinik und Poliklinik für Kinder- und Jugendmedizin, Universitätsklinikum Dresden	Schwangere, junge Mütter und pränatale Schädigungen
• Prof. Dr. Michael Klein, • Dipl. Psych. Janina Dyba Deutsches Institut für Sucht- und Präventionsforschung, Katholische Hochschule Nordrhein-Westfalen, Köln	Methamphetamin-Konsum im Kontext Familie
• Dr. rer. medic. Henrike Dirks Klinik für Abhängiges Verhalten und Suchtmedizin, LVR-Klinikum Essen	Methamphetamin-Konsum bei Männern, die Sex mit Männern haben (MSM)
• Antje Kettner Drug Scouts, Leipzig	Schadensminimierung

METHODISCHE BEGLEITUNG

Anne Krampe-Scheidler, Corinna Schaefer, Dr. med. Lydia Bothe
Ärztliches Zentrum für Qualität in der Medizin (ÄZQ)

ORGANISATORISCHE BETREUUNG

Dr. rer. medic. Wilfried Kunstmann
Bundesärztekammer (BÄK)

Dr. phil. Ingo Ilja Michels
Drogenbeauftragte der Bundesregierung / Bundesministerium für Gesundheit (BMG)

ZUSÄTZLICHE MATERIALIEN

Leitlinienreport, abrufbar unter: www.crystal-meth.aezq.de

KOORDINATION

Ärztliches Zentrum für Qualität in der Medizin
(Gemeinsame Einrichtung von Bundesärztekammer
und Kassenärztlicher Bundesvereinigung)

im Auftrag von BMG und BÄK

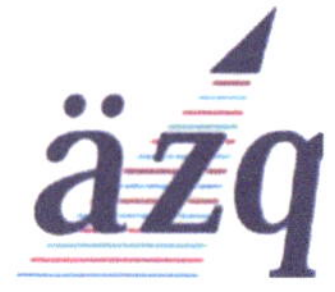

REDAKTION

Anne Krampe-Scheidler

KORRESPONDENZ

ÄZQ – Redaktion
TiergartenTower, Straße des 17. Juni 106-108, 10623 Berlin
Tel.: 030-4005-2504 - Fax: 030-4005-2555

E-Mail: mail@azq.de
Internet: www.crystal-meth.aezq.de

– Kommentare und Änderungsvorschläge bitte nur an diese Adresse –

FASSUNGEN DER LEITLINIE

Die S3-Leitlinie „Methamphetamin-bezogene Störungen" wird mit folgenden Komponenten publiziert:

1. Langfassung: Graduierte Empfehlungen und Darstellung der Evidenzgrundlage
2. Kurzfassung
3. Leitlinienreport

Alle Fassungen sind zugänglich über www.crystal-meth.aezq.de

*Mit den in diesem Werk verwandten Personen- und Berufsbezeichnungen sind – auch
wenn sie nur in einer Form auftreten – gleichwertig beide Geschlechter gemeint.*

Inhaltsverzeichnis

Abkürzungsverzeichnis

AAP	atypische Antipsychotika
ACSA	Anamnestic Comparative Self-Assessment
ACT	Akzeptanz- und Commitmenttherapie
APGAR	Test, mit dem sich der klinische Zustand von Neugeborenen standardisiert beurteilen lässt. Die Buchstaben stehen für A - Atmung, P - Puls, G - Grundtonus (Körperspannung), A - Aussehen (Hautfarbe), R - Reflexe
ASSIST	Alcohol, Smoking and Substance Involvement Screening Test
ATS	Amphetamin-typische Substanzen
AWQ	Amphetamine Withdrawal Questionnaire
BAI	Beck Anxiety Inventory – Patientenfragebogen zur Erfassung des Schweregrads von Angst
BDI	Beck-Depressions-Inventar (Beck Depression Inventory); psychologisches Testverfahren, das die Schwere depressiver Symptomatik im klinischen Bereich erfasst
BMG	Bundesministerium für Gesundheit
BTM	Betäubungsmittel
BTMG	Betäubungsmittelgesetz
BtMVV	Betäubungsmittel-Verschreibungsverordnung
BZgA	Bundeszentrale für gesundheitliche Aufklärung
CBT	cognitive behavioural therapy; kognitive Verhaltenstherapie
CES-D	Center for Epidemiological Studies Depression Scale; Allgemeine Depressionsskala; dient zur Erfassung des Ausmaßes einer depressiven Verstimmung
CIDI	Composite International Diagnostic Interview (Diagnostik psychischer Störungen)
CM	contingency management; Kontingenzmanagement
CTG	Kardiotokographie; Wehenschreiber
DBT-S	dialektisch-behaviorale Therapie für Substanzstörungen
DDP	Dynamisch Dekonstruktive Psychotherapie
DFST	dual-fokussierte Schematherapie
DIPS	Diagnostisches Interview bei psychischen Störungen
DSM IV	Diagnostic and Statistical Manual of Mental Disorders – Klassifikationssystem in der Psychiatrie, herausgegeben von der American Psychiatric Association (APA), 4. Auflage
EKT	Elektrokonvulsionstherapie
EMDR	Eye Movement Desensitization and Reprocessing
EPMS	extrapyramidal-motorische Störungen
ESA	Epidemiological Survey on Substance Abuse; Epidemiologischer Suchtsurvey
EuropASI	European Addiction Severity Index
GC	Gaschromatografie
HAMD	Hamilton-Skala (Hamilton Rating Scale for Depression); Fremdbeurteilungsskala zur Ermittlung der Schwere einer depressiven Störung

HIV   Humanes Immundefizienz-Virus (human immunodeficiency virus)

ICD   International Statistical Classification of Diseases and Related Health Problems; Internationale statistische Klassifikation der Krankheiten und verwandter Gesundheitsprobleme

ICF   International Classification of Functioning, Disability and Health; Internationale Klassifikation der Funktionsfähigkeit, Behinderung und Gesundheit

IDCL   Internationale Diagnosen Checklisten

JVA   Justizvollzugsanstalt

KJHG   Kinder- und Jugendhilfegesetz

KVT   Kognitive Verhaltenstherapie

MAP   Methamphetamin-induzierte Psychose

MDA   3,4-Methylendioxyamphetamin; halluzinogene Droge, die chemisch-strukturell zur Gruppe der Amphetamine gehört

MDMA   3,4-Methylendioxy-*N*-methylamphetamin; Synonym für Ecstasy

MET   Motivational Enhancement Therapy

MI   Motivational Interviewing

MS   Massenspektrometrie

NA   Narcotics Anonymous; Selbsthilfegruppe von ehemals Drogensüchtigen

NAS   neonatales Abstinenzsyndrom

NDRI   Noradrenalin-Dopamin-Reuptake-Inhibitoren; Noradrenalin-Dopamin-Wiederaufnahmehemmer)

NNT   number needed to treat; Anzahl der Patienten, die aufgrund einer Erkrankung oder präventiv behandelt werden müssen, um ein zusätzliches Ereignis wie Krankheit oder Tod zu vermeiden

NPS   Neue psychoaktive Substanzen

PANSS   Positive and Negative Symptoms Scale; dient zur Erfassung der Schwere der Symptome bei Schizophrenie

PTBS   Posttraumatische Belastungsstörung

QoL   quality of life; Lebensqualität

RCT   randomisierte kontrollierte Studie

SANS   Scale to measure Negative Symptoms in schizophrenia

SAPS   Scale for the Assessment of Positive Symptoms in schizophrenia

SCID   Structured Clinical Interview for DSM-IV → Axis I Disorders

SSRI   Selective Serotonin Reuptake Inhibitor; Serotonin-Wiederaufnahmehemmer

STI   sexual transmitted infections; sexuell übertragbare Infektionen

TCA   trizyklische Antidepressiva

THC   Tetrahydrocannabinol; gehört zu den psychoaktiven Cannabinoiden; hauptsächlich rauschbewirkender Bestandteil der Hanfpflanze

VAS   Visuelle Analogskala

YMRS   Young Mania Rating Scale

I   Zielsetzung und Anwendungsbereich

Fragestellung und Ziele

Bislang lagen in Deutschland keine evidenzbasierten medizinischen Behandlungskonzepte für Patienten mit einer Methamphetamin-bezogenen Störung vor. Das medizinisch-therapeutische Wissen beschränkte sich weitgehend auf Erfahrungsberichte und Einzelfallstudien. Aufgrund dieses Mangels wurden häufig Studienergebnisse und klinische Erfahrungen zur Therapie mit anderen Suchtkranken auf Patienten mit einer Methamphetamin-bezogenen Störung extrapoliert. Das Konzept der substanzbezogenen Störung wurde mit dem DSM-5 in den Sprachgebrauch eingeführt. Zu einer Methamphetamin-bezogenen Störung gehören einerseits die Methamphetamin-Gebrauchsstörung (nach ICD-10: schädlicher Gebrauch, Abhängigkeit), andererseits die Methamphetamin-induzierten Störungen, wie Intoxikation, Entzug, oder die induzierten psychischen Störungen (wie z. B. Psychosen) [4].

Ziel der Leitlinie ist es daher, auf Basis substanzspezifischer Studien eine bessere Versorgung von Betroffenen und mehr Handlungssicherheit für therapeutisch tätiges Personal in der klinischen Praxis zu ermöglichen durch:

- evidenzbasierte Aussagen zur Wirksamkeit von medikamentösen und psychotherapeutischen Interventionen
- Verzicht auf wirkungslose oder riskante Therapien
- eine bessere Vernetzung der verschiedenen Akteure in der suchtmedizinischen Versorgung

Da der Schwerpunkt auf medizinisch-therapeutischen Interventionen lag, wurden folgende Schlüsselfragen als Grundlage für die systematische Literaturrecherche definiert:

- Welchen Stellenwert haben psychotherapeutische bzw. psychosoziale Interventionen bei der Behandlung (Entwöhnung) von Methamphetamin-abhängigen Personen?
- Welche pharmakologischen Therapien haben eine Wirksamkeit bei der Behandlung (Entwöhnung) von Methamphetamin-abhängigen Personen gezeigt?
- Welche therapeutischen Interventionen sind effektiv bei der Behandlung von Komorbiditäten?

Im Rahmen eines strukturierten Konsensprozesses nehmen die Autoren ebenfalls zu folgenden Fragen Stellung:

- Welche Schritte sollte eine angemessene Diagnostik umfassen und wo sollte sie durchgeführt werden?
- Welche Besonderheiten bei spezifischen Patientengruppen sind möglicherweise zu beachten?
- Welche Maßnahmen zur Schadensminimierung können hilfreich sein?
- Welche Angebote können zur Rückfallprophylaxe beitragen?
- Was können Hinweise auf schädlichen Metamphetamin-Konsum bei Betroffenen sein, die sich aus anderem Anlass in eine ärztliche oder therapeutische Konsultation begeben?

Angesichts einer begrenzten Projektlaufzeit von nur einem Jahr erhebt diese Publikation keinen Anspruch auf Vollständigkeit.

Die Leitlinie wurde im Zeitraum von April 2015 bis Mai 2016 erstellt.

Methodik

Eine systematische Literaturrecherche zu therapeutischen Interventionen bei Methamphetamin-bezogener Störung erfolgte in folgenden Datenbanken: Cochrane-Database, Medline über PubMed, PSYINDEX über DIMDI, OVID-Datenbank „PsycINFO". Ergänzend wurde eine Handsuche durchgeführt. Eingeschlossen wurden Therapiestudien und systematische Reviews mit Methamphetamin-Abhängigen und -Konsumenten, publiziert ab dem Jahr 2000. Zusätzlich erfolgte eine systematische Leitlinien-Recherche (G-I-N-Library, AWMF-Datenbank). Das Evidenzlevel wurde auf Basis der CEBM-Kriterien festgelegt [5]. Die methodische Bewertung der Leitlinien erfolgte mittels DELBI, bei systematischen Reviews wurde der AMSTAR-Score angewendet.

Von 265 Leitlinien wurden 9 als relevant erachtet. Die Suche nach Therapiestudien ergab 3.080 Treffer. Nach Titel-/Abstract- und Volltext-Screening wurden 103 Treffer eingeschlossen. Davon betrafen 58 medikamentöse Therapien, 26 Psychotherapien, 12 weitere Therapien (z. B. Sport, Neurofeedback) und 4 Schadensminimierung.

Überwiegend handelte es sich um randomisierte kontrollierte Studien aus dem angelsächsischen und asiatischen Raum. Vor allem im Bereich der Pharmakotherapien waren diese mit methodischen Mängeln behaftet. Letztlich spiegelt die Evidenz wider, wie schwierig es ist, Methamphetamin-Abhängige in Studien einzubringen und darin zu halten. Bei Studien mit psychotherapeutischen Interventionen stellte sich an einigen Stellen die Frage der Übertragbarkeit. Nicht alle relevanten klinischen Fragestellungen konnten mithilfe der identifizierten Evidenz befriedigend beantwortet werden. Vielfach griffen die Experten daher bei der Ableitung von Empfehlungen auch auf – zunehmend vorhandene – klinische Erfahrungen zurück. **Bei den empfohlenen Medikamenten handelt es sich durchweg um einen Off-label-Use** (siehe Abschnitt 4.2.2 Medikamentöse Therapie, Infokasten 2).

Die Empfehlungen wurden im Rahmen eines strukturierten Konsensverfahrens (nominaler Gruppenprozess) verabschiedet. Drei Konsenskonferenzen fanden am 29.–30.10.2015, vom 27.–28.1.2016 und am 11.3.2016 statt. Eine Empfehlung galt als angenommen bei einer Zustimmung ≥ 75%.

Der Leitfaden wurde erarbeitet unter wesentlicher Berücksichtigung der Konzepte des Internationalen Leitlinien-Netzwerks G-I-N, der Leitlinien-Empfehlungen des Europarats [6], der Beurteilungskriterien für Leitlinien von BÄK und KBV [7], des „Leitlinien-Manuals" von AWMF und ÄZQ [8], des AWMF-Regelwerks Leitlinien [9], der Empfehlungen des Deutschen Leitlinien-Clearingverfahrens [10; 11] sowie des Deutschen Leitlinienbewertungsinstruments DELBI [12; 13].

Eine ausführliche Darstellung der Methodik zur Entwicklung der Handlungsempfehlungen findet sich im Leitlinienreport unter: www.crystal-meth.aezq.de.

Anwendungsbereich und Adressaten

Die Leitlinie richtet sich an:

- in der Suchthilfe tätige Ärztinnen und Ärzte aller Versorgungssektoren
- Ärztliche und Psychologische Psychotherapeuten
- alle Berufsgruppen in der ambulanten und stationären Suchthilfe (z. B. Psychologen, Sozialarbeiter, Pflegepersonal)
- Mitarbeiter im Bereich Nachsorge und Rehabilitation
- Selbsthilfeorganisationen

Ferner richten sie sich an:

- die Kooperationspartner der Ärzteschaft (z. B. Fachberufe im Gesundheitswesen, Kostenträger)

Verbindlichkeit

Bei dieser Leitlinie handelt es sich – ebenso wie bei vergleichbaren medizinischen Leitlinien – explizit nicht um eine Richtlinie im Sinne einer Regelung des Handelns oder Unterlassens, die von einer rechtlich legitimierten Institution konsentiert, schriftlich fixiert und veröffentlicht wurde, für den Rechtsraum dieser Institution verbindlich ist und deren Nichtbeachtung definierte Sanktionen nach sich zieht [6; 7]. Die Entscheidung darüber, ob einer bestimmten Empfehlung gefolgt werden soll, muss vom Arzt unter Berücksichtigung der beim individuellen Patienten vorliegenden Gegebenheiten und der verfügbaren Ressourcen getroffen werden. Ökonomische Aspekte wurden in den Empfehlungen nicht berücksichtigt.

II Evidenz- und Empfehlungsgrade

Zur Bewertung der methodischen Qualität und zur Graduierung der Evidenz wurde das Schema des Oxford Centre for Evidence-Based Medicine 2011 (OCEBM) verwendet (www.cebm.net) [5]. Dieser Hierarchie zufolge hat eine systematische Übersichtsarbeit ein höheres Evidenzlevel als eine randomisierte kontrollierte Studie, und diese wird wiederum besser bewertet als eine Nachbeobachtungsstudie oder ein Fallbericht. Level 5 bezeichnet in diesem Sinne keinen Evidenzgrad, sondern einen Expertenkonsens (in manchen Leitlinien auch „klinischer Konsenspunkt" oder „good clinical practice"). In der vorliegenden Leitlinie finden sich folgende Formen eines Expertenkonsenses:

- Nach systematischer Recherche konnten keine Studien zur Fragestellung identifiziert werden (=LoE 5).
- Bezüglich der Fragestellung wurde von systematisch recherchierten Studien extrapoliert oder es wurden systematisch recherchierte Leitlinien als Referenz herangezogen (= LoE 5, basierend auf [Quelle]).
- Zur betreffenden Fragestellung erfolgt keine systematische Recherche (= ohne LoE-Angabe).

Tabelle 1: Evidenzgraduierung nach OCEBM

Question	Level 1	Level 2	Level 3	Level 4	Level 5
Does this intervention help? (Treatment Benefits)	Systematic review of randomized trials or n-of-1 trials	Randomized trial or ob-servational study with dramatic effect	Non-randomized controlled cohort/ follow-up study	Case-series, case-control studies, or historically controlled studies	Mechanism-based reasoning

Empfehlungen wurden nach dem in Tabelle 2 dargestellten Grundprinzip graduiert. Zur besseren Unterscheidung zwischen Negativ- und Positivempfehlungen werden die Pfeil-symbole der Empfehlungen in entsprechenden Spalten „positiv" oder „negativ" positioniert.

Tabelle 2: Einstufung von Leitlinien-Empfehlungen in Empfehlungsgrade (Grades of Recommendation) [14]

Beschreibung	Formulierung	Symbol
starke Empfehlung	soll (nicht)	⇑⇑ (⇓⇓)
Empfehlung	sollte (nicht)	⇑ (⇓)
Offen	kann	⇔

Bei der Festlegung der Empfehlungsgrade wurden neben der zugrunde liegenden Evidenz z. B. ethische Verpflichtungen, klinische Relevanz der Effektivitätsmaße der Studien, Ver-hältnis von Nutzen und Schaden, Anwendbarkeit der Studienergebnisse auf die Patienten-zielgruppe, Patientenpräferenzen und die Umsetzbarkeit im ärztlichen Alltag berücksichtigt [6].

Die Methodik sieht vor, dass die Empfehlungsgrade durch die Autoren der S3-Leitlinie im Rahmen eines formalen Konsensusverfahrens vergeben werden. Aufgrund der oben ge-nannten Aspekte kann der Empfehlungsgrad abweichend von der Evidenzklasse in be-gründeten Fällen auf- oder abgewertet werden. Häufig mussten aufgrund unzureichender und/oder widersprüchlicher Evidenzlage Expertenmeinungen im formalisierten Konsensver-fahren gemeinsam formuliert und abgestimmt werden.

III   Formales Konsensusverfahren

Bei der Erstellung der Handlungsempfehlungen wurden mehrteilige Nominale Gruppenpro-zesse [15-17] unter Moderation des ÄZQ durchgeführt. An diesen Prozessen nahmen die benannten Experten teil. Die konkreten Details zu den jeweiligen formalen Abstimmungen finden sich im Leitlinienreport. Die Ergebnisprotokolle der Sitzungen können unter info@azq.de angefordert werden.

IV   Umgang mit Interessenkonflikten

Alle Autoren der Handlungsempfehlungen haben etwaige Interessenkonflikte am Anfang des Erstellungsprozesses schriftlich offengelegt (siehe Leitlinienreport). Potenzielle Interes-senkonflikte wurden im Rahmen der Diskussion der Leitliniengruppe offen thematisiert. Ausschlüsse wurden als nicht erforderlich angesehen.

1 Epidemiologie

Sascha Milin, Ingo Schäfer, Stephan Mühlig

1.1 Erkenntnisse zur Verbreitung

Zum Konsum von Methamphetamin in der Gesamtbevölkerung liegen keine spezifischen und belastbaren epidemiologischen Daten vor. In den verfügbaren Studien werden Methamphetamin, Amphetamin und teilweise auch weitere strukturell verwandte Substanzen unter unscharfen Substanzkategorien wie „Amphetamine" subsumiert. Der Epidemiologische Suchtsurvey (ESA) 2012 stellt anhand einer repräsentativen Stichprobe von ca. 9.000 Erwachsenen im Alter zwischen 18 und 64 Jahren zum Konsum von „Aufputschmitteln/Amphetaminen" auf Basis von Selbstangaben eine Lebenszeitprävalenz von 3,1% sowie eine 12-Monats-Prävalenz von 0,7% fest. Höhere Prävalenzen (Lebenszeit: 6,8%, 12 Monate: 2,4%, 30 Tage: 1,5%) wurden hier für die benannte Substanzkategorie bei den 25- bis 29-Jährigen festgestellt. In allen Altersgruppen unter 50 Jahren wiesen Männer höhere Prävalenzwerte auf als Frauen (Geschlechterverhältnis ca. 2:1) [18].

Spezifisch zu „Crystal Meth" werden in Frankfurt am Main in einer regelmäßig durchgeführten Schülerbefragung Daten erhoben, hiernach liegt die Lebenszeitprävalenz bei den 15-bis 18-jährigen Jugendlichen bei 1%, der aktuelle Konsum in den letzten zwölf Monaten wird mit unter 1% angegeben [19]. Anhand der wenigen spezifisch zu Methamphetamin vorliegenden Befunde auf Grundlage von Befragungsstudien (Selbstangaben) lässt sich schätzen, dass die Prävalenz in der bundesweiten Gesamtbevölkerung etwa im Bereich von 1% liegen könnte. Andere Datenquellen hingegen (z. B. polizeiliche Daten) deuten auf eine höhere Prävalenz hin. In Bezug auf die Sicherstellungen illegaler Drogen lag Methamphetamin im Jahr 2014 bundesweit mit 3.905 Fällen auf Rang 3, hinter Amphetamin (9.853 Fälle) und Cannabis-Produkten (36.720 Fälle) und knapp vor Heroin (2.857 Fälle). Bei den erstauffälligen Konsumierenden harter Drogen lag Methamphetamin im gleichen Jahr mit 3.138 Fällen an zweiter Stelle nach Amphetamin (11.356 Fälle) [20]. Somit stieg die Anzahl der erstauffälligen Methamphetamin-Konsumierenden im Jahr 2014 im Vergleich zum Vorjahr um etwa 14% [21]. Möglicherweise wird die wahre Prävalenz des Konsums von Methamphetamin in der Bevölkerung auf Basis von Daten aus Befragungsstudien unterschätzt. Spezifische Erkenntnisse zum Anteil der Methamphetamin-Konsumierenden unter den Nutzern des suchtbezogenen Hilfesystems sind ebenfalls heterogen und aufgrund der in Deutschland noch regelhaften Subsumierung von Methamphetamin unter übergeordnete Substanzkategorien nicht eindeutig zu interpretieren. Bezüglich der Hauptdiagnosen in der stationären Suchtkrankenhilfe liegen Stimulanzien (inkl. Methamphetamin) bundesweit bei den illegalen Drogen mit 18,2% auf Platz 3 hinter Cannabinoiden (27,4%) und Opioiden (22,1%) [22].

Regionale Unterschiede

Quantitative Befunde sowie qualitative Studienergebnisse deuten auf wesentliche regionale Unterschiede hinsichtlich Prävalenz und Konsumkultur hin [1]. Einige südliche und östliche Bundesländer nahe der Tschechischen Republik (wichtigstes Herkunftsland) sind derzeit besonders betroffen, hier speziell ländliche Regionen und Mittelstädte. In Sachsen beispielsweise hat sich die Verbreitung des Methamphetamin-Konsums innerhalb weniger Jahre von einem mittelstädtischen Phänomen zu einer flächendeckenden Problematik einschließlich ländlicher Regionen und dörflicher Milieus ausgeweitet [23]. Bemerkenswert ist die drastische Zunahme der erstmals auffällig gewordenen hilfesuchenden Methamphetamin-Konsumenten in einigen Regionen. Die Anzahl der betroffenen Klienten in den Suchtberatungsstellen in Sachsen hat sich zwischen 2009 und 2014 von knapp 1.500 auf knapp 5.000 mehr als verdreifacht. Methamphetamin-Konsum stellt hier bei Klienten im Bereich der illegalen Drogen mit einem Anteil von 67% den vorherrschenden Beratungsgrund dar [21; 23]. Es wird davon ausgegangen, dass über alle Klientengruppen hinweg etwa 21% der Suchtberatungen in Sachsen aufgrund einer Methamphetamin-Problematik stattfinden [23]. Die Zahl der stationären Einweisungen aufgrund von psychischen und Verhaltensstörungen durch Stimulanzien (in erster Linie Methamphetamin) ist im Zeitraum von 2009 bis 2014 von 102 auf 832 Fälle pro Jahr gestiegen [23]. Derzeit entfallen mehr als die Hälfte aller stationären Behandlungen wegen illegaler Drogen in Sachsen auf „Amphetamine" (vornehmlich Methamphetamin).

Zu den maßgeblichen Faktoren für die in bestimmten Regionen besonders starke Verbreitung zählen die hohe Verfügbarkeit, die leichte Zugänglichkeit für unterschiedliche Alters- und Personengruppen sowie regional bis zu 20 Jahre zurückreichende Konsumtraditionen [1]. In einigen Bundesländern scheint es sich um ein vorrangig ländliches und mittelstädtisches Phänomen zu handeln, während andere Regionen offenbar flächendeckend betroffen sind. Die Verbreitung in Großstädten ist heterogen, in einigen Städten erfordern intravenöser Konsum sowie Konsum in speziellen Sex-zentrierten „Szenen" besondere Beachtung [24]. Für Regionen, in denen das Hilfesystem besonders stark durch Methamphetamin-Konsumierende in Anspruch genommen wird, liegen Hinweise auf eine substanzielle Dunkelziffer von schädlich bzw. abhängig Konsumierenden vor, die suchtmedizinisch jahrelang unauffällig bleiben und bei Arztbesuchen ihren Methamphetamin-Konsum verheimlichen [1] (siehe auch Kapitel 3 Awareness und Frühintervention).

1.2   Mortalität

Von den im Jahre 2014 in Deutschland registrierten 1.032 letalen Intoxikationen gingen 238 monovalent auf Opioide und 28 monovalent auf Amphetamin oder Methamphetamin zurück, bei polyvalenten letalen Intoxikationen war Methamphetamin in zehn Fällen beteiligt [20]. In einer prospektiven Untersuchung von Todesfällen bei Methamphetamin-Konsumierenden über einen 9-Jahres-Zeitraum waren kardiale Komplikationen infolge von Überdosierungen sowie die Folgen einer HIV-Infektion die häufigsten Todesursachen [25].

1.3   Fallgruppen bei Konsumierenden

In einer qualitativen Studie in Deutschland zeigte sich, dass die Gruppe der Methamphetamin-Konsumierenden besonders heterogen ist. Bei innerhalb und außerhalb von Behandlungssettings Befragten lassen sich unterschiedliche Subtypen identifizieren (Tabelle 3), deren Besonderheiten in der Behandlung zu beachten sind [1].

Tabelle 3: Personengruppen mit missbräuchlichem Methamphetamin-Konsum [1]

- Konsumierende im Freizeitbereich („Ausgehen, Jugendkultur")
- Konsum in der Schule und Ausbildung
- Konsum im Beruf
- Konsumierende im Kontext der Elternschaft
- Konsumierende mit psychischer Komorbidität/Traumaerfahrungen
- spezielle Sex-zentrierte Szenen
- Konsumierende mit exzessiven Konsummustern/wahllosem Mischkonsum

Einstieg im Freizeitbereich

Der Freizeitbereich stellt für den Großteil der Methamphetamin-Konsumierenden den Einstiegskontext dar. Meist wird erstmals in der Jugend oder im frühen Erwachsenenalter in der Peergroup konsumiert, im Allgemeinen bei abendlichen Diskothek- oder Partybesuchen. Neben Gruppenzwang stehen bei wiederholtem Konsum Motive wie das Erzielen von Euphorie und Wachheit sowie die Überwindung von Schüchternheit und sozialen Hemmungen im Vordergrund. Methamphetamin wird ebenfalls häufig konsumiert, um trotz massiver Alkoholisierung durchzuhalten und alkoholbedingte Müdigkeit zu überwinden. Auch ein vermeintlich kontrollierter längerfristiger sporadischer Konsum ausschließlich in der Freizeit ist nicht ohne Risiko. Studienbefunde legen zudem nahe, dass bei länger andauerndem Konsum fast immer auch zunehmend in weiteren Lebensbereichen Methamphetamin konsumiert wird [1]. Bei erstauffälligen „Freizeit-Konsumierenden" könnte eine Überprüfung von Konsumgelegenheiten sowie Konsumhäufigkeit und -mustern einen suchtmedizinisch riskanten funktionalen Konsum oder Selbstmedikationsversuche aufdecken (siehe auch Abschnitt 2.2 Diagnostik und Kapitel 3 Awareness und Frühintervention).

Konsum im Kontext von Schule, Ausbildung und Berufsleben

Sofern Methamphetamin für die jeweiligen Alters- und Personengruppen regional verfügbar und leicht zugänglich ist, spielt der Konsum in schulischen und beruflichen Kontexten zunehmend eine Rolle. Methamphetamin wird in der Absicht konsumiert, länger „durchhalten" zu können, auftretende Langeweile zu überwinden und so subjektiv die Leistungsfähigkeit zu steigern. Psychische Auffälligkeiten können innerhalb von kürzester Zeit auftreten und zu Schulabbrüchen bzw. zum Verlust des Arbeitsplatzes führen. Teilweise herrschen irrationale Erwartungen an die eigene Leistungsfähigkeit vor, Strategien zur Tagesstrukturierung und Selbstmotivation hingegen fehlen häufig. Einige berufstätige Konsumierende, meist aus den Baugewerben, der Gastronomie, dem Verkauf oder dem Kundenservice, berichten, über Jahre unauffällig konsumiert zu haben, bevor psychische und soziale Konsumfolgen von ihnen bemerkt wurden. Zu den Hindernissen für die Inanspruchnahme von Hilfe gehört die Furcht vor einem Verlust der Anonymität und vor Stigmatisierung. Zudem gehen Betroffene davon aus, dass bestehende Behandlungssettings nicht mit der Berufstätigkeit zu vereinbaren sind [1].

Konsum und Elternschaft

Eltern aus Regionen mit hoher Verfügbarkeit haben typischerweise erstmals im frühen Jugendalter konsumiert. In der Pädiatrie des Universitätsklinikums Dresden wurden Methamphetamin-konsumierende Schwangere systematisch registriert [26; 27]. Etwa ein Fünftel dieser Frauen war unter 20 Jahre alt, 28% zwischen 21 und 25, 32% zwischen 26 und 30 Jahre alt und die übrigen älter als 30. Der peripartale Drogennachweis im Urin fiel in über zwei Drittel der Fälle positiv aus, das heißt, die schwangeren Frauen haben mehrheitlich weiter Methamphetamin konsumiert. Ergänzend weisen qualitative Befunde darauf hin, dass auch diejenigen Konsumentinnen eine Risikogruppe darstellen könnten, die mit Bekanntwerden der Schwangerschaft ihren Konsum zwar ohne fremde Hilfe sofort einstellen konnten, dann aber wenige Monate oder Jahre nach der Geburt aufgrund von subjektiver oder tatsächlicher Überlastung wieder rückfällig werden [1] (siehe auch Abschnitt 7.1 Schwangere, junge Mütter und pränatale Schädigungen).

Konsumierende mit psychischer Komorbidität/Traumaerfahrungen

Zusätzlich zu bekannten Zusammenhängen von Suchtmittelkonsum und weiteren psychiatrischen Störungen sowie frühen Gewalterfahrungen weist der Methamphetamin-Konsum Besonderheiten hinsichtlich der Komorbidität auf, die in einem entsprechenden Kapitel systematisch betrachtet werden (siehe Kapitel 6 Komorbide psychische und organische Erkrankungen). Subjektive Berichte von Konsumierenden deuten darauf hin, dass häufig konsumiert wird, um Symptome wie Ängste und Depressionen selbst zu behandeln oder um sich emotional abzuschotten [28]. Innerhalb dieser Gruppe werden Konsummotive und erzielte Wirkungen beschrieben, die pharmakologisch zunächst ungewöhnlich scheinen. So ist z. B. die von Frauen mit Missbrauchserfahrungen berichtete Verbesserung des Schlafes möglicherweise auf eine Verringerung von posttraumatischen Symptomen, etwa im Sinne von Albträumen oder sich aufdrängender Erinnerungen (Intrusionen), zurückzuführen [1; 28].

Spezielle Sex-zentrierte „Szenen"

Studienbefunde konnten für Berlin aufzeigen, dass in einzelnen „Subkulturen" von Männern, die Sex mit Männern haben (MSM), eine besondere Affinität zu Methamphetamin besteht. Aktuelle Hinweise bestätigen diese Befunde auch für weitere Großstädte. Hingegen liegen derzeit keine Hinweise vor, dass Methamphetamin von MSM abseits von großstädtischen „Szenen" genutzt wird. Eine homosexuelle Orientierung ist nicht das Kriterium dieser Risikogruppe, es können auch bisexuelle, heterosexuelle oder unklare Sexualpräferenzen vorliegen. Typisch ist, dass der Konsum vorrangig oder ausschließlich im sexuellen Kontext bzw. aus sexuellen Motiven heraus stattfindet. MSM-„Szenen" mit einem erhöhten Risiko für den Methamphetamin-Konsum zeichnen sich durch eine starke Tendenz zur sexuellen Erlebnissuche und Risikomotivation (*sexual sensation seeking*) aus. Weiterhin wurden Vorlieben für öffentliche oder private Sexpartys, promisken und anonymen Sex sowie für spezielle Verhaltensweisen berichtet, etwa den bewussten Verzicht auf Schutzmaßnahmen gegen sexuell übertragbare Krankheiten *(bare backing)*. Es finden sich zudem Hinweise darauf, dass Methamphetamin-Konsum in der männlichen Prostitution in einzelnen Großstädten verbreitet ist. Konsumierende im Hilfesystem berichten teilweise, zwar nicht abhängig zu sein, jedoch Sexualität ohne Methamphetamin-Konsum nicht mehr lustvoll erleben zu können sowie unter massiven Beeinträchtigungen ihrer psychischen Befindlichkeit zu leiden. Eine Besonderheit im MSM-Bereich stellt die Präferenz des intravenösen Konsums dar [1] (siehe auch Abschnitt 7.3 Methamphetamin-Konsum bei Männern, die Sex mit Männern haben (MSM)).

Konsumierende mit exzessiven Konsummustern/wahllosem Mischkonsum

Besonders riskante Konsumformen und -muster finden sich in Deutschland in unterschiedlichem Ausmaß bei mehreren der genannten Subgruppen von Konsumierenden (z. B. intravenöser Konsum). Funktionaler Beikonsum von meist sedierenden legalen und illegalen Drogen lag bei den befragten Konsumierenden fast ausnahmslos vor. Darüber hinaus deutete eine Analyse der Befragungsdaten auf eine eingrenzbare Gruppe hin, bei der regelhafter wahlloser Mischkonsum und hochriskante Konsummuster besonders ausgeprägt waren. Bei dieser Subgruppe stellten der Konsum und die Substanzbeschaffung den Lebensmittelpunkt dar. Umsteiger von Heroin, Konsumierende mit Methamphetamin als Hauptsubstanz sowie Konsumierende ohne Präferenz konnten identifiziert werden, jedoch sind hier die Befunde nicht klar genug, um für Deutschland eine robuste weitere Differenzierung vornehmen zu können [1] (siehe Kapitel 6 Komorbide psychische und organische Erkrankungen).

Konsumierende im Strafvollzug

Eine bislang wenig wahrgenommene Hochrisikogruppe stellen die Insassen von Justizvollzugsanstalten (JVA) dar. In Bezug auf die Inanspruchnahme des Suchthilfesystems in den sächsischen JVA spielen unter den Hauptdiagnosen im Bereich der illegalen Drogen (n=1.825) die Stimulanzien mit 67% (davon 97% Methamphetamin) die dominierende Rolle [29]. Das bedeutet, dass bei einem Gefangenenstand von insgesamt n=3.300 (inklusive Sicherungsverwahrung, Jugendstrafgefangene, Untersuchungsgefangene und Gefangene in sonstiger Freiheitsentziehung, Stand 01.01.2014, Sächsisches Staatsministerium der Justiz und für Europa, 2014) ca. jeder dritte Strafgefangene (n=1.186) aufgrund einer Methamphetamin-Problematik Kontakt mit der externen Suchtberatung aufgenommen hat [29].

2 Symptomatik, Diagnostik und Behandlungsplanung

Roland Härtel-Petri, Benjamin Löhner, Willem Hamdorf, Timo Harfst, Peter Jeschke, Frank Vilsmeier, Winfried Looser, Stephan Mühlig, Jan-Peter Siedentopf, Norbert Wodarz

2.1 Symptomatik

Bei der oralen Einnahme eines Methamphetamin-Medikaments wie z. B. Pervitin® (3–5 mg bis 30 mg Tagesmaximaldosis) wäre akut nur mit einer erhöhten Wachheit und Appetitzügelung als Wirkung zu rechnen. Das heutzutage in der Straßenszene erhältliche **kristalline** Methamphetaminhydrochlorid („Crystal Meth", „C", „Crystal-Speed") wird bei dem typischen nasalen Konsum („line sneefen") meist bereits beim Erstkonsum in einer Dosierung von ca. 80–100 mg eingenommen. Abhängig Konsumierende benötigen 0,5–1,5 g täglich. Da die hoch dosierte Droge bei dieser Konsumform schneller resorbiert wird und die Verstoffwechselung in der Leber erst verzögert einsetzt, kommt es zu einem raschen „Anfluten". Das Methamphetamin reichert sich entsprechend früh in Maximaldosis im Gehirn an. Dies bedingt die starke Rauschwirkung. Die kurze Zeit zwischen der Selbstverabreichung und dem hohen Lustgewinn ist Ursache für den Wunsch, die Substanz wieder nehmen zu wollen. Kristallines Methamphetamin kann neben dem nasalen und oralen Konsum auch geraucht oder aufgelöst gespritzt werden. Bei intravenöse Anwendung setzt die Wirkung noch schneller ein und führt entsprechend rasch zur Entwicklung einer Abhängigkeit [30; 31].

Konsumfrequenz

Der Konsum kann gelegentlich (sporadisch), andauernd (täglich oder jeden 2. Tag) oder episodisch sein (Wechsel von massivem Konsum bis zur Erschöpfung mit kurzen oder längeren konsumfreien Perioden).

Häufig wird in Therapiestudien ein leichter bis moderater Konsum als seltener als an drei Tagen/Woche bzw. weniger als an 18 Tagen im letzten Monat definiert. Ein Konsum an mehr als 18 Tagen im Monat gilt bereits als schwerer Konsum.

Toleranzentwicklung

Die sich entwickelnde körperliche und pharmakodynamische akute (Tachyphylaxie) und chronische Toleranz betrifft die verschiedenen Wirkungen individuell in unterschiedlicher Reihenfolge. Zur Erreichung der gewünschten Intensität und Dauer des Rauschzustandes werden immer größere Mengen benötigt [32-34].

2.1.1 Unmittelbare Wirkungen

Die Wirkungen sind individuell abhängig von der Dosis und vom Ausmaß einer Toleranzentwicklung. Konsumierende erleben sich nach Konsum des kristallinen Methamphetamins typischerweise als hellwach (Szenebegriff: „eingeschaltet") und unternehmungslustig. Bei selbstbewusst gehobener Stimmung kommt es häufig zu einer gesteigerten Geselligkeit mit Distanzminderung, reduziertem Urteilsvermögen, Kritikminderung, riskanterem Verhalten und sexueller Enthemmung. Die Euphorie kann plötzlich umschlagen in Anspannung, Reizbarkeit, Aggressivität, ungerichtete Impulsivität, aber auch in diffuse Ängste.

Die Konsumierenden fallen typischerweise auch auf durch Hyperaktivität (Zappeligkeit), Logorrhoe (Reden ohne Punkt und Komma; Szene: „Laberflash"), Grimassieren (Szene: „Gesichtsfasching"), Bruxismus (Zähneknirschen) oder Appetitlosigkeit. Eigentlich langweilige, redundante mechanische Tätigkeiten werden manchmal ermüdungsfrei teils mit Freude, teils auch zwanghaft ohne Lustgewinn stundenlang ausgeführt (Punding; Szene „Festgehen", „Putzfilm' oder ‚Sortierfilm' haben"). Die ausgelösten Stereotypien können auch den eigenen Körper betreffen: Nach stundenlanger „Pickeljagd" entstehen sichtbare offene Hautwunden, die später vernarben („Speedpickel").

Da die Schmerzempfindung unter Methamphetamin reduziert ist, kann die subjektive Leistungsfähigkeit bei muskulär anstrengenden körperlichen Tätigkeiten kurzfristig erhöht sein. Auch ein gestörtes Zeitempfinden („Zeitraffer") und eine positive (grandiose) Selbsteinschätzung führen zu einer Leistungssteigerung. Beide Faktoren tragen dazu bei, dass die Fähigkeit, adäquat auf Situationen zu reagieren und Absprachen zu treffen, häufig erheblich eingeschränkt ist.

Psychische Symptome

Je nach Toleranzentwicklung kann es bei hohen Dosierungen zu schweren Intoxikationszeichen wie Agitiertheit, Stimmungsschwankungen mit aggressiven Verhaltensweisen, massiver psychomotorischer Unruhe und psychotischem Erleben mit Halluzinationen und typischerweise paranoiden Wahnvorstellungen (Szene: „Filme schieben") kommen. Hierbei können auch selbstlimitierende Paniksymptome auftreten.

Körperliche Symptome

Körperlich kommt es nach dem Konsum von kristallinem Methamphetamin meist zu beschleunigtem Herzschlag mit erhöhtem Blutdruck, erhöhter Muskelanspannung, Schweißausbrüchen und Hitzewallungen sowie Kälteschauern. Anfangs weist auch eine Pupillenerweiterung auf einen Konsum hin. Als akute Komplikationen bei Überdosierung können Blutdruckkrisen auftreten. Damit steigt das Risiko für Schlaganfälle, Herzinfarkte, Herzrhythmusstörungen und Hyperthermie mit Multiorganversagen etc. (siehe Abschnitt 4.1 Notfallsetting).

2.1.2 Direkte Folgen des Konsums

Folgen in Abhängigkeit von der Konsumform

Bei chronischem **intranasalen** Konsum kann es zu Nasennebenhöhlenentzündungen, Schleimhautblutungen, Anosmie und perforierter Nasenscheidewand kommen [35]. Beim **Rauchen** besteht ein erhöhtes Risiko für Lungenschädigungen [2; 36]. Mögliche Folgen eines intravenösen Drogenkonsums sind Infektionen, Endokarditis, Abszesse sowie „Einstichstraßen", zumeist auf dem nicht dominanten Unterarm. Mit längerfristigem **intravenösem** Konsum und Nadeltausch oder gemeinsam benutzten Spritzutensilien steigt das Risiko für eine Hepatitis(B/C)- oder HIV-Infektion. Sexuell übertragbare Krankheiten können auch gehäuft auftreten, da unter Methamphetamin-Einfluss häufiger riskante sexuelle Praktiken angewendet werden [37-41].

Allgemeine Folgen

Wenn sich verschluckte Drogenpäckchen („Bodypacking") versehentlich öffnen, kann es zu einer massiven **Überdosierung** und zu Schädigungen der Schleimhaut kommen [42; 43]. Typische **Zahnschäden** mit Zahnfleischerkrankungen, Karies und Mundsoor („Meth-Mouth") beruhen auf der verminderten Speichelsekretion und einem während der Intoxikation auftretenden Zähneknirschen [44; 45]. **Gewichtsverlust** ist ein eher vorübergehendes Problem.

Neurokognitive Beeinträchtigungen sind unter Methamphetamin-Konsumierenden im Entzug und einige Monate in der Abstinenzphase verbreitet [46]. Zur Behandlung dieser und weiterer typischer Folgeschäden wie Schlaganfälle, kardiale Komplikationen, Psychosen, Zahnprobleme etc. siehe Kapitel 4 Akuttherapie und 6 Komorbide psychische und organische Erkrankungen [47-50].

In einer prospektiven Longitudinalstudie konnte gezeigt werden, dass die beobachtete **Gewalttätigkeit** unter Methamphetamin dosisabhängig ist (siehe hierzu Abschnitt 7.2 Methamphetamin-Konsum im Kontext Familie) [51].

2.1.3 Symptome im Entzug

Eine Liste der kommentierten Diagnosekriterien nach ICD-10 findet sich in Anhang 1.

Das so genannte **Postkonsumsyndrom** (Szene: „Down, Crash") nach gelegentlichem Methamphetamin-Gebrauch ist den ursprünglichen Wirkungen entgegengesetzt. Einer extremen Erschöpfung mit langem Tiefschlaf folgt eine depressive Verstimmung mit Anhedonie (Freudlosigkeit), Müdigkeit, Motivationslosigkeit, allgemeiner Schwäche und Gereiztheit. Die Symptome normalisieren sich in der Regel anfangs innerhalb von 2–3 Tagen. Dieses Syndrom hat keinen Eingang in die diagnostischen Klassifikationssysteme ICD-10/DSM 5 gefunden.

Chronisch Konsumierende entwickeln häufig ein Wochen bis Monate anhaltendes **Entzugssyndrom**. Häufig werden depressive Symptome mit Anhedonie und Suizidalität berichtet. Die Antriebsstörung wird als Müdigkeit (Lethargie, „Mattigkeit") erlebt. Dass die Betroffenen häufig gereizt und gleichzeitig emotional labil sind, wirkt sich belastend auf Sozialkontakte aus. Es entsteht ein starkes Verlangen nach der Droge („Craving"), somatisch werden eine Bradykardie und eine Gewichtszunahme beobachtet. Der Schlaf ist nach einer „Crashphase" mit erhöhtem Schlafbedürfnis meist subjektiv unerholsam, typischerweise mit Drogenträumen durchsetzt. Die kognitiven Fähigkeiten sind zu Beginn des Entzugs subjektiv deutlich reduziert [52]. Die Symptomatik hält in der Regel vier Tage bis drei Wochen an, in einzelnen Fällen mehrere Monate. Chronisch Methamphetamin-Konsumierende entwickeln häufig konditionierte Reaktionsmuster auf substanzbezogene Stimuli (z. B. kristalline Substanzen).

Polyvalenter Konsum

Viele Betroffenen versuchen die unerwünschten Wirkungen oder Entzugssymptome mit anderen (illegalen) Drogen zu lindern. Infolgedessen kann sich ein polyvalentes Konsummuster entwickeln. Die resultierende Abhängigkeit von sedierenden Substanzen bzw. deren Entzugssymptome sind ein häufiger Behandlungsanlass in suchtspezifischen Settings. Dann gelten die allgemeinen Grundlagen der Behandlung der nun zur Hauptsubstanz gewordenen Substanz (siehe Abschnitt 6.2 Komorbide Suchtstörungen).

2.2 Diagnostik

Die Empfehlungen in den Abschnitten „Diagnostik" und „Behandlungsplanung" beruhen auf den gängigen Klassifikationssystemen (ICD-10, DSM 5), Expertenmeinung bzw. der klinischen Erfahrung. Eine ausführliche Liste der kommentierten Diagnosekriterien nach ICD-10 findet sich in Anhang 1.

Empfehlungen	Empfehlungs-grad
2-1 Berichten Patienten/Klienten von Stimulanzienkonsum, sollen in jedem medizinisch-therapeutischen Setting die zu einer Risikoabschätzung notwendigen Informationen erhoben werden, die eine Entscheidung über weitere Maßnahmen erlauben.	

Expertenkonsens
Abstimmung: 85%

2.2.1 Erstkontakt-Diagnosesetting

Erstkontakte mit Methamphetamin-Konsumierenden sind in personell unterschiedlich ausgestatteten Settings möglich:

- suchtspezifische Settings mit suchttherapeutisch ausgebildetem Fachpersonal
- Kontakte in allgemeinmedizinischen Settings (Zahnarztbesuch wegen Zahnproblemen, Hausarzt, z. B. wegen Pickeln, Notfallpraxisbesuche wegen kardialer Beschwerden etc.)
- Kontakte im allgemeinen Hilfs- und Beratungssetting
- Kontakte in Ämtern und Behörden, z. B. bei Gesprächen zur Klärung von Hemmnissen bei der Arbeitsvermittlung, Jugendhilfe, Routine-Polizeikontakte

Es ist wünschenswert, entsprechend den Möglichkeiten, des Ausbildungsstands und der Aufgaben der jeweiligen Einrichtung möglichst viele Informationen einzuholen (siehe auch Anhang 2). Die akuten Risiken durch Intoxikation, ein drohendes Entzugssyndrom sowie eine akute Eigen- und Fremdgefährdung durch eine Methamphetamin-assoziierte Psychose sollen abgeschätzt werden, um notwendige Maßnahmen einzuleiten (siehe auch Kapitel 3 Awareness und Frühintervention).

2.2.2 Diagnosestellung

Die Diagnose einer Methamphetamin-/Amphetamin-bedingten Störung erfolgt nach ICD-10-F15.X. Eine Diagnosehilfe mit *kommentierten* und *ergänzten* Diagnosekriterien nach ICD-10 findet sich im Anhang 1 [53].

Empfehlungen	Empfehlungs-grad

2-2

Eine fachspezifische Diagnostik (Differenzialdiagnostik) soll bei Verdacht auf Vorliegen von komorbiden psychischen Störungen erfolgen bzw. vermittelt werden.

⇑⇑⇑

Expertenkonsens
Abstimmungsergebnis: 100%

2.2.3 Anamnese

Um die für die Symptomatik verantwortlichen psychotropen Stoffe identifizieren zu können, sollten möglichst viele Informationsquellen herangezogen werden. Dazu gehören Angaben durch den Patienten selbst, sein Verhalten, charakteristische körperliche oder psychische Symptome, klinische Merkmale und andere Hinweise, wie die im Besitz des Patienten befindlichen Substanzen oder fremdanamnestische Angaben sowie die Analyse von Blutproben oder von anderen Körperflüssigkeiten.

Für klinisch wenig erfahrene Untersucher gibt es ins Deutsche übersetzte strukturierte Interviewmanuale wie SKID, DIPS, CIDI. Checklisten wie z. B. IDCL für ICD-10 können hilfreich sein [54-56]. Frei zugänglich ist der aufwändige European Addiction Severity Index (EuropASI) zur Gesamterfassung der Suchtproblematik [57], dieser kann unter folgendem Link heruntergeladen werden: http://www.emcdda.europa.eu/html.cfm/index3647EN.html.

Im Anhang 2 dieser Publikation befindet sich eine nicht standardisierte Fragensammlung von idealerweise zu erhebenden Informationen, die in der Praxis herangezogen werden kann. Deutsche Übersetzungen von Stimulanzien-Entzugsskalen wie AWQ oder ACSA liegen noch nicht vor.

Empfehlungen	Empfehlungs-grad

2-3

Ist eine Diagnosesicherung im Erstkontaktsetting nicht möglich, soll versucht werden, beim Konsumierenden eine Bereitschaft zu wecken, sich in geeigneten, z. B. suchtspezifischen Settings vorzustellen.

⇑⇑⇑

Expertenkonsens
Abstimmung: 100%

Eine weiterführende Diagnostik komorbider Störungen sollte angestrebt werden – wie bei allen Suchterkrankungen.

Eine erste Aufklärung über die besonderen Gefahren der Substanz kann im Gespräch und mithilfe von Broschüren erfolgen. Es hat sich bewährt, dem Konsumierenden Adressen der lokalen Suchtberatungsstellen mitzugeben sowie auf hilfreiche Internetseiten hinzuweisen (siehe Anhang 4).

2.2.4 Inhalte der Diagnostik

Inhalte einer ausführlichen **Suchtmittelanamnese** sind typischerweise:

- aktueller Konsum welcher Substanzen
- letzter Konsum, Menge
- Zufuhrwege (oral, nasal, inhalativ [rauchen], intravenös, rektal u. a.)
- typische Dosierung, mit/ohne Toleranzentwicklung, d. h. Erhöhung der Konsummenge
- Auftreten und Schweregrad von Entzugssymptomen
- Begleitkonsum (z. B. Medikamente, THC, Alkohol) zum „Runterkommen", sonstige/aktuelle Präferenzsubstanz
- Zeitpunkt des Erstkonsums, Frequenz, Übergang von Gelegenheitskonsum zu täglichem Konsum
- Konsumreihenfolge und Menge der polyvalent konsumierten Substanzen mit/ohne Abhängigkeitsentwicklung
- wenn möglich, Erfassung der anfänglichen und späteren Konsummotive, z. B. Partyspaß, Sexualität, primäre Leistungssteigerung im Beruf, Gewichtsregulierung, Ausdauer bei Computerspiel, sonstiger Funktionalität wie Selbstmedikation depressiver Störungen, sowie die typischen Konsumorte (Party, Clubs, Event, Spielothek, zu Hause, alleine)
- wenn möglich, Ermittlung negativer Konsumfolgen wie Hautexkorationen, Zahnschäden, Phasen der Kachexie im Konsum und unkontrollierbar gesteigerter Appetit mit unerwünschter Gewichtszunahme im Entzug über das „Idealgewicht" hinaus, Verfolgungswahn (Paranoia), Halluzinationen, Angstzustände
- Veränderungsanstoßend kann es sein, folgende Punkte zu thematisieren: „Konsumunfälle" (Überdosierungen), juristische oder sonstige soziale Folgen (Arbeitsplatzverlust, Führerscheinverlust etc.), Gereiztheit mit emotionaler Labilität, die zu Problemen in den sozialen Interaktionen im Entzug geführt hat (Gewalttätigkeit gegen Angehörige oder Unbeteiligte).
- Für weitere Therapieempfehlungen sind relevant: Dauer und Gründe für abstinente Phasen, Gründe für die Beendigung solcher abstinenter Phasen, Vorbehandlungen, aktuelle Abstinenzmotivation. Die Erwartungen des Konsumierenden und anderer Beteiligter (Partner, Familie, Justiz, Betreuer etc.) sollten erfragt werden.

- **Ein besonderes Augenmerk** gilt paranoiden, psychotischen Symptomen, die zu einer Gefährdung des Umfelds oder Selbstgefährdung führen können.

- **Die depressiven Symptome** im Entzug und das Ausmaß einer Suizidalität sollen immer erfragt werden, sie gelten als die gravierendste Komplikation im Methamphetamin-Entzug. Die Gefährdung Schutzbefohlener (minderjährige Kinder) durch die gegenwärtige, den Kontaktanlass darstellende Symptomatik ist abzuwägen.

Die **Sozialanamnese** gibt Hinweise auf Ressourcen und soziale Hemmnisse für eine Konsumänderungsentscheidung bzw. einen Abstinenzwunsch. Hilfreiche und soziale Einflussfaktoren sollten erfasst werden, um sie in die Behandlung einzubeziehen. Die Sozialanamnese umfasst die familiäre Situation, die schulische bzw. Ausbildungs- und Berufssituation, die finanzielle Situation, die Wohnsituation sowie mögliche juristische Probleme.

In **medizinischen** Settings soll bei der symptomgeleiteten allgemeinen **somatoneurologischen Untersuchung** besonders auf die typischen Folgeschäden des Stimulanzienkonsums geachtet werden, um entsprechende Behandlungen zu initiieren:

- Hautexkorationen
- abgekaute Backenzähne, lückenhafter, kariöser Zahnstatus
- Kachexiezeichen
- Anosmie und Nasenschäden
- physische Traumazeichen (Z. n. Sturz, Genitalverletzungen)
- Einstichstellen mit/ohne frische/ältere Abszesse
- Herzgeräusche, Herzrythmusstörungen, Hypertonie
- Infektionszeichen
- Hinweise auf Lebererkrankung
- Nasenschädigungen

Je nach Symptomatik sind die fachspezifischen apparativen oder Laboruntersuchungen einzuleiten. In Tabelle 4 sind Empfehlungen für klinische Untersuchungen, Mitbehandlungen und Screenings bei Methamphetamin Konsumierenden im ambulanten Setting der medizinischen Grundversorgung (z. B. allgemeinärztliche Praxis, Notfallambulanzen etc.) zusammengefasst.

Tabelle 4: Untersuchungen und Kontrollen bei Methamphetamin-Konsum

		Kontrollen wiederholen			
Parameter	**Erste US**	**1 Woche**	**4 Wochen**	**3 Monate**	**6 Monate**
BD/Puls	xxx	xxx			
Gewicht	xxx	x	xx		
Ganzkörper-US	xxx			xxx	
UK/SpT	xxx	xxx			
AAT/EtG (Alk)	xxx	xx			
EKG	xxx			xx	x
Bb/Leberwerte	xxx			xxx	
HepABC/HIV	xxx				xxx
TSH	xxx			xx	x
HCG	xxx		xxx		
Ü Rö Thorax	xxx				
Ü Zahnarzt	xxx				

		Kontrollen wiederholen			
Parameter	Erste US	1 Woche	4 Wochen	3 Monate	6 Monate
Ü Gynäkologie	xxx				
Impfungen?	xx				

xxx – besonders wichtig   xx – wichtig   x – empfehlenswert

Blaugedruckte Untersuchungen erscheinen dringend angeraten (Risiken!)

Gemäß der jeweiligen, auf den symptomatischen Behandlungsanlass bezogenen Leitlinien der jeweiligen Fachgesellschaften sind Wechselwirkungen der geplanten Medikation mit den akuten Wirkungen der Psychostimulanzien bzw. die Auswirkungen eines fortgesetzten Konsums bei Abstinenzunfähigkeit auf Medikationscompliance und Therapieadhärenz zu berücksichtigen. Schadensminimierende Maßnahmen wie Hepatitis-B-Impfung sind gegebenenfalls in Erwägung zu ziehen.

Zu beachten ist die Gefahr von Fehldiagnosen:

Nicht selten schildern Konsumierende und auch deren Angehörige Symptome, die typische Intoxikations- oder Entzugssymptome (ICD-10/DSM V) sind, ordnen sie aber eigenständigen Erkrankungen zu:

- hyperkinetisches Entzugssyndrom → selbstdiagnostiziertes ADHS mit Behandlungswunsch mit Methylphenidat, besonders wenn dies in der Szene in solcher Situation mit positivem Ergebnis ausprobiert wurde

- entzugsbedingte Anhedonie, Depressivität → Depressions-Diagnosen

- emotionale Instabilität und dissoziales, wenig empathisches Verhalten im ersten Jahr der Abstinenz bei chronischem Konsum → Persönlichkeitsstörungen wie Borderline-Persönlichkeitsstörung, narzisstische Persönlichkeitsstörung und dissoziale Persönlichkeitsstörung

- Methamphetamin-induzierte Angststörung vs. Angststörungen

- Methamphetamin-induzierte Schlafstörung vs. z. B. Narkolepsie

- Methamphetamin-induziertes maniformes Syndrom vs. Bipolarstörung

- Bei Methamphetamin-assoziierten Psychosen (MAP, ICD-10: F15.5, F15.7) ist die *zu* frühe Etikettierung als „Schizophrenie" zu vermeiden, da dies schwerwiegende Implikationen für die prognostische Einschätzung des Umfelds und der betroffenen Person haben kann (Dauermedikation mit negativen Konsequenzen durch Nebenwirkungen, eigene Hoffnungslosigkeit, Ausschluss von Rehabilitation durch Einrichtungen und Kostenträgern).

- Viele Betroffene nehmen mehrere Substanzarten im Sinne einer Selbstmedikation der unerwünschten Wirkungen oder der Entzugssymptome zu sich. Gegenwärtig werden hierfür Benzodiazepine, synthetische Opioide, Opiate sowie Pregabalin genutzt. Eine Polytoxikomanie (ICD-10 F19.2) wird nur verschlüsselt, wenn der Konsum chaotisch und wahllos verläuft oder wenn Bestandteile verschiedener Substanzen untrennbar vermischt sind.

2.2.5 Drogenscreenings

2.2.5.1 Verfahren

Das gegenwärtig als „Crystal Meth" in der Drogenszene erhältliche razematische (d- und L-)Methamphetamin wird zu 30–50% unverändert renal ausgeschieden und kann so direkt im Urin nachgewiesen werden. Dies gilt auch für einige der wirksamen Metaboliten des Methamphetamins, z. B. Amphetamin. Ein Konsum ist mit speziellen Methamphetamin-Tests, häufig aber auch mit gängigen Amphetamin-Nachweistests, für 1–3 Tage nachweisbar, bei täglichem Hochdosiskonsum (> 500 mg/Tag) bis zu 7 Tage [58; 59].

Empfehlungen	Empfehlungs-grad
2-4 Geeignete Drogenscreeningtests sollten in allen medizinisch-therapeutischen Settings der Grund- und Erstversorgung durchgeführt werden können und verfügbar sein. Expertenkonsens Abstimmung: 100%	⇑
2-5 Bei positivem Schnelltest soll bei relevanten Konsequenzen (Abbruch einer Therapie etc.) ein geeigneter Bestätigungstest möglichst aus derselben Probe erfolgen. Expertenkonsens Abstimmung: 92%	⇑⇑

Die Unterscheidung, ob es sich bei den Metaboliten um Amphetamin-Derivate aus Medikamenten oder Abbauprodukte von „Prodrugs" handelt, ist in spezialisierten Laboren über die Chiralität (l-/D-/Enantiomer) bei bestimmten Fragestellungen möglich [60; 61].

Eine mögliche Beeinflussung der Ergebnisse durch Manipulationen (Verdünnung, Vitamin-C-Beimengung, Zinkzufuhr) ist bei verkehrsrechtlichen und anderen juristischen Fragestellungen zu beachten [61].

Drogenschnelltests

Vorbemerkung: Derzeit ist die Finanzierung für das Vorhalten von Drogenschnelltests nicht in allen Behandlungssettings sichergestellt. Mit der bewusst gewählten Formulierung „Drogenscreeningtests […] sollen durchgeführt werden können und verfügbar sein" sprechen die Autoren bewusst eine auf das System zielende Empfehlung aus – mit der Intention, für die Notwendigkeit der Sicherstellung einer entsprechenden Finanzierung zu sensibilisieren. Es ist den Autoren bewusst, dass die einzelnen Akteure in den unterschiedlichen Behandlungssettings Drogenschnelltests nur entsprechend den jeweiligen Strukturvorgaben einsetzen können.

Drogenschnelltests (immunologische Urin-Tauchtests oder Speicheltests) geben kostengünstig orientierende Hinweise (Arztpraxis, Krankenhaus, Geburtshilfe, Suchtberatung, ambulante/stationäre Reha). Aus dem z. B. unter Sicht gewonnenen Urin kann der Befund sofort abgelesen werden. Durch immunologische Kreuzreaktionen sind herstellertypische falsch-positive Ergebnisse bei bestimmten Medikamenten möglich.

Ein Gelegenheitskonsum kann mit Urin-Standardtests nicht ausgeschlossen werden. Wurde Methamphetamin aktuell bei einer Routinekontrolle nachgewiesen, beweist dies **alleine** keinesfalls eine Abhängigkeit.

Ein schweigepflichtsgemäßer Umgang mit diesen Ergebnissen – wie beim Alkoholnachweis üblich – ist wichtig, um das Vertrauen, z. B. Kreißender, nicht zu gefährden [62]. Auch die Überlassung von Schwangerschaftstests wäre (bei bislang fehlender Finanzierung) ein niedrigschwelliger Weg, konsumierenden Frauen in ihrem (bei bekannter Schwangerschaft häufig geäußerten) Abstinenzwunsch zu unterstützen (siehe auch Kapitel 3 Awareness und Frühintervention und Abschnitt 7.1 Schwangere, junge Mütter und pränatale Schädigungen).

Eine Synopsis der wichtigsten Aspekte zu den verfügbaren Möglichkeiten und den zu beachtenden Grundsätzen bei der Durchführung von Urin-Drogentests findet sich im Kasten.

- Es bedarf keiner besonderen Vorbereitung des Patienten, Urin kann prinzipiell jederzeit gewonnen werden. Morgenurin ist jedoch konzentrierter und enthält höhere Konzentrationen der Droge.
- Urinabgabe erfolgt in abstinenzorientierten Settings unter Aufsicht bzw. Kontrolle, um Manipulationsmöglichkeiten zu verringern.
- Zu beachten bei der Uringewinnung in abstinenzorientierten Settings:
  - Urinproben können z. B. mit Tee, Wasser, Apfelsaft verdünnt werden.
  - Es kann Fremdurin (z. B. verborgen in Latexhandschuhen/Kondomen etc.) abgegeben werden.
  - Urin kann Zusätze enthalten, die zu einem falsch-negativen Ergebnis führen können (abhängig von der Messmethode, z. B. flüssiger Süßstoff, Vitamin C, Zink).
- Identifikation von Manipulationen kann z. B. erfolgen durch Messung des Kreatinins bzw. in spezialisierten Laboren.
- Zum Ausschluss einer Verdünnung des Urins können Urin-Krea-Streifen verwendet werden (um Einhalten des Kreatinin-Sollbereichs sofort zu bestimmen und eine zweite Abgabe von Urin in einem bestimmten Zeitfenster zu fordern).
- Bei Verdacht auf Fremdurin ist die Temperatur des Urins zu messen:
  - Die Urintemperatur muss unmittelbar nach der Abgabe 32–36,5° C betragen.
  - Eine rasche Abkühlung kann nach kurzer Zeit Werte um 31° C ergeben. Insofern ist sofort nach der Abgabe zu messen.
  - Urinproben < 30° C nicht akzeptieren; bei > 37,0° C zur Kontrolle die Körpertemperatur messen.
- Aufbewahrung der Urinprobe bei ca. 4° C im Kühlschrank, bis endgültiges Ergebnis vorliegt. Je nach Fragestellung mehrere Röhrchen (Zweitprobe) abnehmen bzw. aufbewahren, um die Nachtestung aus einer Gesamtprobe zu ermöglichen.
- Laborspezifische präanalytische Transportkette beachten.
- Auf Hygiene achten; Handschuhe bei Entgegennahme und Verarbeiten des Urins.

Bewertung

Schwankungsmöglichkeiten berücksichtigen, z. B. durch:

- Individuelle Metabolisierung und Abbau der Substanz
- Konzentrationsschwankungen der Urinproben: je höher die Konzentration, desto höher das Messergebnis
- pH-Wert
- Begleitmedikationen (Enzyminduktion, z. B. bei Antibiotika-Gabe oder Gabe von Antikonvulsiva)
- (beabsichtigte/unbeabsichtigte) Manipulationsmöglichkeiten durch Einnahme bestimmter Medikamente

Sowohl falsch-positive als auch falsch-negative Ergebnisse sind möglich – bei Unsicherheiten:

- Rücksprache mit dem Labor (welche Analysemethode (GC, HPLC, Immunoassay etc.) wurde bei welcher (juristischen) Fragestellung angewandt? Welche Vorergebnisse (quantitativer und qualitativer Art [Substanzen/Begleitmedikation]) gibt es gegebenenfalls?

Die zeitgleich entnommene Zweitprobe mit genauerer Technik je nach Fragestellung in Absprache mit dem Labor analysieren lassen!

Laborimmunologische Untersuchungen

Da laborimmunologische Untersuchungen (Speicheltests oder Urin) semiqualitative Ergebnisse ermöglichen, werden sie besonders in der Entzugs- und Rehabilitationsphase bei **bekanntem Konsum** zur Verlaufskontrolle eingesetzt. Befunde sind nach einigen Stunden bis Tagen zu erwarten.

Wie Streifentests können sie falsch-positive und falsch-negative Ergebnisse liefern (Bupropion z. B. kann zu falsch-positiven Ergebnissen führen). Für juristische Fragestellungen sind bei unklarem klinischen Bild häufig weiterführende Untersuchungen nötig [63; 64].

Gaschromatographische-Massenspektrometrische (GC/MS) Untersuchungen

GC/MS-Untersuchungen aus Urin, Speichel, Blut oder Haaren sind zur Sicherung der immunologischen Vortestergebnisse beweisend. Bei forensischen Fragen (Langzeitverlaufskontrollen) ist der Nachweis über die Dauer der Haarwachszeit (i. d. R bis ca. 90 Tage) möglich. Mit Bearbeitungszeiten von Tagen bis Wochen ist zu rechnen [65-67].

2.2.5.2 Mögliche Abweichungen

In erfahrenen Teams ermöglicht der kollegiale Austausch mit der Kenntnis des Klienten im gesichert abstinenten Zustand eine klinische Einschätzung einer Abstinenzunterbrechung. Sowohl beim klinischen Eindruck als auch bei den Schnelltests wird die Konsumhäufigkeit statistisch eher unterschätzt [68; 69].

Zu bedenken ist, dass viele der neuen psychoaktiven Substanzen, z. B. die meisten der neuen Amphetamine-type Stimulants (ATS bzw. NPS wie Cathinone, vertrieben als Research Chemicals oder Legal Highs), in den Routine-Suchtests auf Amphetamine falsch-negative Befunde zeigen und somit der Nachweis tatsächlich auf (Meth-)Amphetamin beschränkt ist. Zunehmend können toxikologische Labore diese Substanzen aber (kostenintensiv) nachweisen [70].

2.3 Behandlungsplanung

Wissenschaftlich gesicherte Erkenntnisse bezüglich der Frage, welchen Methamphetamin-Konsumierenden mit welchem Konsummuster/-frequenz in welcher Therapieform optimal geholfen werden kann, liegen den Autoren dieser Leitlinie nicht vor. Die Empfehlungen beruhen auf klinischer Erfahrung.

Empfehlungen	Empfehlungs- grad
2-6 Bei einem aktiven Nachsuchen um Hilfe bei einem vom Betroffenen selbst als schädlich erkannten Konsum soll dies in allen Kontaktsettings unterstützt und der Betroffene in das Suchthilfesystem vermittelt werden. Expertenkonsens Abstimmungsergebnis: 100%	⇑⇑⇑
2-7 Bei einem erstmaligen aktiven Nachsuchen um Hilfe im Suchthilfesystem sollte ein Beratungstermin innerhalb von 24 Stunden ermöglicht werden. Expertenkonsens Abstimmungsergebnis: 100%	⇑
2-8 Alle Konsumierenden, die in Beratungs- oder Behandlungssettings vorstellig werden, sollen über die besonderen Gefahren des Methamphetamins, unter besonderer Berücksichtigung des kristallinen Drogenprodukts und riskanter Konsumformen und -muster, aufgeklärt werden. Expertenkonsens Abstimmungsergebnis: 91%	⇑⇑⇑
2-9 Alle Konsumierenden sollen ergänzend auf die Selbsthilfegruppen der Region bzw. die Selbsthilfe hingewiesen werden. Expertenkonsens Abstimmungsergebnis: 100%	⇑⇑⇑
2-10 Bei der Behandlungsplanung sollen auch die Therapieziele des Konsumierenden berücksichtigt werden. Expertenkonsens Abstimmungsergebnis: 100%	⇑⇑⇑

2.3.1 Wahl des geeigneten Behandlungssettings

Gemäß der allgemeinen Empfehlung der S3-Leitlinie „Psychosoziale Therapien bei schweren psychischen Erkrankungen" gilt, dass eine Behandlung *„sich am individuellen Bedarf der Betroffenen und an der Intensität der erforderlichen Interventionen zu jedem Zeitpunkt des Behandlungsprozesses orientiert. Im Sinne der Forderung nach einer Behandlung ambulant vor stationär sollen womöglich stationäre Behandlungen vermieden werden."* [71]

Die Wahl des Behandlungssettings ist abhängig von:

- klinischem Ausmaß und der Art der substanzbezogenen Störung (Menge des Drogenkonsums)
- der Applikationsform
- dem Ausmaß eines (abhängigen) Beikonsums
- behandlungsbedürftigen körperlichen Folgeerkrankungen
- komorbiden psychischen Störungen
- lokal verfügbaren Behandlungsmöglichkeiten
- der Motivation des Patienten für ein bestimmtes Verfahren
- der Abhängigkeits- und Behandlungsbiografie

Ein aktives Nachsuchen um Hilfe ist ein Hinweis auf einen geeigneten Interventionszeitpunkt [72]. Anknüpfend an die vorhandene Motivation sollte ein Konsumierender idealerweise vor einem erneuten Konsum ein Hilfsangebot erhalten. Bei begrenzten Ressourcen soll zur Beziehungsaufnahme besonders bei einem Klienten, der erstmals aktiv im Suchthilfesystem um Hilfe nachsucht, innerhalb von 24 Stunden einen Beratungstermin erhalten. Nachgehende Ansätze wie eine Erinnerungs-SMS am selben Tag vor dem Termin können dabei helfen, die Erscheinensquote zu erhöhen. Therapie-Sofort-Angebote werden von Betroffenen angenommen.

Die Information des Konsumierenden sollte auf Basis aktueller wissenschaftlicher Erkenntnisse erfolgen. Wichtiger Bestandteil des Gesprächs ist eine Aufklärung über die besonderen Gefahren des kristallinen Methamphetamins (siehe auch Kapitel 9 Schadensminimierung):

- starke Überdosierung durch hohen Reinheitsgrad der kristallinen Droge, besonders bei den nasalen, intravenösen und inhalativen Konsumformen
- schnellere Abhängigkeitsentwicklung als bei Kokain
- schnellere Entwicklung von psychischen Störungen als bei Kokain-Konsumierenden
- Antriebsstörungen, Depressivität und Suizidgedanken im Entzug
- erhöhte Gefahr für aggressives Verhalten im intoxikierten Zustand
- erhöhte Gefahr für die Auslösung von Psychosen
- erhöhtes Risiko für bleibende Schäden wie Gedächtnisstörungen und M. Parkinson
- erhöhte Gefahr für sexuell riskantes Verhalten mit dem Risiko ungewollter Schwangerschaften, Missbrauchserleben und der Infektion mit Hepatitis B, C und HIV

Konsumierende sollten die Entscheidung über die Wahl eines geeigneten Behandlungssettings in einem Zustand treffen, in dem sie die Informationen auch adäquat bewerten können. Die Adresse der nächstgelegenen Suchtberatungsstelle, Namen der spezifischen Internetportale sowie Ansprechpartner der lokalen Selbsthilfegruppen sollten in allen häufig mit Suchtmittelkonsumierenden befassten Settings vorgehalten werden (z. B. Poster/Flyer in Notaufnahmen, Safer-use-Infomaterial etc. in Partysettings, Suchtberatungs-Selbsthilfeflyer in Hausarztpraxen etc.; siehe Anhang 4).

Der Weg von Menschen mit einer Substanzkonsumstörung zur Abstinenz ist selten linear. Deshalb muss kontinuierlich geprüft werden, ob die Unterstützungs- und Behandlungsangebote auf die individuellen Bedürfnisse bezogen angemessen und wirksam sind. Das Bedürfnis nach Selbstkontrolle und Wahlfreiheiten im Behandlungssetting spielt meist eine wichtige Rolle bei der Auswahl der Behandlungsoption durch die Konsumierenden. Zur Verortung von therapeutischen Bedarfslagen wurden auf Grundlage der zentralen WHO-Strategien für die Drogenhilfe (Harm Reduction und Risk Reduction) auf Heroinkonsum bezogene stufenweise Interventionsziele entwickelt [73-75]. Diese können auch bei der Behandlungsplanung für Konsumierende von kristallinem Metamphetamin berücksichtigt werden:

Tabelle 5: Stufenweise Interventionsziele; nach [76]

Ziele	Maßnahmen
Überlebenssicherung	Krisenintervention; Notfallmaßnahmen; Erste Hilfe; vitale Stabilisierung
Gesundheitsförderung	Aufklärung; Vermittlung in das (Selbst-)Hilfesystem; Adhärenzmotivation; Förderung von Therapiebereitschaft
Soziale Sicherung	Tagesstrukturierende Maßnahmen; Förderung von Alltags- und Sozialkompetenz; Wohnraumsicherung, Einkommenssicherung
Stabilisierung abstinenter Phasen	Änderung bzw. Umwandlung von Reiz-Reaktionsmuster zum Suchtmittel; Vermittlung von Fähigkeiten zur Kompensation von Suchtdruck (Craving); Vermittlung niedrigschwelliger Hilfen; kurzzeittherapeutische Angebote; Reduktion von Ambivalenzkonflikten
Akzeptanz der Abhängigkeit	Anerkennung der chronischen Vulnerabilität für substanzbezogene Abhängigkeit; Kenntnisse zu den bestehenden und drohenden Gesundheitsfolgen
Akzeptanz der Therapienotwendigkeit	Motivationsförderung; Anerkennung störungsspezifischer Therapien; Förderung der Inanspruchnahme von Selbsthilfe und Übernahme von Selbstverantwortung
Abstinenz	Annahme des Abstinenzziels; zielfokussierte, selbstwirksame und sozial kompetente Reaktion auf Konsumtrigger; systemische Anpassung der Lebensgestaltung
Konstruktiver Umgang mit Rückfällen	Vermittlung von Bewältigungsstrategien
Berufliche und soziale Integration	soziale (Re-)Integration (Wohnraum, Berufstätigkeit, finanzielle Situation)

2.3.2 Unterstützungs- und Therapieangebote

Je nach Wünschen und Zielen der Konsumierenden hinsichtlich Abstinenz/kontrolliertem Konsum und den psychosozialen Möglichkeiten können unterschiedliche Unterstützungs-/Therapieangebote infrage kommen. Die Möglichkeiten des Suchthilfesystems sind in der folgenden Übersicht dargestellt (siehe auch Kapitel 8 Rückfallprophylaxe).

Tabelle 6: Behandlungsangebote bei Methamphetamin-bezogener Störung

Bezeichnung des Angebots	Aufgabe/Zielsetzung	Durchschnittliche Behandlungsdauer	Kostenträger
Selbsthilfe	*Selbstorganisierte Netzwerke von Menschen mit Suchtproblematik, mit oder ohne professionelle Begleitung* Ziele (u. a.): Gemeinschaft und Austausch, Förderung von Veränderungsmotivation, gegenseitige Unterstützung bei Konsumveränderung, Selbstwirksamkeitsstärkung, Stabilisierung von Therapieerfolgen im Alltag, Rückfallprophylaxe Angebote (u. a.): Gruppenangebote, Online-Selbsthilfe	patientenabhängig – ggf. lebenslang	kostenfrei
niedrigschwellige & aufsuchende Angebote	*Szenenahe und akzeptanzorientierte Angebote für Drogenkonsumenten* Ziele (u. a.): Überlebenssicherung, gesundheitliche, soziale, wirtschaftliche und rechtliche Schadensminimierung, psychosoziale Stabilisierung, Informationen zu drogenspezifischen Themen, Vermittlung in weiterführende Hilfen Angebote (u. a.): Spritzenvergabe, Safer-use- & Safer-Sex-Beratung, Streetwork, Kontaktladen, Drogenkonsumraum, Notschlafstellen, aufsuchende Arbeit im Partysetting	patientenabhängig	i.d.R. kostenfrei
ambulante Suchtberatung	*Professionelle Beratung zu Drogen und Drogenkonsum sowie ggf. Vermittlung in weitere Hilfen* Ziele (u. a.): Kontaktaufnahme, Information und Psychoedukation, Clearing, Vermittlung in	patientenabhängig	kostenfrei über Beratungsstellen kommunaler Träger oder der freien Wohlfahrtspflege

Bezeichnung des Angebots	Aufgabe/Zielsetzung	Durchschnittliche Behandlungsdauer	Kostenträger
	weiterführende Hilfen, Motivational Interviewing und Förderung von Veränderungsmotivation, Unterstützung bei Abstinenz oder Konsumveränderung, Rückfallprävention Angebote (u. a.): Beratung im Einzelsetting für Drogenkonsumenten, Akuthilfe/Krisenintervention, Gruppenangebote (z. B. Rückfallpräventionsgruppen), Angehörigenberatung, u. U. ambulante Rehabilitations- und Nachsorgeangebote im Anschluss an stationären Therapien		
ambulante medizinische Rehabilitation	*Therapeutisches Angebot für Menschen, die in ihrem eigenen Umfeld (Arbeit, Familie, usw.) bleiben und ihre Suchtproblematik bearbeiten wollen* Ziele (u. a.): Erreichung und Stabilisierung der Abstinenz, Behebung körperlicher und seelischer Störungen, Teilnahme an Arbeit, Beruf und Gesellschaft Angebote (u. a.): Einzel- und Gruppentherapie, Angehörigen- und Paargespräche	bis zu 18 Monate	Rentenversicherung, GKV, bei Sozialhilfeabhängigkeit zuständiger Sozialhilfeträger gemäß SGB XII (Eingliederungshilfe)
ambulante (Richtlinien-)Psychotherapie	*Therapeutisches Angebot für Menschen, die in ihrem eigenen Umfeld (Arbeit, Familie usw.) bleiben und gleichzeitig ihre Suchtproblematik bearbeiten wollen* Ziele (u. a.): Aufbau und Erhalt von Abstinenz, Rückfallprophylaxe, Behandlung komorbider Störungen, Teilhabe an Arbeit, Beruf und Gesellschaft Angebote (u. a.): Einzel- und Gruppentherapie, Angehörigen- und Paargespräche, auch in ärztlicher Begleitbehandlung	patientenabhängig: zunächst bis 5 probatorische Sitzungen Kurztherapie 25 Std., Verlängerung ist bei entsprechendem Antrag möglich Seit 2011 auch bei noch nicht erreichter Abstinenz möglich, wenn bereits geeignete Schritte (z. B. Selbsthilfegruppe, Suchtberatung) ein-	GKV, bei Sozialhilfeabhängigkeit zuständiger Sozialhilfeträger gemäß § 40 SGB XII (Eingliederungshilfe) in der PKV vertragsabhängig

Bezeichnung des Angebots	Aufgabe/Zielsetzung	Durchschnittliche Behandlungsdauer	Kostenträger
		geleitet sind, eine Abstinenz im Verlauf von 10 Stunden erreichbar erscheint und im Verlauf (externe ärztliche) Abstinenznachweise erbracht werden und bei Rückfall in der RL-PT die Abstinenz durch geeignete Behandlungsmaßnahmen wiederhergestellt wird	
stationäre Entgiftung	*Akutmedizinisches Angebot zur Entgiftung von Suchmitteln* Ziele (u. a.): Behandlung von Intoxikationen und/oder Entzugssymptomen Angebote (u. a.): medizinische Versorgung, psychiatrische Begleitung	Beschränkt auf die Dauer der Intoxikations- bzw. Entzugssymptomatik, 7–14 Tage	GKV, PKV, bei Sozialhilfeabhängigkeit zuständiger Sozialhilfeträger gemäß § 37 SGB XII (Krankenhilfe)
qualifizierte Entzugsbehandlung	*Suchtpsychiatrische bzw. -medizinische Akutbehandlung, die über die körperliche Entgiftung hinausgeht und Behandlungselemente im Hinblick auf die Grunderkrankung „Abhängigkeit" integriert* Ziele (u. a.): Behandlung von Intoxikations- und Entzugssymptomen, Diagnostik und Behandlung psychischer und somatischer Folge- und Begleiterkrankungen, Sicherstellung des nahtlosen Übergangs zu einer evtl. Entwöhnungsbehandlung bzw. individuell geeigneten spezifischen Behandlungsangeboten Angebote (u. a.): multidisziplinär zu erbringende psycho- und soziotherapeutische Interventionen zur Förderung der Änderungsbereitschaft (Moti-	mindestens 21 Tage	GKV, PKV, bei Sozialhilfeabhängigkeit zuständiger Sozialhilfeträger gemäß § 37 SGB XII (Krankenhilfe)

Bezeichnung des Angebots	Aufgabe/Zielsetzung	Durchschnittliche Behandlungsdauer	Kostenträger
	vational Interviewing), der Änderungskompetenz und der Stabilisierung der Abstinenz Steigerung der Motivation zur Inanspruchnahme weiterführender Hilfen		
stationäre medizinische Rehabilitation	*Stationäres Therapieangebot zur Bearbeitung der Suchtmitelabhängigkeit mit medizinisch-therapeutischen Elementen* Ziele (u. a.): Erreichung und Stabilisierung der Abstinenz, Behebung körperlicher und seelischer Störungen, Teilnahme an Arbeit, Beruf und Gesellschaft Angebote(u. a.): medizinische Versorgung, Einzel- und Gruppentherapie, begleitende Therapieformen (z. B. Sport- und Bewegungstherapie, Ergotherapie, Entspannungs- und Musiktherapie, Soziotherapie, arbeitsbezogene Leistungen)	in der Regel 12–26 Wochen, unterschiedliche Behandlungsdauer in Abhängigkeit von den individuellen Voraussetzungen (Kurz- und mittelfristige Behandlung, Langzeitbehandlung)	Rentenversicherung, GKV, bei Sozialhilfeabhängigkeit zuständiger Sozialhilfeträger gemäß SGB XII (Eingliederungshilfe)
stationäre Soziotherapien	*Stationäres Therapieangebot für Abhängige mit gravierenden körperlichen oder psychischen Folgeerkrankungen* Ziele (u. a.): Aufbau und Stabilisierung von Abstinenz, Verhinderung weiterer schwerer Folgeschäden und Symptomlinderung, Förderung von sozialer Integration, Aufbau von Tagesstruktur Angebot (u. a.): medizinische Versorgung, psychiatrische Begleitung, Einzel- und Gruppentherapie, begleitende Therapieformen (z. B. Sport- und Bewegungstherapie, Ergotherapie, Entspannungs- und Musiktherapie, Soziotherapie, arbeitsbezogene Leistungen)	ca. 12–24 Monate	Sozialhilfeträger gemäß SGB XII (Eingliederungshilfe)

Bezeichnung des Angebots	Aufgabe/Zielsetzung	Durchschnittliche Behandlungsdauer	Kostenträger
	In begründeten Einzelfällen (Unterbringungsbeschluss) kann die Behandlung in einer beschützenden Abteilung erfolgen.		
ganztägig ambulante Rehabilitation (ehemals teilstationär)	*Therapeutisches Angebot für Menschen, die in ihrem eigenen Umfeld (Wohnung, Familie, usw.) bleiben und gleichzeitig intensiv ihre Suchtproblematik bearbeiten wollen* Ziele (u. a.): Erreichung und Stabilisierung von Abstinenz, Behebung körperlicher und seelischer Störungen, Teilnahme an Arbeit, Beruf und Gesellschaft Angebote (u. a.): Medizinische Versorgung, Einzel- und Gruppentherapie, Sport- und Bewegungstherapie, Ergotherapie	bis zu 18 Monate	Rentenversicherung, GKV, bei Sozialhilfeabhängigkeit zuständiger Sozialhilfeträger gemäß SGB XII (Eingliederungshilfe)
ambulante Nachsorge, poststationäre Behandlung	*Nachsorgeangebot im Anschluss an eine abgeschlossene stationäre Therapie* Ziele (u. a.): Stabilisierung der Abstinenz, Rückfallprophylaxe, berufliche Re-Integration, Tagesstruktur Angebote (u. a.): siehe ambulante Psychotherapie, Betreutes Einzelwohnen, Betreute Wohngemeinschaft	patientenabhängig	Rentenversicherung, GKV, bei Sozialhilfeabhängigkeit zuständiger Sozialhilfeträger gemäß SGB XII (Eingliederungshilfe)
Betreutes Einzelwohnen	*Intensive Beratung und Begleitung im eigenen Wohnumfeld* Ziele (u. a.): Umgang mit den Auswirkungen der Suchterkrankung, Aufnahme und Gestaltung von sozialen Beziehungen, berufliche Integration, Aufbau von Tagesstruktur, selbstständiges Wohnen, sinnvolle Freizeitgestaltung, Teilnahme am gesellschaftlichen	patientenabhängig	Sozialhilfeträger gemäß SGB XII (Eingliederungshilfe) oder Jugendämter

Bezeichnung des Angebots	Aufgabe/Zielsetzung	Durchschnittliche Behandlungsdauer	Kostenträger
	Leben Angebote (u. a.): Einzelgespräche, Gruppenangebote, Alltagsbegleitung, Unterstützung bei Ämterangelegenheiten, Schuldenklärung, Freizeitangebote		
Betreute Wohngemeinschaften	*I.d.R. Nachsorgeangebot nach abgeschlossener stationärer Therapie* Ziele (u. a.): Abstinenzstabilisierung, Aufnahme und Gestaltung von sozialen Beziehungen, berufliche Integration, Aufbau von Tagesstruktur, Selbstversorgung und Wohnen, sinnvolle Freizeitgestaltung, Teilnahme am gesellschaftlichen Leben Angebote (u. a.): Leben und Wohnen in Gemeinschaft, Beratung im Alltag, Unterstützung bei Ämterangelegenheiten, Einzel- und Gruppengespräche, Rückfallprävention, tagesstrukturierende Maßnahmen, Freizeitangebote	patientenabhängig	Sozialhilfeträger gemäß SGB XII (Eingliederungshilfe) oder Jugendämter

3 Awareness und Frühintervention

Roland Härtel-Petri, Frank Schulte-Derne, Jan-Peter Siedentopf

Dieser Leitfaden gibt auch Hinweise für nicht-abhängige Konsumierende, die möglicherweise noch keinen eigenen Therapiebedarf entwickelt haben. Es ist sinnvoll, auch diesen Personen frühzeitig Unterstützungsangebote zu machen, um einer Abhängigkeitsentwicklung vorzubeugen. Auf diese Weise kann möglicherweise auch verhindert werden, dass die Konsumierenden Entzugssymptome oder Nebenwirkungen des Methamphetamin-Konsums mit anderen Drogen oder abhängig machenden Arzneimitteln selbst behandeln (siehe Kapitel 6 Komorbide psychische und organische Erkrankungen). Beruhend auf Expertenmeinung bzw. der klinischen Erfahrung werden Hinweise gegeben, in welchen Settings und bei welchen Symptomen und Verhaltensweisen gegebenenfalls an einen Methamphetamin-Konsum zu denken ist.

Suchtmittelkonsum wird in ärztlichen Kontakten anlässlich körperlicher Symptome (ausführliche Darstellung im Abschnitt 2.1 Symptomatik) häufig nicht spontan berichtet. Eine Kausalattributierung von Tachykardien oder auch Ängsten erfolgt seitens des Stimulanzien-Konsumierenden häufig nicht, oder diese wird bewusst verschwiegen.

Auch führt die Unkenntnis über gestufte Hilfsmöglichkeiten der Jugendhilfe aus Angst vor sofortigem Sorgerechtsentzug dazu, dass schwangere oder entbindende Frauen illegalen Konsum nicht angeben. Ein Konsum muss, wie bei den meisten Suchterkrankungen, meist aktiv erfragt werden, oder er kann mit Tests (siehe Abschnitte 2.2 Diagnostik und 7.1 Schwangere, junge Mütter und pränatale Schädigungen) nachgewiesen werden.

Empfehlungen	Empfehlungs-grad
<u>3-1</u> Methamphetamin konsumierenden Frauen sollen regelmäßig Schwangerschaftstests auch in Suchtberatungssettings angeboten werden. Expertenkonsens Abstimmungsergebnis: 100%	⇑⇑⇑

Der Konsum von Methamphetamin kann zu riskantem Sexualverhalten führen [77; 78]. In diesem Zusammenhang wird neben dem gehäuften Auftreten von sexuell übertragbaren Erkrankungen auch das ungeplante Eintreten einer Schwangerschaft beobachtet. Mit dem Angebot der Durchführung eines Schwangerschaftstest in Suchtberatungsstellen und anderen niedrigschwelligen Kontaktmöglichkeiten („Partyprojekte" auf Raves etc.) wird einerseits die Problematik angesprochen, andererseits kann so gegebenenfalls eine frühzeitige Schwangerschaftsdiagnostik erfolgen. Diese wiederum stellt die Voraussetzung für eine frühzeitige Risikoaufklärung zum Methamphetamin-Konsum in der Schwangerschaft und auch zur Beratung im Falle eines Schwangerschaftskonfliktes dar (siehe Abschnitt 7.1 Schwangere, junge Mütter und pränatale Schädigungen). Gegenwärtig ist die Kostenübernahme hierfür noch nicht gegeben (vergleiche hierzu auch Anmerkung zu Empfehlung 2-5, Drogenschnelltests).

Beispiele für Kontakte, bei denen die Methamphetamin-Problematik nicht explizit benannt wird bzw. Konsumierende ohne Abhängigkeitserkrankung auffällig werden:

- in der hausärztlichen, fachärztlichen (z. B. dermatologischen, kardiologischen, psychiatrischen, zahnärztlichen, gynäkologischen etc.) Praxis, in der somatischen Klinik

Methamphetamin-Intoxikationen oder Entzugssymptome komplizieren somatische Behandlungen oder sind ursächliche, aber nicht benannte Gründe für die Inanspruchnahme ärztlicher Hilfe (kardiale Symptome, Hautexkoriationen, Kachexie, Geschlechtskrankheiten, Ängste, Antriebslosigkeit). Die Frage, ob Suchtmittel konsumiert werden, ist Teil jeder ärztlichen Aufnahmeanamnese. Das Behandlungsteam sollte (wie bei Alkohol) für typische Anzeichen für Methamphetamin-Konsum sensibilisiert sein. Hektisches Verhalten sowie offensichtliche Zeichen wie Mydriasis, Zahnschäden, Hautexkoriationen, Kachexie in Kombination mit (unsicheren) „typischen" Szeneattributen wie z. B. einer Sonnenbrille bei schwachem Licht und ungepflegter Kleidung können einen ersten Hinweis auf einen Methamphetamin-Abusus geben (siehe Abschnitt 2.1 Symptomatik). Bei Konsumhinweisen sollte der Arzt die Person ansprechen. Informationsmaterialien und weiterführende Adressen sollten institutionell zur Verfügung stehen (siehe Anhang 4).

Screeninginterviews wie ASSIST können z. B. durch medizinisches Fachpersonal bei Verdacht auf Konsum durchgeführt werden. Der Test kann unter folgender Adresse im Internet heruntergeladen werden: www.who.int/entity/substance_abuse/activities/assist_3.1_german.pdf.

Das ASSIST-Interview enthält Interventionen und ist allgemein auch bei Drogenabhängigen evaluiert [79; 80]. Urinschnelltests können einen Verdacht erhärten (siehe Abschnitt 2.2 Diagnostik).

- In der Zahnarztpraxis

  Zahnarztbesuche sind mit den für die eher jüngere Altersgruppe sonst untypischen Zahnschäden ein idealer Zeitpunkt für Frühinterventionen. Das Behandlungsteam sollte für typische Zeichen eines Methamphetaminkonsums sensibilisiert sein. Bei Konsumhinweis empfiehlt sich eine möglichst detaillierte Anamnese über den Konsum und Begleitkonsum weiterer Suchtmittel (siehe Abschnitt 2.2 Diagnostik). Informationsbroschüren zum „Meth Mouth" (in Erarbeitung) und Kontaktadressen der Suchthilfe sollen vorgehalten werden (siehe Anhang 4). Eine kritische Evaluation des Infektionsstatus (HIV, Hepatitis) ist angeraten (weitere Hinweise im Kapitel 6 Komorbide psychische und organische Erkrankungen).

- Präklinische und klinische Notfallsituationen

  Besonderes Augenmerk gilt neben der Sicherung der vitalen Funktionen den paranoiden, psychotischen Symptomen, die zu einer Gefährdung des Umfelds (Helfer) oder einer Selbstgefährdung führen können (siehe Abschnitt 4.1 Notfallsetting)

- Kontakt in spezifischen Konsumsettings durch „Peers", Erzieher, Ordner etc.

  Das jeweilige Team sollte wie bei anderen Substanzen für typische Methamphetamin-Konsumzeichen sensibilisiert sein (typisches Verhalten, typische Symptomatik; siehe Abschnitt 2.1 Symptomatik). Bei Hinweisen auf einen Konsum empfiehlt es sich, die betreffende Person darauf anzusprechen. Informationsmaterialien und weiterführende Adressen sollten institutionell zur Verfügung stehen.

- Kontakt im formalen Jugendhilfesetting/Ämter Behörden o. Ä.

Das Team sollte wie bei anderen Suchtmitteln für typische Methamphetamin-Konsumzeichen sensibilisiert sein (typisches Verhalten, Mydriasis). Besonderes Augenmerk gilt den paranoiden, psychotischen Symptomen, die zu einer Gefährdung des Umfelds führen können. Besonders in der Entzugsphase besteht eine gereizte Stimmung, Institutionen und Behörden werden als „drangsalierend-antihedonistisch" wahrgenommen. Deeskalierende Gesprächstechniken sind in Intoxikations- und Entzugssituation sowie bei Verdacht auf psychotisches Erleben zu empfehlen. Zur Deeskalationsstrategien siehe Kapitel 4 Akuttherapie bzw. z. B.:

   o   Institut Psychologie & Bedrohungsmanagement
       www.i-p-bm.com/images/stories/pdf/Deeskalation_Seminarkatalog.pdf
   o   Institut für professionelles Deeskalationsmanagement
       www.prodema-online.de/professionelles-deeskalationsmanagement/unsere-fachbereiche

- Erziehungsstätten

Suchtmittelkonsumierende Eltern, die ihren Erziehungsaufgaben nicht mehr ausreichend gerecht werden, benötigen Hilfestellung. Das Team sollte wie bei anderen Suchtmitteln für typische Konsumzeichen sensibilisiert sein (typisches Verhalten, Mydriasis [Pupillenerweiterung]) und über die örtlichen Hilfsmöglichkeiten informieren können (siehe Abschnitt 7.2 Methamphetamin-Konsum im Kontext Familie)

- Lehrer aller Schulzweige

Durch die gegenwärtige Berichterstattung, welche zum Teil die scheinbar positive Wirkung von kristallinem Methamphetamin auf die Leistungsfähigkeit erwähnt, ist mit einem erhöhten Probierkonsum auch bei Schülern und Auszubildenden zu rechnen. Mit geeignetem Lehrmaterial lässt sich diese „Braindoping"-Renaissance fachübergreifend gut problematisieren. Das Kollegium sollte wie bei anderen Suchtmitteln für typische Konsumzeichen sensibilisiert sein (typisches Verhalten im intoxikierten Zustand, unbändiges Schlafbedürfnis in der akuten Postkonsum-/Entzugsphase, Pupillenerweiterung). In der Pubertät sind Gesichtsexkoriationen bei Akne kein Hinweis auf Konsum, auch die emotionale Instabilität und Gereiztheit können typisches pubertäres Verhalten sein.

Literatur für Lehrer:

Crystal Meth. Materialien für die Suchtprävention in den Klassen 8-12 (BZgA 2015)
www.bzga.de/infomaterialien/unterrichtsmaterialien/?idx=2619&sub=1

Arzneimittel. Sachinformationen zum Thema Arzneimittel und Bausteine für die Suchtprävention in den Klassen 5 bis 10 (BZgA 2015)
www.bzga.de/infomaterialien/unterrichtsmaterialien/?idx=1087&bestell_bestellnummer=20430000

- Betriebsärzte

  Da in der gegenwärtigen Berichterstattung zum Teil auch die subjektiv positiv empfundene Wirkung von Methamphetamin auf die Leistungsfähigkeit erwähnt wird, ist mit einem erhöhten Probierkonsum auch bei Arbeitern, Angestellten und Auszubildenden zu rechnen. Eine Kooperation mit den Berufsschulen ist zu empfehlen. Mit geeignetem Lehrmaterial lassen sich diese Fehlinformationen gut thematisieren.

  Nicht nur die Betriebsärzte, sondern auch die Vorgesetzten sollten typische Konsumzeichen wahrnehmen können und in der Lage sein, gefährdete Mitarbeiter in prekären Lebenssituationen zu beraten. Die Suchthelfer in den Betrieben sollten ebenso wie für die Gefahr der Suchtentwicklung durch Alkohol auch für die „Verführung" durch die vermeintliche Leistungssteigerung durch Psychostimulanzien wie Methamphetamin sensibilisiert sein.

- Frühintervention bei erstauffälligen Drogenkonsumenten (FreD)

  FreD richtet sich an Jugendliche und Heranwachsende, die im Zusammenhang mit dem Konsum von Rauschmitteln (erstmals) auffällig geworden sind. Das Ziel von FreD ist es, junge Menschen zu motivieren, sich mit ihrem Konsum auseinanderzusetzen und einer Abhängigkeitsentwicklung vorzubeugen. Das selektive Suchtpräventionsprogramm wird an mehr als 140 Standorten umgesetzt und hat mit „FreD-Crystal/ATS" eine Ergänzung für Stimulanzien-Konsumierende erfahren. Erstauffällig gewordene Konsumierende sollten an den regional zuständigen FreD-Anbieter vermittelt werden. Dies kann beispielsweise durch die Polizei, Justiz, Jugendeinrichtungen, Schule und Betrieb oder auch die Jugendhilfe erfolgen (www.lwl.org/FreD).

4   Akuttherapie

Euphrosyne Gouzoulis-Mayfrank, Norbert Wodarz, Michael Christ, Heribert Fleischmann, Winfried Looser, Katharina Schoett, Frank Vilsmeier

Bei der Akuttherapie handelt es sich um Maßnahmen bei notfallmäßigen Behandlungen von Intoxikationssyndromen, um die Linderung einer Entzugssymptomatik, die qualifizierte Entzugsbehandlung mit motivierenden und psychoedukativen Elementen sowie die Behandlung psychiatrischer Komplikationen wie die einer substanzinduzierten Psychose. Die Empfehlungen in diesem Kapitel richten sich interdisziplinär an alle an der Versorgung und Behandlung beteiligten Berufsgruppen.

4.1   Notfallsetting

4.1.1   Allgemeine Grundsätze

Notärzte und/oder Notaufnahmen kommen immer dann in Kontakt mit akut Drogenintoxikierten Personen, wenn die Intoxikation bzw. der akute Rausch zu Komplikationen führt, beim Konsumierenden selbst oder in der Interaktion mit der Umgebung. Grundsätzlich können bei einer Methamphetamin-Intoxikation medizinisch-somatische (Blutdruckentgleisung, Herzrhythmusstörungen, Kreislaufprobleme, Krampfanfälle, Atemdepression, Brutschmerzen, Schlaganfälle, Hirnblutungen, Bewusstseinsstörungen) oder psychische Symptome (expansiv-aggressive Zustände, Erregungszustände mit [schwer kontrollierbaren] aggressiven Durchbrüchen, Stereotypien, ängstlich-agitierte, delirante oder psychotische Bilder mit Halluzinationen und Wahnvorstellungen) mit psychosozialen Komplikationen (Gewalt gegen sich und andere, Straßenverkehrsdelikte, Straftaten) im Vordergrund stehen. Ihr Auftreten ist abhängig von individuellen Gegebenheiten sowie von Dosis und Dauer der Methamphetamin-Einnahme. Die Symptome können über mehrere Stunden andauern (vgl. auch Abschnitt 2.1 Symptomatik). Ein besonders hohes Risiko für aggressive Durchbrüche besteht im Rahmen eines psychotischen Zustandsbildes und/oder bei gleichzeitigem Alkoholkonsum [51].

In der Akutsituation ist es in der Regel schwierig, eine Anamnese vom Betroffenen zu erhalten, sodass Fremdanamnese und weitere Hinweise aus dem Umfeld für die Diagnosestellung wichtig sind. In der Regel sind Menge und Art des konsumierten Stoffs oder eines Mischkonsums zunächst unklar, sodass von schwer voraussagbaren Verläufen auszugehen ist. Entscheidend ist demnach ein syndromorientiertes Vorgehen mit Monitoring der körperlich-vegetativen und klinisch-psychopathologischen Befunde bis zum Abklingen der Symptomatik. Das Vorliegen eines sympathoadrenergen Toxidroms, das Symptome wie hypertensive Blutdruckwerte, Tachykardie, Hyperthermie, Diaphorese, Mydriasis oder Agitation umfasst, lässt differenzialdiagnostisch an eine Intoxikation mit Methamphetamin denken. Die Ausprägung der Tachykardie oder Hypertonie ist ein guter Anhaltspunkt für das Ausmaß der Methamphetamin-Intoxikation. Ein positives Ergebnis in einem qualitativen Urintest („Tox Screening") erhöht die Wahrscheinlichkeit einer Methamphetamin-Intoxikation, lässt jedoch wegen der diagnostischen Ungenauigkeit dieser Tests keine sichere Diagnosestellung zu. Ein negativer Test schließt nie eine lebensbedrohliche Methamphetamin-Intoxikation aus (vgl. Abschnitt 2.2 Diagnostik).

4-1

Die Versorgung einer Methamphetamin-intoxikierten Person sollte in einer möglichst ruhigen, reizabschirmenden Umgebung mit kontinuierlicher personeller Begleitung erfolgen.

⇑

Expertenkonsens (LoE 5), basierend auf [81]
Abstimmungsergebnis: 82%

Die betreuenden Ärzte sollten bei jedem Patienten mit Diaphorese und Vorliegen von Hypertonie, Tachykardie, schwerer Agitation oder Psychose an eine Intoxikation mit Methamphetamin denken. Im Vordergrund stehen dabei die Begleitung und Beruhigung des Betroffenen und die Sicherung bzw. Verhinderung von Folgeschäden durch Panikzustände bzw. expansives und aggressives Verhalten, gegebenenfalls geht es dabei auch um die Herstellung einer Behandlungsbereitschaft, z. B. bei Verletzungen. Nach klinischer Erfahrung kann häufig allein durch eine ruhige, abschirmende Umgebung und beruhigende Gesprächsführung eine deutliche Besserung erreicht werden ("talking down"). So weit möglich, sollte eine konstante Bezugsperson im Kontakt mit dem Patienten bleiben. Anwesende Bekannte, die einen beruhigenden Einfluss auf den Patienten ausüben, können eventuell einbezogen werden. Die beteiligten professionellen Helfer (Ärzte, Pflegepersonal, Rettungssanitäter usw.) sollten dem Betroffenen zuhören und versuchen, ihm die Situation und das eigene Vorgehen in möglichst einfachen, kurzen Sätzen zu erläutern. Die Grundhaltung sollte empathisch-akzeptierend sein (keine Vorhaltungen oder Konfrontationen!). Potenziell irritierende und missverständliche Verhaltensweisen wie abrupte Bewegungen oder schnelles Zugehen auf den Betroffenen sollten vermieden werden. Bei Beachtung dieser Grundsätze kann nach klinischer Erfahrung gegebenenfalls auf eine beruhigende Medikation verzichtet werden. Die gleichen Prinzipien sind auch in der australischen Leitlinie zum Notfallmanagement von Intoxikationen mit Stimulanzien als Expertenempfehlung beschrieben [81].

Unabdingbar muss in der Notfallsituation bei aggressiven Patienten auch die eigene Sicherheit und Gesundheit der Helfer im Auge behalten werden (Fluchtweg offenhalten, hohe Personalpräsenz, mindestens eine zweite Person, die eingreifen oder Hilfe holen kann). Für Mitarbeiter im Gesundheits- und Sozialwesen stehen etablierte und teilweise evaluierte Konzepte zum Deeskalationsmanagement zur Verfügung.

Bei körperlichen Komplikationen kann je nach Schweregrad – über die Versorgung durch Notarzt und/oder Notaufnahme hinaus – eine stationäre Aufnahme mit Intensivmaßnahmen indiziert sein. Die Indikation hierfür muss individuell durch den Notarzt nach den German AEP-Kriterien gestellt werden (www.medizinische-abkuerzungen.de/files/media/PDF-Dateien-Sonderteil/G-AEP-Kriterien.pdf, siehe auch Anhang 3).

Empfehlungen	Empfehlungs-grad

<u>4-2</u>

Eine Methamphetamin-intoxikierte Person sollte bei Vorliegen schwerer psychopathologischer Symptome mit konkreten selbst- oder fremdgefährdenden Äußerungen/Handlungen in eine psychiatrische Klinik, gegebenenfalls auch gegen ihren Willen, eingewiesen werden, wenn keine akut behandlungsbedürftige somatische Symptomatik im Vordergrund steht.

⇑

Expertenkonsens (LoE 5), basierend auf [82]
Abstimmungsergebnis: 100%

Wenn psychiatrische Symptome im Sinne expansiv-aggressiver, agitierter, deliranter oder psychotischer Bilder mit Halluzinationen und Wahnvorstellungen und/oder Fremd- oder Eigengefährdung im Vordergrund stehen oder wenn die Symptomatik so ausgeprägt ist, dass das Verhalten schwer voraussagbar ist und jederzeit fremd- oder eigengefährdende Verhaltensweisen zu erwarten sind (ICD-10 Codes F15.0x), muss eine Einweisung zur Behandlung/Intensivbetreuung in eine psychiatrische Klinik, gegebenenfalls auch gegen den Willen des Betroffenen, erfolgen. Es handelt sich hierbei um eine absolute stationäre Aufnahmeindikation nach den Kriterien, die von einer Expertengruppe im Rahmen eines Konsensusverfahrens entwickelt wurden [82].

Auf physikalische Bewegungsrestriktionen (Fixierung) sollte so weit wie möglich verzichtet werden, da sie fast regelhaft zu einer weiteren Eskalation führen und darüber hinaus die vitale Gefährdung verstärken kann (z. B. Rhabdomyolyse, Hyperthermie etc.). In Ausnahmesituationen (z. B. aggressive Übergriffe des Patienten) kann es dennoch notwendig sein, vorübergehend eine Fixierung durchzuführen. Hierzu ist ein standardisiertes Vorgehen mit ausreichender Personalkapazität (meist fünf Personen) notwendig, und es ist auf Eigenschutz zu achten. Wegen der Gefährdung des Patienten ist die Anwesenheit einer qualifizierten Pflegefachperson zu empfehlen (1:1-Betreuung).

> **Infokasten 1: Allgemeine Grundsätze zu Unterbringung und Zwangsmaßnahmen**
>
> Die rechtlichen Voraussetzungen und Regelungen zu unfreiwilligen Unterbringungen und Zwangsmaßnahmen finden sich in den Unterbringungsgesetzen oder Psychisch-Kranken-Gesetzen (Psych-KGs) der einzelnen Bundesländer, die untereinander ähnlich sind. Maßnahmen nach einem Unterbringungsgesetz können nach Psych-KG grundsätzlich dann ergriffen werden, wenn im Rahmen einer psychischen Störung, einer geistigen Behinderung oder einer Abhängigkeitserkrankung die Gefahr besteht, dass eine Person sich selbst oder anderen erheblichen Schaden zufügt, und wenn diese Gefahr nicht auf andere Weise abwendbar ist. Im Rahmen des Unterbringungsverfahrens muss ein Arzt schriftlich in einem kurzen Zeugnis die Notwendigkeit der Behandlung gegen den Willen des Betroffenen konkret begründen. Die Polizei bzw. die Feuerwehr darf dann den Betroffenen in eine psychiatrische Klinik bringen, und es wird von Amts wegen eine vorläufige Unterbringung vorgenommen, bis ein Richter nach persönlicher Anhörung des Betroffenen hierüber endgültig entscheidet. Die Frist für die richterliche Anhörung variiert zwischen den Bundesländern von 24 bis 72 Stunden. Wenn Zwangsmaßnahmen wie eine Fixierung und/oder Zwangsmedikation in der Notfallsituation unumgänglich sind, werden sie auf der Basis des §34 StGB (rechtfertigender Notstand) durchgeführt.

Empfehlungen	Empfehlungsgrad

4-3

Nach einer Methamphetamin-Intoxikation soll eine weiterführende psychiatrische/suchtmedizinische Diagnostik und gegebenenfalls Behandlung empfohlen werden.

⇑⇑⇑

Expertenkonsens
Abstimmungsergebnis: 100%

Nach dem Abklingen der Intoxikation stehen die Betroffenen häufig unter dem starken Eindruck des Erlebten, sie sind daher nach klinischer Erfahrung am ehesten empfänglich für Beratungsangebote. Zu den Maßnahmen gehören eine weiterführende suchtmedizinisch/suchtpsychiatrische Diagnostik und Differenzialdiagnostik komorbider Störungen sowie psychoedukative Maßnahmen und gegebenenfalls Kontaktbahnung zum professionellen Hilfesystem zwecks weiterer Behandlungsmaßnahmen (z. B. Psychiater, Suchtfachambulanz, Beratungsstelle (vgl. auch Abschnitt 2.3 Behandlungsplanung).

4.1.2 Medikamentöse Interventionen im Notfallsetting

Zu den medikamentösen Interventionen im Notfallsetting konnten im Rahmen einer systematischen Recherche keine Studienergebnisse mit Methamphetamin-Konsumierenden identifiziert werden. Die Empfehlungen beruhen auf Expertenmeinungen bzw. der klinischen Erfahrung. Die systematische Suche nach Leitlinien brachte eine konsensbasierte Leitlinie mäßiger methodischer Qualität zum Notfallmanagement bei Intoxikation mit Psychostimulanzien hervor [81]. Entsprechend handelt es sich hier insgesamt um ein schwaches Evidenzniveau [83; 84].

4.1.2.1 Sedierende und antipsychotische Medikation

Empfehlungen	Empfehlungs-grad

4-4

Ohne ausreichende Überwachungsmöglichkeit sollte bei unklarer Misch-Intoxikation – so weit wie möglich – auf die Gabe einer Medikation verzichtet werden. Wenn eine Medikation notwendig erscheint, gelten die beiden unten genannten Empfehlungen.

⇑

Expertenkonsens (LoE 5)
Abstimmungsergebnis: 100%

4-5

Bei einer Methamphetamin-Intoxikation mit starker Agitiertheit, Aggressivität oder psychotischen Symptomen und medikamentöser Behandlungsbedürftigkeit sollen als Mittel der ersten Wahl Benzodiazepine eingesetzt werden.

⇑⇑⇑

Expertenkonsens (LoE 5), basierend auf [81]
Abstimmungsergebnis: 100%

4-6

Wenn bei einer Methamphetamin-Intoxikation die Gabe von Benzodiazepinen nicht ausreichend ist, kann zusätzlich ein Antipsychotikum gegeben werden.

⇔

Expertenkonsens (LoE 5)
Abstimmungsergebnis: 100%

Da in der Akutsituation häufig unklar ist, um welche Substanz bzw. Substanzkombination es sich handelt, empfiehlt es sich, möglichst zurückhaltend mit der Gabe von Medikamenten zu sein, wenn bzw. solange keine adäquate Überwachungsmöglichkeit besteht. Hintergrund hierfür sind die möglichen Interaktionen, die zu einer Verstärkung bewusstseinstrübender und atemdepressiver Wirkungen führen können, so z. B. bei Benzodiazepinen im Fall einer Misch-Intoxikation mit Alkohol, Liquid Ecstasy oder bestimmten natürlichen Halluzinogenen (Fliegenpilze, Engelstrompeten u. a.). Eine Ausrüstung zum Monitoring der Patienten muss vorhanden sein, und die Überwachung der behandelten Patienten muss entsprechend der Wirkdauer der verabreichten Medikation gewährleistet sein.

Bei starker Agitiertheit, drohendem oder manifestem fremd- oder selbstaggressiven Verhalten oder psychotischen Symptomen sind nach Expertenmeinung schnell wirksame **Benzodiazepine**, die beruhigend, abschirmend und angstlösend wirken, Mittel der Wahl, so z. B. **Diazepam, Lorazepam oder Midazolam**, oral oder i.v. Eine australische Leitlinie aus dem Jahr 2006 zum Notfallmanagement von Intoxikationen mit Stimulanzien kommt zu der gleichen Expertenempfehlung [81]. Übliche Dosierungen und Dosierungsintervalle finden sich in Tabelle 7. Der Patient sollte nicht bis zur Bewusstlosigkeit sediert werden. In den meisten Fällen reicht nach klinischer Erfahrung die Benzodiazepin-Medikation aus, zumal die hochakute Intoxikationssymptomatik meist nur wenige Stunden andauert.

Dieses Vorgehen gilt auch für eine eventuell bestehende Suizidalität. Im Hinblick auf das Management bei Suizidgefahr und die Indikationen für eine stationäre Behandlung sei hier auf das entsprechende Kapitel (3.11) in der S3-Leitlinie/Nationalen Versorgungs-Leitlinie „Unipolare Depression" verwiesen [85].

Wenn die Sedierung mit dem Benzodiazepin nicht ausreichend ist und insbesondere bei psychotischen Bildern mit Halluzinationen und Wahnvorstellungen, kann es sinnvoll sein zusätzlich zum Benzodiazepin ein **Antipsychotikum** zu verabreichen. In erster Linie kommen hierfür nach klinischer Erfahrung atypische Antipsychotika wie Olanzapin oral infrage. Butyrophenone, wie Haloperidol oral oder parenteral, kommen nach Expertenmeinung nur noch als zweite Wahl infrage, nämlich dann, wenn eine orale Medikation nicht möglich ist oder die Patienten nicht ausreichend auf das atypische Antipsychotikum ansprechen. Hintergrund für die zurückhaltende Empfehlung von Butyrophenonen sind die möglichen Akutnebenwirkungen (insbesondere Frühdyskinesien), die häufig die weitere Behandlungsadhärenz beeinträchtigen. Zudem können Butyrophenone nach klinischer Erfahrung dysphorische Bilder und Angst noch verstärken [86; 87]. Übliche Dosierungen und Dosierungsintervalle finden sich ebenfalls in Tabelle 7.

Tabelle 7: Sedierende Substanzen bei Patienten mit Methamphetamin-Intoxikation

Erste Wahl: Benzodiazepine

Substanz	Übliche Dosierungen und Dosierungsintervalle
Diazepam	10 mg oral, ggf. Wiederholung nach 30 Min; alternativ: 2,5–5 mg i.v. Bolus, ggf. Wiederholung nach 5–10 Min
Midazolam	5–10 mg oral (Tabletten od. Tropfen), ggf. Wiederholung nach 30 Min; alternativ: 2–2,5 mg i.v. Bolus oder i.m., ggf. Wiederholung nach 5–10 Min
Lorazepam	1–2,5 mg oral, ggf. Wiederholung nach 60 Min; alternativ: 2–4 mg i.v. Bolus, Wiederholung nach 5–10 Min

Ergänzung: Antipsychotika

Substanz	Übliche Dosierungen und Dosierungsintervalle
Olanzapin	10 mg oral (Schmelztabletten), ggf. Wiederholung nach 60 Min; alternativ: 5-10 mg i.m., ggf. Wiederholung nach 120 Min
Risperidon	2 mg oral (Schmelztabletten), ggf. Wiederholung nach 60 Min
2. Wahl: Haloperidol	5 mg oral (Tabletten od. Tropfen), ggf. Wiederholung nach 60 Min; alternativ: 5–10 mg i.m., ggf. Wiederholung nach 5–10 Min

Meist sind hohe kumulative Dosen zu erwarten
EKG Monitoring erforderlich, kumulative Dosen in Abwägung von Wirkung und Sicherheitsvariablen

Zerebrale Krampfanfälle sind eine häufige Komplikation bei Methamphetamin-Intoxikation. Auch dabei sind Benzodiazepine nach Expertenmeinung Mittel der ersten Wahl. Hingegen können Antipsychotika generell die Krampfschwelle senken; auch deswegen ist deren Einsatz bei Methamphetamin-Intoxikierten restriktiv zu handhaben.

Häufig klingen Methamphetamin-induzierte Psychosen innerhalb von Tagen ab, wenn keine weitere Einnahme von Methamphetamin erfolgt, das im Körper befindliche Amphetamin ausgeschieden worden ist und sich wieder Schlaf einstellt. Aus diesem Grunde und wegen des Nebenwirkungspotenzials ist es indiziert, eine antipsychotische Medikation spätestens nach drei Tagen und im Verlauf kontinuierlich auf ihre Notwendigkeit zu überprüfen [81; 86].

4.1.2.2 Internistisch/notfallmedizinische Medikation

Management der Atemwege (Airway Management): In Ausnahmesituationen kann es notwendig sein, schwer intoxikierte und/oder hypertherme Patienten zu intubieren und in Allgemeinnarkose zu legen. Bewährt hat sich hier die Narkoseeinleitung und -führung mit **Propofol oder Barbituraten.** Wegen der Gefahr der Rhabdomyolyse ist eine Muskelrelaxierung mittels depolarisierender Muskelrelaxanzien wie Succinylcholin kontraindiziert. Nicht-depolarisierende Substanzen wie **Rocuronium oder Vecuronium** werden empfohlen. Die Gabe von Bicarbonat zur Therapie einer Laktatazidose ist umstritten und wird nicht als Routinemaßnahme empfohlen.

Management einer Hypertension: In Ausnahmesituationen kann trotz ausreichender sedierender Medikation eine refraktäre Hypertonie vorliegen. Dies erfordert meist eine Behandlung mit vasodilatierenden, peripher ansetzenden antihypertensiven Medikamenten **(Urapidil, Prazosin, Glyceroltrinitrat oder Natriumnitroprussid, Phentolamin).**

Management von Dysrhythmien: Isolierte Tachykardien bedürfen selten einer medikamentösen Therapie. Adäquate Sedierung und die Korrektur von Elektrolytstörungen, Dehydratation, metabolischen Störungen etc. reduzieren das Risiko vital bedrohlicher Arrhythmien. Die Therapie von supraventrikulären Tachykardien erfolgt entsprechend den Empfehlungen der aktuellen Reanimationsleitlinien mit **Adenosin Boli oder Kalziumantagonisten.** Die Gabe von Betablockern ist relativ kontraindiziert. Falls die Gabe eines Betablockers notwendig sein sollte, sollte der ultrakurzwirksame Betablocker **Esmolol** unter entsprechendem Herz-Kreislauf-Monitoring eingesetzt werden.

Management einer Hyperthermie: Erhöhte Körpertemperaturen können üblicherweise gut mit **externen Kühlmaßnahmen** (Kältedecken, Kühlaggregate etc.) kontrolliert werden. Körpertemperaturen > 41 °C bedürfen einer aktiven Intervention, mit dem Ziel, die erhöhte Muskelaktivität zu kontrollieren. Empfohlen wird der Einsatz von nicht-depolarisierenden Muskelrelaxanzien **(Rocuronium, Vecuronium)**, darüber hinaus sind eine aggressive Sedierung und adäquate Volumensubstitution wichtig. Antipyretika spielen keine Rolle in der Kontrolle der Methamphetamin-induzierten Hyperthermie.

Management des Elektrolyt- und Volumenhaushalts: Da indirekte Daten zum Volumenmanagement fehlen (Tachykardie und Blutdruck unzuverlässig), sollte keine aggressive Volumensubstitution erfolgen. Die Volumensubstitution sollte vorsichtig durchgeführt werden und üblicherweise mit balancierten Elektrolytlösungen erfolgen. Um eine Hyponatriämie zu vermeiden, sollten keine hypotonen Lösungen verabreicht werden. Eine Hyponatriämie sollte beim nicht-dehydrierten Patienten mittels Volumenrestriktion behandelt werden [88].

Management eine Rhabdomyolyse: Die Therapie der Rhabdomyolyse sollte durch eine adäquate Volumensubstitution erfolgen, um eine Urinbildung von > 2 mL/kg/h zu erreichen. Von einer Alkalisierung des Urins sollte abgesehen werden, da dies die Amphetamin-Elimination inhibiert.

Sonstige Maßnahmen: Die Gabe von Aktivkohle ist bei einer Methamphetamin-Intoxikation nur in Ausnahmefällen sinnvoll, da die Substanz meist schon absorbiert ist. Ausnahmefälle stellen Body-Stuffer oder Body-Packer dar. Die Standarddosis beträgt 1 g Aktivkohle pro 1 kg Körpergewicht, kombiniert mit einer laxierend wirkenden Substanz (z. B. Sorbitol). In der Situation eines Body-Stuffers mag in Ausnahmefällen eine gastrointestinale Dekontamination hilfreich sein (z. B. Polyethyleneglykol) [89]. Bei Vorliegen einer großen Menge an Methamphetamin im Gastrointestinaltrakt und akuten Bauchschmerzen ist in Ausnahmefällen eine umgehende Laparatomie indiziert.

Eine Acidifizierung des Urins wird wegen der möglichen Verstärkung einer Azidose nicht empfohlen.

Eine Zusammenfassung des Managements bei (Verdacht auf) akute Intoxikationen mit Methamphetamin findet sich in Tabelle 8 (angelehnt an [86]).

Tabelle 8: Management bei Verdacht auf akute Intoxikation mit Methamphetamin

- Achten auf klinische Zeichen akuter Toxizität
    - o Brustschmerzen
    - o schneller Anstieg der Körpertemperatur
    - o Krampfanfälle
    - o Blutdruckanstieg/-krisen
    - o psychotische Symptome (Halluzinationen, paranoide Inhalte)
    - o Verhaltensauffälligkeiten (agitiert, schwer kontrollierbares, maniformes Verhalten)
- Vitalzeichenkontrolle: Puls, Blutdruck, Temperatur, Atemfrequenz, Körpertemperatur, Sauerstoffsättigung
- verbale De-Eskalation
    - o ruhig und beruhigend sprechen
    - o möglichst reizarme Umgebung (ohne Gegenstände, die als Waffe benutzbar sein könnten)
    - o physische Fixierung möglichst vermeiden, da meist weitere Eskalation
- Sedierung, wenn notwendig
- Flüssigkeitszufuhr und regelmäßige Überwachung

4.2 Qualifizierte Entzugsbehandlung

4.2.1 Allgemeine Grundsätze

4.2.1.1 Ziele, Setting und Elemente

Bei einer Entzugsbehandlung wird eine „körperliche Entgiftung" von einer „qualifizierten Entzugsbehandlung" unterschieden (vgl. S3-Leitlinie „Screening, Diagnose und Behandlung alkoholbezogener Störungen" [90]). Vorrangige Ziele einer körperlichen Entgiftung sind die Linderung der Entzugssymptome und die Vorbeugung von Komplikationen und Folgeschäden. Darüber hinausgehende Ziele einer qualifizierten Entzugsbehandlung, wie sie in Deutschland praktiziert und z. B. in den australischen Guidelines empfohlen wird, sind die Aufklärung hinsichtlich Auswirkungen des Konsums (Psychoedukation) und die Stärkung der Abstinenzmotivation bzw. der Motivation für weitergehende Therapieschritte, mit dem Ziel, die Abhängigkeit zu überwinden und andere Wege der Lebensgestaltung zu entdecken und zu erlangen („Recovery") [86]. Ferner gehören dazu die Diagnostik, Beratung und gegebenenfalls Einleitung einer Behandlung hinsichtlich körperlicher und psychischer Folgeerkrankungen und Komorbiditäten sowie gegebenenfalls die soziale Beratung und Einleitung erster Schritte in Richtung soziorehabilitativer Maßnahmen. Die Besonderheit einer qualifizierten Entzugsbehandlung liegt somit in der Integration somatischer, akutpsychiatrischer, psychotherapeutischer und sozialarbeiterischer Elemente. Aufgrund der multidisziplinär zu erbringenden Behandlungsleistungen und zur suffizienten Differenzialdiagnostik und Behandlung psychischer und somatischer Folge- und Begleiterkrankungen ist die Dauer einer qualifizierten Entzugsbehandlung länger als bei einer körperlichen Entgiftung (siehe Abschnitt 2.3 Behandlungsplanung).

Empfehlungen	Empfehlungs-grad
4-7 Bei einer Methamphetamin-Abhängigkeit soll eine stationäre qualifizierte Entzugsbehandlung angeboten werden. Expertenkonsens Abstimmungsergebnis: 82%	⇑⇑⇑
4-8 Die Dauer der stationären qualifizierten Entzugsbehandlung soll in Abhängigkeit von den individuellen Erfordernissen mindestens 3 Wochen betragen. Expertenkonsens Abstimmungsergebnis: 100%	⇑⇑⇑
4-9 Die Einbindung von bedarfsspezifischen Selbsthilfegruppen und die Angehörigenarbeit sollen integraler Bestandteil einer qualifizierten Entzugsbehandlung sein. Expertenkonsens Abstimmungsergebnis: 100%	⇑⇑⇑
4-10 Postakute Interventionsformen sollen Patienten im Anschluss an die Entzugsphase als nahtlose weiterführende Behandlung angeboten werden. Expertenkonsens Abstimmungsergebnis: 100%	⇑⇑⇑

Personen mit Methamphetamin-Abhängigkeit haben nach klinischer Erfahrung eine vergleichbare Behandlungsbedürftigkeit wie Heroin- oder Kokain-Abhängige. Im Entzug treten neben dem Suchtdruck (Craving) Abgeschlagenheit, Konzentrationsstörungen, Schlafstörungen, Irritierbarkeit, Unruhe und depressiv-ängstliche Verstimmungen bis hin zur Suizidalität auf. Ausgeprägte Entzugssymptome sind über mindestens eine Woche zu erwarten, und in milderer Form bestehen die Entzugssymptome über mindestens weitere zwei Wochen fort [91]. Noch deutlich länger persistiert das Craving, das insbesondere bei ambulanter Behandlung eine hohe Rückfallgefährdung anzeigte [92-94] (vgl. auch Abschnitt 2.1 Symptomatik).

Aufgrund der sehr hohen Rückfallgefährdung sollte sich die Dauer der qualifizierten Entzugsbehandlung an den individuellen Erfordernissen ausrichten und über das Abklingen der akuter Entzugssymptomatik hinausgehen, um eine ausreichende psychische, somatische und soziale Stabilität für eine Weiterbehandlung erreichen zu können. Nach klinischer Erfahrung ist in der Regel eine Behandlungsdauer von mindestens drei Wochen sinnvoll und erforderlich, insbesondere bei hohem und regelmäßigem Substanzkonsum [91; 95]. Daneben wurde ein anhaltendes Craving beobachtet, das insbesondere bei ambulanter Behandlung eine hohe Rückfallgefährdung anzeigte [92-94].

Neben den bereits genannten Elementen gehören zu einer qualifizierten multimodalen Entzugsbehandlung die Information und Vermittlung zu einer Selbsthilfeorganisation und die Eingliederung in das bestehende regionale Suchthilfesystem (vgl. Abschnitt 2.3 Behandlungsplanung und 5.1 Versorgungsstrukturen der Postakutbehandlung), die Angehörigeninformation und -beratung sowie weitere Elemente wie themenzentrierte Einzel- und Gruppentherapie, Ergotherapie, Krankengymnastik/Bewegungstherapie, Entspannungsverfahren und Akupunktur. Grundsätzlich muss sich die therapeutische Haltung durch Freundlichkeit, Ruhe, Wertschätzung und Respekt vor dem Patienten auszeichnen, sie soll unterstützend und nicht konfrontierend oder moralisierend sein und Ruhe, Sicherheit und Kompetenz vermitteln [95; 96].

4.2.1.2 Monitoring

Empfehlungen	Empfehlungs-grad
<u>4-11</u> Die Drogenfreiheit des Behandlungssettings sollte durch wiederholte Drogentests überprüft werden. Expertenkonsens Abstimmungsergebnis: 100%	⇑

Bei einer qualifizierten stationären Entzugsbehandlung gehört nach Expertenmeinung zur Sicherstellung des drogenfreien therapeutischen Settings die Durchführung toxikologischer Urinscreenings [95]. Kontrollen (auch Taschen, Kleidung, Körper) dienen primär dem Schutz von vulnerablen Mitpatienten vor der Verfügbarkeit von Drogen im stationären Entzug. Sie können im Rahmen der therapeutischen Grundhaltung auch zum Monitoring bzw. zur Erfolgskontrolle dienen. Da Amphetamine in den Urintests nur über ca. drei Tage nachweisbar sind, dienen negative Befunde zum Ende der stationären Behandlung der Dokumentation der erreichten Abstinenz. Zu methodischen Aspekten und den zu beachtenden Grundsätzen bei der Durchführung von Urin-Drogentests wird auf den Abschnitt 2.2 Diagnostik verwiesen.

4.2.2 Medikamentöse Therapie

Im Rahmen der Erstellung der vorliegenden Handlungsempfehlungen wurde eine systematische Literaturrecherche zu den medikamentösen Therapiemöglichkeiten durchgeführt. Im Ergebnis wurden 58 relevante Publikationen identifiziert. Jedoch hatten nur wenige Studien die medikamentösen Ansätze für Methamphetamin-abhängige Patienten im Rahmen einer qualifizierten Entzugsbehandlung zum Thema. Diese wiesen zudem deutliche methodische Einschränkungen auf (kleine Patientenzahlen, hohe Drop-out-Raten). Deutlich mehr Studien liegen zur Behandlung der Kokain- oder allgemeiner der Stimulanzien-Abhängigkeit vor. Ferner fokussieren nur wenige Studien auf die Phase der Akut- bzw. der Entzugsbehandlung. Insofern muss als Limitation für dieses Kapitel genannt werden, dass nur wenige gesicherte Studienergebnisse für den Methamphetamin-Entzug vorliegen und ein großer Teil der Empfehlungen auf Expertenmeinung und Extrapolationen aus Studien mit Kokain- und Stimulanzien-abhängigen Patienten beruht und die Übertragbarkeit nicht gesichert ist.

Infokasten 2: Off-label-Use von Medikamenten

Darüber hinaus ist bei jeder Therapieentscheidung zu beachten, dass in Deutschland keines der Präparate eine Zulassung zur Behandlung bei Methamphetamin-Abhängigkeit hat (Off-label-Use). Die Voraussetzungen für Off-label-Use von Medikamenten sind:

- nachgewiesene Wirksamkeit

- günstiges Nutzen-Risiko-Profil

- fehlende Alternativen

Nach dem Stand der wissenschaftlichen Erkenntnisse muss die begründete Aussicht bestehen, dass die Behandlung zu einem Erfolg führt. Darüber hinaus besteht eine besondere Aufklärungsverpflichtung. Die Patientinnen/Patienten sind auf den Umstand des Off-label-Use und die daraus resultierenden möglichen Haftungskonsequenzen hinzuweisen. Eine gemeinsame Entscheidungsfindung ist notwendig.

4.2.2.1 Antidepressiva

Empfehlungen	Empfehlungsgrad
<u>4-12</u> Wenn im Rahmen des Methamphetamin-Entzugs eine depressiv-ängstliche Symptomatik, Erschöpfung und/oder Hypersomnie vorherrschen, können Bupropion oder ein antriebssteigerndes trizyklisches Antidepressivum wie Desipramin eingesetzt werden.	⇔

Expertenkonsens (LoE 5)
Abstimmungsergebnis: 93%

© äzq 2016

Empfehlungen	Empfehlungs-grad

4-13

Wenn im Rahmen des Methamphetamin-Entzugs Schlafstörungen und/oder Unruhe vorherrschen, kann ein sedierendes Antidepressivum eingesetzt werden. ⇔

Expertenkonsens (LoE 5)
Abstimmungsergebnis: 93%

Evidenz

Zum Einsatz von Antidepressiva in der Entzugsbehandlung von Methamphetamin-Abhängigen liegen lediglich zwei kleine randomisierte Studien vor. Eine Studie mit 20 Teilnehmern zeigte unter **Bupropion** eine Abschwächung der subjektiv angenehmen Wirkungen von Methamphetamin („high") sowie eine Reduktion des getriggerten Cravings, aber keine Effekte auf Depressivität und Angst [97]. Eine weitere Studie (n=31) zeigte keine Effekte von **Mirtazapin** hinsichtlich Haltequote und begleitender Symptomatik wie Schlafstörung, Angst und Depression [98-100].

Eine Wirksamkeit von **Serotonin-Wiederaufnahmeinhibitoren** (SSRI) zur Linderung von Methamphetamin-Entzugssymptomen ist nicht belegt. Es besteht darüber hinaus die Gefahr eines serotonergen Syndroms, u. a. erkennbar an der häufig beschriebenen deutlich erhöhten Nebenwirkungsrate unter SSRI [101].

Ebenfalls liegen keine Studien zu den **trizyklischen Antidepressiva** (TZA) in der Akutbehandlung von Methamphetamin-Abhängigen vor [102]. Bei Kokain-Abhängigen sind antriebssteigernde TZA wie **Desipramin** wirksam gegen Entzugssymptome [103]. Da sowohl die Pharmakologie als auch die Akut- und Entzugssymptome von Methamphetamin dem Kokain sehr ähneln, dürften antriebssteigernde TZA nach Expertenmeinung auch beim Methamphetamin-Entzug hilfreich sein.

Insgesamt ist die Datenlage spärlich, zum Teil widersprüchlich und vermutlich sehr stark abhängig von der untersuchten Stichprobe (u. a. Konsumdauer und -muster) und dem Behandlungssetting [100; 104]. Somit können zum derzeitigen Zeitpunkt keine klaren Empfehlungen für die Klasse der Antidepressiva als Ganzes oder für bestimmte Substanzen ausgesprochen werden. Wenn im Rahmen des Methamphetamin-Entzugs eine depressiv-ängstliche Symptomatik, Erschöpfung und/oder Hypersomnie vorherrschen, können **Bupropion** oder ein antriebssteigerndes TZA wie **Desipramin** infrage kommen. Wenn Schlafstörungen und/oder Unruhe vorherrschen, kann nach Experteneinschätzung eine Therapie mit sedierenden Antidepressiva versucht werden. Diese Empfehlungen beziehen sich auf die Symptomatik während des akuten Entzugs. Zur Behandlung bei einer depressiven Symptomatik im Rahmen einer Komorbidität sei hier auf den Abschnitt 6.4 Depressionen verwiesen.

4.2.2.2 Antipsychotika

Empfehlungen	Empfehlungs-grad

4-14

Hochpotente Antipsychotika sollten in der Akutbehandlung Methamphetamin-abhängiger Patienten zur Linderung von Entzugssymptomen nicht
eingesetzt werden.

⇓

LoE 2 [98; 105-107]
Abstimmung: 86%

4-15

Bei einer Methamphetamin-induzierten Psychose sollte als Mittel der
Wahl ein Antipsychotikum gegeben und nach spätestens sechs Monaten
die Indikation überprüft werden.

⇑

Expertenkonsens (LoE 5), basierend auf [87]
Abstimmung: 100%

4-16

Bei einer Methamphetamin-induzierten Psychose sollte wegen des günstigeren Nebenwirkungsprofils einem atypischen Antipsychotikum der
Vorzug gegeben werden.

⇑

LoE 2 [98; 105-107]
Abstimmung: 100%

4-17

Die neuroleptische Therapie Methamphetamin-induzierter Psychosen
soll nach sechs Monaten überprüft und versuchsweise ausgeschlichen
werden.

⇑⇑

Expertenkonsens
Abstimmungsergebnis: 100%

Evidenz

Für den Einsatz hochpotenter typischer Antipsychotika zur Linderung von Entzugssymptomen gibt es keine Rationale. Unter den atypischen Antipsychotika (siehe Infokasten 3) liegen Studien zu **Aripiprazol** vor, die keine oder nur marginale Vorteile im Vergleich zu Placebo ergaben [98; 105-107]. In einer Studie wurde eine Verschlechterung des Methamphe-
tamin-Cravings unter Aripiprazol beschrieben [106]. Zu der Behandlung von Entzugssymptomen mit sedierenden, niedrigpotenten oder atypischen Antipsychotika liegen keine Studien vor, nach Expertenmeinung können jedoch Medikamente wie **Olanzapin** oder
Quetiapin hilfreich beim Management von Unruhe, Anspannung oder Schlafstörungen im
Rahmen des Methamphetamin-Entzugs sein.

> **Infokasten 3: Definition so genannter „atypischer Antipsychotika"**
>
> Hierbei handelt es sich in Abgrenzung von den älteren, so genannten klassischen oder typischen Neuroleptika (Prototyp: Haloperidol), um Substanzen, die in der Regel neuer sind und sich laut Herstellerfirmen durch eine veränderte Wirkweise von den klassischen Neuroleptika unterscheiden (z. B. Clozapin, Olanzapin, Quetiapin, Aripiprazol). Typischerweise weisen viele der so genannten atypischen Neuroleptika eine geringere Inzidenz der extrapyramidal-motorischen Nebenwirkungen als die klassischen Neuroleptika auf. Allerdings treten dafür, insbesondere bei längerfristiger Anwendung, zum Teil andere Nebenwirkungen in den Vordergrund, z. B. metabolisches Syndrom. Zur Vereinfachung und da sich dieser Sprachgebrauch durchgesetzt hat, wird diese neuere, sowohl in der Wirkweise als auch im Nebenwirkungsspektrum sehr heterogene Medikamentengruppe im vorliegenden Text ebenfalls „atypische Neuroleptika" genannt.

Ein Einsatz von Antipsychotika kommt insbesondere dann infrage, wenn als Folge des Methamphetamin- oder Amphetamin-Konsums eine **Psychose** aufgetreten ist, die über den Zeitraum der pharmakologischen Wirkung der Substanz hinaus andauert. Eine (Meth-) Amphetamin-induzierte Psychose (F 15.5x) tritt laut ICD-10-Kriterien direkt oder innerhalb weniger Tage nach dem letzten Konsum auf und dauert mehrere Tage bis Wochen, wobei leichtere (Rest-)Symptome bis zu sechs Monate persistieren können [53]. Phänomenologisch handelt es sich um ähnliche Bilder, wie sie auch als Komplikation im Rausch auftreten können, insbesondere Psychosen mit Halluzinationen und Verfolgungswahn. Nach klinischer Erfahrung und Expertenmeinung sind Antipsychotika Mittel der ersten Wahl bei Methamphetamin-induzierter Psychose. Infrage kommen sowohl typische als auch atypische Antipsychotika, wobei letzteren aufgrund des günstigeren Nebenwirkungsprofils der Vorzug gegeben wird.

In einer randomisierten kontrollierten Studie (RCT) mit 58 Patienten mit Amphetamin-Psychose waren **Olanzapin** und **Haloperidol** ähnlich gut wirksam, aber unter Haloperidol traten deutlich mehr akute extrapyramidal-motorische Nebenwirkungen auf, und es kam aus diesem Grund zu mehr Therapieabbrüchen; allerdings war unter Olanzapin häufiger eine Gewichtszunahme zu verzeichnen [108]. In einem weiteren RCT mit 80 Patienten mit Methamphetamin-induzierter Psychose waren Quetiapin und Haloperidol in jeweils niedrigen Dosen ähnlich gut wirksam und ähnlich gut verträglich [109]. In einer anderen randomisierten Studie war **Risperidon** gegenüber Aripiprazol bei der Reduktion von Positivsymptomen überlegen [110]. Schließlich zeigte sich in einer weiteren randomisierten Studie mit 42 Patienten mit Methamphetamin-Psychose eine vergleichbare Wirksamkeit von **Risperidon** und **Aripiprazol**, allerdings wurde Risperidon besser vertragen, und es wurden entsprechend mehr Therapieabbrüche unter Aripiprazol beobachtet [111].

Insgesamt lässt sich zum aktuellen Zeitpunkt aufgrund der begrenzten Evidenz keine klare Empfehlung für ein bestimmtes atypisches Antipsychotikum aussprechen. Zu praktischen Aspekten des Einsatzes von Antipsychotika, notwendigen Kontrolluntersuchungen, inkl. zur Durchführung eines Drug-Monitorings, wird auf die S3-Leitlinie „Schizophrenie" aus dem Jahr 2006 verwiesen [112]. Deren Gültigkeit ist allerdings abgelaufen, die Fertigstellung der Revision ist für 2016 oder 2017 angekündigt.

Zur optimalen Dauer der antipsychotischen Medikation bei Methamphetamin-induzierter Psychose liegen keine wissenschaftlichen Studien vor. Nach Expertenmeinung sollte die antipsychotische Medikation bei Therapie-Response nach spätestens sechs Monaten überprüft und die Medikation möglichst wieder ausgeschlichen werden. Bei fortbestehender Behandlungsindikation ist die Diagnose einer Methamphetamin-induzierten Psychose zu überprüfen (DD Psychose aus dem schizophrenen Formenkreis), hierzu wird auf das Kapitel 6 Komorbide psychische und organische Erkrankungen verwiesen.

4.2.2.3 Benzodiazepine

Empfehlungen	Empfehlungs-grad
4-18 Benzodiazepine können in der stationären qualifizierten Entzugsbehandlung Methamphetamin-abhängiger Personen zur Entaktualisierung akuter Fremd- oder Selbstgefährdung oder zur Behandlung einer ausgeprägten Angstsymptomatik eingesetzt werden. Expertenkonsens (LoE 5) Abstimmungsergebnis: 93%	
4-19 Bei einer Methamphetamin-induzierten Psychose kann begleitend zum Antipsychotikum vorübergehend auch ein Benzodiazepin gegeben werden. Expertenkonsens (LoE 5) Abstimmung: 100%	
4-20 Eine Benzodiazepin-Behandlung Methamphetamin-abhängiger Patienten soll unter Berücksichtigung des Suchtpotenzials der Benzodiazepine möglichst niedrig dosiert und zeitlich limitiert sein. Expertenkonsens Abstimmungsergebnis: 100%	

Evidenz

Wissenschaftliche Studien zum Einsatz von Benzodiazepinen in der Entzugsbehandlung bei einer Methamphetamin-Abhängigkeit oder zur Behandlung einer Methamphetamin-induzierten Psychose liegen nicht vor. Benzodiazepine können jedoch nach Expertenmeinung auch nach Abklingen der intoxikationsbedingten Erregungszustände in der Entzugsbehandlung notwendig werden, z. B. bei fortbestehender psychotischer Symptomatik mit noch unzureichender Wirkung der antipsychotischen Medikation oder zur Entaktualisierung von akuter Fremd- oder Selbstgefährdung, z. B. im Rahmen ausgeprägter depressiver Stimmungseinbrüche oder bei akuter Angstsymptomatik. Benzodiazepine haben selbst ein Abhängigkeitspotenzial, deswegen ist auf eine zurückhaltende Dosierung und limitierte Behandlungsdauer zu achten. Ein allgemeiner Einsatz von Benzodiazepinen im Rahmen des unkomplizierten Methamphetamin-Entzugs erscheint *nicht* sinnvoll.

4.2.2.4 Stimulanzien

Empfehlungen	Empfehlungs-grad

4-21

Dexamphetamin ret. kann im begründeten Einzelfall in der stationären Entzugsbehandlung zur Linderung von Entzugssymptomen bei Methamphetamin-abhängigen Konsumierenden eingesetzt werden, wenn andere Entzugsversuche gescheitert sind.

⇔

LoE 2 [98; 102; 113]
Abstimmungsergebnis: 80%

4-22

Wenn Dexamphetamin ret. in der stationären Entzugsbehandlung zur Linderung von Entzugssymptomen eingesetzt wird, dann soll die Dosis individuell titriert und wieder ausgeschlichen werden, sodass zum Zeitpunkt der Entlassung das Medikament wieder abgesetzt ist.

⇑⇑⇑

Expertenkonsens (LoE 5), basierend auf [98; 102; 113]
Abstimmungsergebnis: 93%

4-23

Im ambulanten Setting soll Dexamphetamin nicht gegeben werden.

⇓⇓⇓

Expertenkonsens
Abstimmungsergebnis: 93%

Evidenz

Ein kleiner RCT mit 49 Methamphetamin-Abhängigen untersuchte die Konsumreduktion nach drei Monaten unter **Dexamphetamin** ret. vs. Placebo. Die durchschnittliche Dosis betrug am Ende der „Stabilisierungsphase" (entspricht Entzugsphase) 80 mg/die. Obwohl der primäre Endpunkt keinen signifikanten Unterschied zu Placebo aufwies, wurde als sekundärer Endpunkt eine Reduktion der Entzugssymptome in der „Stabilisierungsphase" demonstriert. Die Studie hat einige Limitationen (sekundärer Endpunkt, kleine Fallzahl, hohe Drop-out-Rate von 53%) [98; 102; 113].

In einem weiteren kleinen RCT mit 60 Methamphetamin-Abhängigen war Dexamphetamin ret. in einer Dosis von 60 mg/die ähnlich gut verträglich wie Placebo (primärer Endpunkt: Verträglichkeit) [114]. Bei den sekundären Endpunkten wurde kein Unterschied hinsichtlich des Konsums verzeichnet, aber es zeigten sich eine signifikante Reduktion der Entzugssymptomatik (nach dem AWQ) sowie eine signifikante Reduktion des Cravings (gemessen mit visueller Analogskala). Die klinische Relevanz der beobachteten Effekte scheint begrenzt, z. B. trat ein signifikanter Unterschied in der Entzugsschwere von ca. 3 Punkten (Score von 15 vs. 12) nur zu 2 von 8 Untersuchungszeitpunkten auf. Auch die signifikante Reduktion des Cravings ließ sich nur bei 2 von 8 Untersuchungszeitpunkten nachweisen. Auch diese Studie weist vergleichbare Limitationen auf (sekundärer Endpunkt, kleine Fallzahl), aber hier zeigte sich in beiden Gruppen eine gleich niedrige Drop-out-Rate (jeweils 13%).

Aufgrund der begrenzten Evidenz lässt sich zum aktuellen Zeitpunkt keine allgemeine Empfehlung aussprechen. In Anbetracht der hohen Drop-out-Rate bei Methamphetamin-Konsumierenden während des Entzugs scheint im Einzelfall ein Behandlungsversuch mit Dexamphetamin im stationären Setting einer qualifizierten Entzugsbehandlung als Off-label-Use gerechtfertigt, z. B. wenn bereits Entzüge abgebrochen wurden. In einem solchen Fall soll Dexamphetamin ret. individuell titriert und spätestens nach drei Wochen wieder ausgeschlichen werden. Es ist zu beachten, dass Dexamphetamin ein Betäubungsmittel (BtM) nach dem BtmG ist und selbst ein Missbrauchspotenzial hat. Es sollen daher keine Mitgabe aus der stationären Behandlung und keine ambulante Verordnung erfolgen. Studien zur längerfristigen Substitution mit Dexamphetamin erbrachten übereinstimmend keine Überlegenheit zu Placebo (vgl. Kapitel 5.3 Medikamentöse Postakuttherapie).

Allgemeine Hinweise zum Off-label-Use finden sich im Infokasten 2.

Infokasten 4

Dexamphetamin ret. ist ein Betäubungsmittel (BtM). Es ist in Deutschland zugelassen für die Behandlung von Kindern und Jugendlichen mit Aufmerksamkeitsdefizitsyndrom (ADHS), die auf andere Medikamente nicht ausreichend ansprechen. Bei der Behandlung von Methamphetamin-Abhängigen mit Dexamphetamin ret. handelt es sich um einen Off-label-Use, d. h. um den Einsatz außerhalb einer Zulassung im Sinne eines Heilversuchs. Zu den Voraussetzungen für eine Off-label-Behandlung vgl. Infokasten 2.

Zu anderen Stimulanzien liegen entweder keine Studien zu der Akutbehandlung Methamphetamin-Abhängiger vor (Methylphenidat), oder die vorliegenden Studien erbrachten keine oder nur marginale Vorteile zu Placebo. So zeigen mehrere kleine RCT mit Modafinil keine Effekte oder klinisch fraglich relevante Verbesserungen einzelner kognitiver Funktionen [115-119].

4.2.2.5 Weitere Medikamente

Empfehlungen	Empfehlungs-grad
4-24 Wenn im Rahmen des Methamphetamin-Entzugs ein starkes Craving vorherrschend ist, kann versuchsweise eine Therapie mit Acetylcystein eingesetzt werden. LoE 2 [120] Abstimmungsergebnis: 92%	⇔

Evidenz

Bei einer kleinen (n=32), aber ansonsten methodisch guten randomisierten, placebokontrollierten Studie mit Crossover-Design zeigte sich in der Akutbehandlungsphase ein günstiger Effekt von **Acetylcystein** auf das Craving bei guter Verträglichkeit. Die Dosierung betrug 600 mg in der ersten und 1200 mg in der 2. bis 4. Woche, anschließend erfolgte ein Washout über drei Tage [120].

Bei einer weiteren, sehr kleinen randomisierten, placebokontrollierten Studie mit 18 Teilnehmern zeigte sich eine Dämpfung einiger subjektiv positiver Methamphetamin-induzierter Effekte (Erregung, Antrieb, verstärkende Effekte) unter dem Kalziumantagonisten **Israpidin**, allerdings war die Substanz während des Methamphetamin-Entzugs nicht gut verträglich [121]. Eine weitere kleine randomisierte, placebokontrollierte Studie (n=30) ergab eine Abschwächung des getriggerten Cravings und Dämpfung einiger subjektiv angenehmen Effekte von Methamphetamin unter **Naltrexon**, allerdings hat diese Studie über die geringe Teilnehmerzahl hinaus weitere methodische Schwächen [122]. Weitere RCT mit **Topiramat**, **Ondansetron** sowie Kombinationen zweier Medikamente (**Flumazenil und Gabapentin** bzw. **Acetylcystein und Naltrexon**) ergaben keine Vorteile im Vergleich zu Placebo [123-126].

In einem sehr kleinen placebokontrollierten RCT (n=26) zeigte sich ein positiver Effekt von **Vareniclin** auf das Reaktionsvermögen bei Patienten, die eine deutliche Verlangsamung während der Entzugsphase aufwiesen, sowie eine Dämpfung subjektiv positiver Methamphetamin-induzierter Effekte. Ansonsten wurden keine Effekte auf andere kognitive Einschränkungen und keine Effekte auf das Craving gesehen [127; 128]. Bei deutlichen methodischen Schwächen (kleines Sample, einfach verblindet, Interessenkonflikte) scheint die Aussagekraft dieser Studie sehr begrenzt. Zwei weitere kleine placebokontrollierte RCT ergaben keine Verbesserung kognitiver Funktionen unter **Rivastigmin**, wobei die Samples beider Studien keine kognitiven Einschränkungen bei Einschluss aufwiesen [129; 130].

Auf Basis dieser Studienlage kann zum jetzigen Zeitpunkt lediglich eine Kann-Empfehlung für das gut verträgliche Acetylcystein bei starkem Craving während der Entzugsbehandlung ausgesprochen werden. Auch bei anderen Substanz-Abhängigkeiten gibt es vorläufige Hinweise, dass Acetylcystein einen günstigen Effekt auf Craving und Rückfallrisiko haben könnte [131-134]. Der genaue Wirkmechanismus ist nicht geklärt, soll aber mit einer Modulation der glutamatergen Transmission zusammenhängen [135]. Eine Fortsetzung der Medikation in der Postakutphase als therapeutischer Heilversuch scheint aufgrund der sehr guten Verträglichkeit möglich.

4.2.2.6 Synopsis: Symptomorientiertes Vorgehen

Eine Zusammenfassung der Empfehlungen für die medikamentöse Behandlung im Rahmen der Akuttherapie der Methamphetamin-Abhängigkeit findet sich in der Tabelle 9. Hier sind die Empfehlungen nach der Zielsymptomatik geordnet (symptomorientiertes Vorgehen).

Tabelle 9: Symptomorientierte medikamentöse Behandlung

Symptom	Therapieoptionen	Empfehlungen	
Methamphetamin-Intoxikation mit akutem Erregungszustand oder ausgeprägter **Fluktuation des Zustandsbildes mit schwer vorhersagbaren Reaktionsweisen**	nach Ausschöpfung psychotherapeutischer De-Eskalationsmaßnahmen bevorzugt **Benzodiazepine**, sobald eine ausreichende Interventions-/Überwachungsmöglichkeit gegeben ist	4-5	⇑⇑⇑
Depressiv-ängstliche Symptomatik mit Erschöpfung und/oder Hypersomnie im Methamphetamin-Entzug	Bupropion oder antriebssteigerndes TZA, z. B. Desipramin	4-12	⇔
Schlafstörungen und/oder Unruhe im Methamphetamin-Entzug	nach Experteneinschätzung **sedierende Antidepressiva oder niedrigpotente, sedierende Antipsychotika** Hypnotika vermeiden!	Antidepressiva: 4-13 ⇔ Niedrigpotente sedierende Antipsychotika: siehe Abschnitt 4.2.2.2	
Methamphetamin-induzierte **psychotische Symptomatik**	**Atypische Antipsychotika**	4-16	⇑
	ggf. zeitlich begrenzt begleitend **Benzodiazepine** Überprüfung der Indikation und möglichst Absetzversuch nach spätestens 6 Monaten	4-19	⇔
Akute depressive und/oder angstbesetzte Zustandsbilder mit Fremd- oder Selbstgefährdung im Methamphetamin-Entzug	ggf. zeitlich begrenzt **Benzodiazepine**	4-18	⇔
Bei mehrfachen erfolglosen Entzugsversuchen in der Vorgeschichte	ausschließlich im stationären Setting im Einzelfall **Dexamphetamin**; Ausschleichen der Dosis nach spätestens 2 Wochen	4-21 4-22	⇔ ⇔
Ausgeprägtes **Craving** im Methamphetamin-Entzug	ggf. **Acetylcystein** mit 600–1200 mg/die	4-24	⇔

4.2.3 Psychotherapeutische Verfahren

4.2.3.1 Qualifizierte Entzugsbehandlung

Empfehlungen	Empfehlungs-grad

4-25

Bei einer Methamphetamin-bezogenen Störung sollen im Rahmen einer stationären qualifizierten multimodalen Entzugsbehandlung psychotherapeutische Methoden wie Psychoedukation und Motivational Interviewing angeboten werden.

Expertenkonsens (LoE 5)
Abstimmungsergebnis: 100%

4-26

Bereits in der Akutbehandlung einer Methamphetamin-Abhängigkeit im Sinne einer qualifizierten Entzugsbehandlung mit aufeinander abgestimmten Interventionen können andere psychotherapeutische Methoden Anwendung finden.

Expertenkonsens (LoE 5)
Abstimmungsergebnis: 100%

Evidenz

Psychotherapeutische Interventionstechniken sind vor dem Hintergrund eines bio-psycho-sozialen Krankheitsverständnisses unverzichtbarer Bestandteil nicht nur in der Postakutbehandlung, sondern bereits auch in der qualifizierten Entzugsbehandlung und damit in der Akutbehandlung von Methamphetamin-bezogenen Störungen. Ziel ist es dabei, durch psychotherapeutische Elemente nicht nur beginnend die Auseinandersetzung mit der Suchtproblematik zu fördern, sondern vor allem auch zu einer längerfristigen Inanspruchnahme von Hilfsangeboten zu motivieren und möglichst eine Abstinenz oder zumindest weniger riskante Konsumformen und -muster zu erreichen. Ausführlichere Darstellungen zu den Möglichkeiten und Grenzen psychotherapeutischer Methoden finden sich im Kapitel 5 Postakutbehandlung. Im Längsschnitt gesehen, sind komplexe, aufeinander abgestimmte Interventionspakete erfolgversprechender als die Summe von Einzelinterventionen [86]. Somit sind akute und längerfristige Maßnahmen in Kombination vorzuhalten, sodass im psychotherapeutisch begleiteten Entzug („Qualifizierte Entzugsbehandlung") Kurzinterventionen und längerfristige psychotherapeutische Maßnahmen sukzessive aufeinander aufbauen. Entscheidend ist weniger die Wahl eines spezifischen Psychotherapieverfahrens als vielmehr, dass überhaupt bereits in der Phase der Akutbehandlung mit geeigneten Therapieelementen begonnen wird.

Zu den einzelnen psychotherapeutischen Verfahren und Techniken im Rahmen einer Akuttherapie von Methamphetamin-Abhängigen liegen bisher keine gesicherten Studienergebnisse vor. Die Empfehlungen beruhen daher auf dem Expertenkonsens und Extrapolationen aus Studien in der Postakutbehandlung, sodass die Übertragbarkeit nicht gesichert ist. Eine zentrale Rolle spielen im Rahmen einer stationären qualifizierten multimodalen Entzugsbehandlung psychotherapeutische Methoden wie Psychoedukation und Motivational Interviewing:

- *Psychoedukation*: Interdisziplinäre Information, Aufklärung und Trainings in Gruppen oder individuell zur Symptomatik und Behandlung der Erkrankung, mit dem Ziel, das Krankheitsverständnis zu verbessern, Frühwarnzeichen zu identifizieren, Fähigkeiten für symptomorientierte Bewältigungsstrategien zu trainieren, Adhärenz zu stärken und die Gesundheitskompetenz zu entwickeln. Psychoedukation soll das Wiedererkrankungsrisiko senken und bedient sich störungsspezifischer Manuals [136].
- *Motivationsbehandlung*: Die Maßnahmen zur Stärkung der Abstinenzmotivation richten sich nach den Erfahrungen bei Konsumenten anderer illegaler Drogen und haben ihre Basis in den Prinzipien der motivierenden Gesprächsführung (Motivational Interviewing) [137].

Nähere Ausführungen zu diesen und weiteren Verfahren – einschließlich der vorliegenden Evidenz – sind im Kapitel 5 Postakutbehandlung zusammengefasst.

Auch Elemente anderer psychotherapeutischer Verfahren können bereits im Rahmen einer Qualifizierten Entzugsbehandlung zum Einsatz kommen. Zu erwähnen sind insbesondere die (kognitive) Verhaltenstherapie, Kontingenzmanagement, Verfahren zur Selbstwirksamkeitserwartung und systemische Therapieansätze.

Unabhängig vom gewählten Verfahren gelten folgende Grundsätze zum psychotherapeutischen Management des Entzugs:

- hohe Kontaktdichte;
- Aufbau einer therapeutischen Beziehung unter dem Gesichtspunkt der Aufrechterhaltung von Beziehungskonstanz;
- Maßnahmen zur Entängstigung, insbesondere bei psychotischer Symptomatik (reizarme Umgebung, keine konfrontativen Techniken, Unterstützung bei der Aufrechterhaltung bzw. beim Wiedererlangen von Realitätsbezug und -kontrolle).

Je nach Phase der Qualifizierten Entzugsbehandlung spielen verschiedene Schwerpunkte bei den psychotherapeutischen Interventionen eine Rolle. So geht es im (Erst-)Interview nach Abklingen der Intoxikation bzw. des Entzugssyndroms insbesondere um eine Klärung der Therapieziele bezüglich Konsums und psychosozialer Erfordernisse. Im Verlauf gilt es, u. a. Maßnahmen der Schadensbegrenzung und der Rückfallprävention zu thematisieren (siehe Kapitel 9 Schadensminimierung). Und schließlich liegt ein entscheidender Schwerpunkt auf der motivationalen Arbeit bezüglich der längerfristigen Nutzung von Hilfe- und Unterstützungsangeboten, um in eine passende Postakutbehandlung überzuleiten.

5 Postakutbehandlung

Wolf-Dietrich Braunwarth, Roland Härtel-Petri, Willem Hamdorf, Timo Harfst, Heribert Fleischmann, Peter Jeschke, Stephan Mühlig, Jeanine Paulick

Die postakute Behandlung wird von der zeitlich eng begrenzten Behandlung von Intoxikations- und Entzugssymptomen abgegrenzt. Sie betrifft sowohl gegenwärtig abstinente als auch konsumierende Personen. Wegen der langen Erholungsphase zerebraler Funktionen bei chronisch Konsumierenden ist die Phase der Postakutbehandlung gegenüber einer langfristigen Rückfallprophylaxe unscharf abgegrenzt.

5.1 Versorgungsstrukturen der Postakutbehandlung

Empfehlungen	Empfehlungs-grad
5-1 Eine differenzielle Indikationsstellung für die Postakutbehandlung (einschließlich Entwöhnung) in den unterschiedlichen Settings sollte im Einzelfall erfolgen. Expertenkonsens Abstimmungsergebnis: 100%	⇑
5-2 Methamphetamin-Abstinenz sollte bei Methamphetamin-bezogener Störung als primäres Therapieziel angeraten werden. Expertenkonsens Abstimmungsergebnis: 100%	⇑
5-3 Bei bestehender Erwerbslosigkeit sollten bevorzugt Settings angeboten werden, die eine Re-Integration in die Erwerbstätigkeit fördern. Expertenkonsens Abstimmungsergebnis: 100%	⇑
5-4 Zur nachhaltigen Abstinenzstabilisierung und Rückfallprävention sollte zeitnah nach der Postakutbehandlung (einschließlich Entwöhnung) eine abgestimmte suchtbezogene Versorgung von mindestens einem Jahr folgen. Expertenkonsens Abstimmungsergebnis: 100%	⇑

Empfehlungen	Empfehlungs-grad

5-5

Die Einbindung von bedarfsspezifischen Selbsthilfegruppen und die An-gehörigenarbeit sollen integraler Bestandteil aller Angebote sein.　⇑⇑⇑

Expertenkonsens
Abstimmungsergebnis: 100%

5-6

Teilhabeorientierte Unterstützungs- und Begleitangebote wie ambulante Betreuung, Wohnangebote und ambulante Soziotherapie sollten immer dann erwogen werden, wenn sich struktur- und alltagsgestalterische Probleme erkennen lassen, deren Bewältigung alleine nicht möglich scheint.　⇑

Expertenkonsens
Abstimmungsergebnis: 91%

5-7

Sozialarbeiterische Unterstützung und Begleitung soll immer dann erwo-gen werden, wenn weitere Schutzbedürftige durch einen möglichen Rückfall betroffen sind (siehe auch 7.2 Methamphetamin-Konsum im Kontext Familie).　⇑⇑⇑

Expertenkonsens
Abstimmungsergebnis: 100%

5.1.1　Mögliche Settings der Postakutbehandlung

Nach einer Entgiftung bzw. einem qualifizierten Entzug soll eine zeitnahe Postakutbehand-lung angeboten werden, um Rückfallereignisse zu vermeiden und den Genesungsprozess voranzutreiben. Dabei besteht in vielen Settings der Postakutbehandlung eine Abstinenz-orientierung. Eine Methamphetamin-Abstinenz bei Methamphetamin-bezogener Störung sollte als primäres Therapieziel angeraten werden.

Die Postakutbehandlung kann entweder als ambulante, ganztägig ambulante bzw. teilsta-tionäre oder stationäre Entwöhnungsbehandlung sowie als Adaptionsbehandlung (zweite Phase der medizinischen Rehabilitation) oder in anderen Formen erfolgen. Zu diesen ge-hören u. a. die vertragsärztliche Versorgung bzw. ambulante Richtlinien-Psychotherapie und die ambulante oder stationäre psychiatrische Weiterbehandlung. Weitere postakute Interventionen umfassen Angebote von soziotherapeutischen Einrichtungen für Betroffene mit schwerer suchtbezogener Störung, Angebote der Eingliederungshilfe, niedrigschwelli-ge Hilfeangebote, Beratungsangebote sowie Maßnahmen der Arbeitsförderung und beruf-lichen Rehabilitation (siehe auch 2.3 Behandlungsplanung).

　　

Da die Besonderheiten des deutschen Versorgungssystems insbesondere im Hinblick auf das komplexe Setting der postakuten Behandlungsformen in der internationalen Literatur nicht bzw. kaum abgebildet werden, wurde die S3-Leitlinie „Alkoholbezogene Störungen" für die Bewertung postakuter Behandlungsformen herangezogen [90]. Eine prinzipielle Übertragbarkeit der Versorgungsstrukturen auf Methamphetamin-Konsumierende scheint nach Einschätzung der Experten gegeben.

5.1.2 Akteure und Schnittstellen-Management

Für viele versorgungsrelevante Hilfen gelten definierte sozialrechtliche Anspruchsgrundlagen, hinsichtlich derer Betroffene eine differenzierte Beratung und Unterstützung erhalten können, z. B. durch Sozialdienste oder durch (oft gemeinsame) Service- und Beratungsstellen der Leistungsträger. Diese sozialrechtlichen Anspruchsgrundlagen sind im Sozialgesetzbuch (SGB I–XII) und weiteren Sozialgesetzen niedergelegt. Versorgungsprozesse sind stets an bestimmte Strukturen (Einrichtungen) und Settings (ambulant, teilstationär, stationär) gebunden und werden durch verschiedene Berufsgruppen (Ärzte, Psychotherapeuten, Psychologen, Sozialpädagogen u. a.) erbracht. Nach einer umschriebenen suchtmedizinischen Intervention (z. B. Entzugsbehandlung, Entwöhnungsbehandlung, Psychotherapie) ist oft die Förderung eines nachhaltigen Behandlungserfolges notwendig, u. U. auch über mehrere Jahre. Diese kann z. B. durch Hausärzte, Fachärzte und ambulante Suchtberatungs- und Suchtbehandlungsstellen erfolgen, in enger gegenseitiger Abstimmung und, wenn möglich, unter Einbindung der Betroffenen in eine Selbsthilfegruppe. Zu dieser nachhaltigen Versorgung gehören die aktive Begleitung der Betroffenen in deren Lebensumfeld, z. B. durch regelmäßige Kontakte, Risikoprophylaxe und Unterstützung einer gesundheitsbewussten Lebensweise, sowie rasche Hilfe und Vermittlung bei Rückfällen (siehe auch Kapitel 8 Rückfallprophylaxe).

Die Versorgung von Menschen mit einer Methamphetamin-bezogenen Störung (und meist zusätzlichen [Begleit-]Problemen) basiert auf einem komplexen System unterschiedlichster Strukturen und Prozesse. Es liegt deshalb nahe, dass dem so genannten Schnittstellen-Management, d. h. der Steuerung und Koordination von Versorgungsleistungen, auf institutioneller wie auf individueller Ebene eine zentrale Bedeutung zukommt, um Versorgungskontinuität zu gewährleisten. Schnittstellen-Management im Rahmen der Versorgungsorganisation kann als zielgerichtete Kommunikation und Regelung zur Sicherstellung der Versorgungskontinuität aufgefasst werden. Sie dient zur möglichst nachhaltigen Verbindung, Verknüpfung oder Koordination verschiedener Interventionen.

5.1.3 Versorgung von Betroffenen mit komorbiden psychischen Störungen

Für Menschen mit schweren psychischen Störungen, die durch die Auswirkungen einer schweren und längerfristigen psychischen Erkrankung gekennzeichnet sind, wurde eine diagnoseübergreifende S3-Leitlinie „Psychosoziale Therapien bei schweren psychischen Erkrankungen" (Deutsche Gesellschaft für Psychiatrie, Psychotherapie und Nervenheilkunde) erstellt, die auch im Rahmen der Versorgung von Menschen mit Methamphetamin-bezogenen Störungen beachtet werden sollte (siehe auch Kapitel 6 Komorbide psychische und organische Erkrankungen) [71].

5.1.4 Formen der Postakutbehandlung

5.1.4.1 Entwöhnung (medizinische Rehabilitation)

Empfehlungen	Empfehlungs-grad
<u>5-8</u> Patienten mit Methamphetamin-bezogener Störung sollen über die Möglichkeit der beruflichen und medizinischen Rehabilitation aufgeklärt und gegebenenfalls vermittelt werden. Expertenkonsens (LoE 5) Abstimmungsergebnis: 100%	⇑⇑⇑

5.1.4.1.1 Ziele und Elemente

Die Postakutbehandlung bei Methamphetamin-Abhängigen erfolgt vielfach als medizinische Rehabilitationsbehandlung zur Entwöhnung von illegalen Drogen. Die Zielsetzung ist neben dem Erhalt, der Verbesserung oder Wiederherstellung der Funktions- und Leistungsfähigkeit des Suchtkranken die Förderung der Teilhabe am Arbeitsleben und in der Gesellschaft. Medizinische Rehabilitationsmaßnahmen für Drogenabhängige werden überwiegend unter der Leistungsträgerschaft der gesetzlichen Rentenversicherung durchgeführt. Die Grundlagen der Rehabilitation sind in der Sozialgesetzgebung verankert (vor allem SGB IX [Rehabilitation und Teilhabe behinderter Menschen] und SGB VI [gesetzliche Rentenversicherung] sowie SGB V [gesetzliche Krankenversicherung, vor allem bei jungen Patienten, die die versicherungsrechtlichen Voraussetzungen für SGB VI nicht erfüllen]).

Bei der Entwöhnungsbehandlung handelt es sich um eine multimodale Behandlungsform, u. a. mit ärztlichen, psychotherapeutischen, sport- und bewegungstherapeutischen, sozial- und arbeitstherapeutischen Maßnahmen sowie Elementen des Gesundheitstrainings [138]. Dabei liegt neben der abstinenzorientierten Behandlung der Suchterkrankung selbst ein besonderer Schwerpunkt auf der Therapie von körperlichen, psychischen und sozialen Begleiterkrankungen und in der Re-Integration in die Erwerbstätigkeit. Die Rückfallprävention hat hierbei eine große Bedeutung. Der überwiegende Teil der Entwöhnungsbehandlungen in Deutschland erfolgt im stationären Setting. Die besonderen Behandlungsbedarfe und komorbiden Störungen sind in den Kapiteln 6 Komorbide psychische und organische Erkrankungen und 7 Besondere Situationen dargestellt.

5.1.4.1.2 Settings

Die Entwöhnungsbehandlung kann grundsätzlich als ambulante, ganztägig ambulante bzw. teilstationäre oder stationäre Entwöhnungsbehandlung sowie als Adaptionsbehandlung (zweite Phase der medizinischen Rehabilitation) durchgeführt werden. Bei Drogen-bezogener Störung dauern Entwöhnungsbehandlungen stationär bis zu 26 Wochen und Kurzzeittherapien 12–16 Wochen. Die ganztägig ambulante Rehabilitation umfasst bei Drogen-bezogener Störung in der Regel 16 Wochen. Ambulante Suchtrehabilitationen sind längerfristige Leistungen über eine Dauer von bis zu 18 Monaten [138; 139]. Eine Kombinationsbehandlung (von stationärer und ambulanter Rehabilitation) hat zum Ziel, die Vorteile der einzelnen Leistungsarten entsprechend den individuellen Erfordernissen innerhalb eines Rehabilitationsprozesses optimal zu nutzen [140]. Bei drogenabhängigen Menschen hat die stationäre Rehabilitationsbehandlung den größten Anteil der Rehabilitationsleistungen. Patienten mit einer Methamphetamin-bezogenen Störung soll im psychosozialen Hilfssystem eine Vermittlung in eine Entwöhnungsbehandlung angeraten werden, durch:

- Suchtberatungsstellen;
- Entzugsbehandlung;
- Fachambulanzen;
- Ärztliche und Psychologische Psychotherapeuten;
- betriebliche Sozialdienste;
- durch niedergelassene Ärzte.

5.1.4.1.3 Ambulant oder stationär? – Entscheidungskriterien

Die Entscheidung, ob eine stationäre oder ambulante Rehabilitation im Einzelfall geeignet ist, das Rehabilitationsziel zu erreichen, setzt ausreichende Informationen über den Versicherten, seine Motivation, seine soziale Situation, den Verlauf seiner Erkrankung sowie den aktuellen körperlichen und psychischen Zustand voraus. Diese Informationen sollen bislang in der Regel aus einem von einer Beratungsstelle/Fachambulanz angefertigten differenziellen Befundbericht (z. B. Sozialbericht) und den ärztlichen Unterlagen hervorgehen. Vielfach besteht die Notwendigkeit nahtloser Übergänge in die Entwöhnungsbehandlung, z. B. im Sinne einer Direktvermittlung vom Entzug in die Entwöhnungsbehandlung. Die wichtigsten Kriterien bei der differenziellen Entscheidung über ambulante oder stationäre Behandlungsform sind [140]:

- Ausmaß der bio-psycho-sozialen Störungen;
- Beschaffenheit des sozialen Umfelds des Abhängigkeitskranken hinsichtlich einer unterstützenden Funktion;
- berufliche Integration des Abhängigkeitskranken;
- Existenz einer stabilen Wohnsituation;
- Fähigkeit des Rehabilitanden zur regelmäßigen Teilnahme, zur aktiven Mitarbeit und zur Einhaltung des Therapieplans;
- Fähigkeit zur Erreichung und Einhaltung der Abstinenz;
- Dauer und Intensität der Abhängigkeitserkrankung;
- Einschätzung des Rehabilitanden und der betreuenden Suchtberatungsstelle/Fachambulanz.

Das komplexe Ineinandergreifen der genannten Kriterien macht die eindeutige differenzielle Indikationsstellung in der Praxis häufig schwierig. Sie muss sich daher immer auf die speziellen Aspekte des Einzelfalls beziehen. Drogenabhängige Versicherte, die eine Therapieauflage nach §35 BtMG (Gesetz über den Verkehr mit Betäubungsmitteln) haben, erhalten in dafür zugelassenen Einrichtungen eine rehabilitative Behandlung (in der Regel stationär). Hinweise zu Indikationskriterien und der Zuweisung zu den Behandlungsformen sind dem Abschnitt 4.3 der S3-Leitlinie „Psychosoziale Therapien bei schweren psychischen Erkrankungen", die auf Betroffene von Methamphetamin-bezogenen Störungen übertragbar ist, zu entnehmen [71].

5.1.4.1.4 Berufliche Re-Integration

Eine Katamnese mit Patienten aus der stationären Drogenentwöhnungsbehandlung in Deutschland zeigte die besonderen Schwierigkeiten bei der Re-Integration von Patienten mit Methamphetamin-bezogener Störung in die Erwerbstätigkeit auf. Ein Jahr nach abgeschlossener Entwöhnungsbehandlung gab es weiterhin einen hohen Anteil von ALG-II-Beziehern. Es verblieben viele suchtmittelabstinente Rehabilitanden im Jahr nach abgeschlossener Entwöhnungsbehandlung im ALG-II-Bezug oder waren „nicht erwerbstätig" [141]. Demgegenüber stehen derzeit gute Chancen auf einen Ausbildungs- oder Arbeitsplatz. Im Rahmen einer stärkeren Gewichtung des Erwerbsbezugs in der medizinischen Rehabilitation soll auf eine verbesserte Re-Integration in die Erwerbstätigkeit abgezielt werden. Dazu wurden die „Berufliche Orientierung in der Rehabilitation Abhängigkeitskranker" (BORA) bereits in einigen Fachkliniken als fester Bestandteil der Entwöhnung etabliert [142]. Dabei wird ein Schwerpunkt u. a. auch auf die enge Zusammenarbeit mit Arbeitgebern und den Agenturen für Arbeit und Jobcentern gelegt.

5.1.4.1.5 Entwöhnung bei Patienten mit Methamphetamin-bezogener Störung

In einer Erhebung in Fachkliniken in unterschiedlichen Bundesländern zeigte sich, dass die Zahl der Patienten mit einer Methamphetamin-bezogenen Störung in der stationären Drogenrehabilitation in den letzten zehn Jahren zugenommen hat. Auf Besonderheiten wie z. B. jüngeres Alter, höherer Frauenanteil und kognitive Defizite bei Methamphetamin-abhängigen Patienten wurde hingewiesen [143]. Die große Bedeutung der komorbiden psychischen Störungen sowie deren Zusammenhang mit der Behandlung der Suchterkrankung sind im Kapitel 6 Komorbide psychische und organische Erkrankungen dargestellt.

Die Effektivität der stationären abstinenzorientierten Drogenentwöhnungsbehandlung konnte in mehreren klinikübergreifenden Katamnesen bereits belegt werden [144]. In einer Auswertung der Entlassungsbriefe von insgesamt 1.761 Patienten aus verschiedenen Drogenentwöhnungskliniken konnte gezeigt werden, dass Patienten mit einer Stimulanzienbezogenen Störung (F15 nach ICD-10) als Hauptdiagnose häufiger die stationäre Entwöhnungsbehandlung regulär beenden als eine Vergleichsgruppe von Patienten mit anderen Drogen [145].

In einer Ein-Jahres-Katamnese, differenziert nach Hauptsuchtmitteln, wurden mittels standardisierter Nachbefragung Daten zur Suchtmittelabstinenz und zum Erwerbsstatus von ehemals Methamphetamin-abhängigen Patienten ein Jahr nach Ende der stationären Entwöhnungsbehandlung erhoben [141]. Dabei wurden die Verläufe bei Methamphetamin-abhängigen Patienten mit denen von Abhängigen von anderen Drogen verglichen. Methamphetamin-abhängige Patienten, die an der Nachbefragung teilnahmen, schnitten in der Klinikkatamnese mindestens genauso gut ab wie die Gruppe der anderen drogenabhängigen Patienten [141] (Auswertung nach: Deutsche Gesellschaft für Suchtforschung und Suchttherapie 1992, DGSS 3 [146]; abstinent ein Jahr nach Entlassung: Methamphetamin 39,3%, andere Drogen 27,2%). Insbesondere beenden Methamphetamin-abhängige Patienten die Entwöhnungsbehandlung häufiger regulär, was als günstiger prädiktiver Faktor für eine anhaltende Abstinenzentwicklung anzusehen ist [141]. In der Klinikkatamnese des Fachverbandes Sucht (n=1.275) konnten ähnliche Abstinenzquoten für Drogenabhängige ein Jahr nach Entlassung erhoben werden wie in der o. g. Untersuchung [144].

Internationale Daten bestätigen die Wirksamkeit einer stationären Behandlung. Im Rahmen einer Untersuchung aus Thailand wurde die Effektivität einer intensiven stationären Therapie im Vergleich zu einem ambulanten Konzept bei Methamphetamin-Abhängigen untersucht. Sechs Monate nach Entlassung lagen die Rückfallraten bei 18,6% bzw. 21% [147], siehe hierzu auch Abschnitt 5.2.2 Postakute Psychotherapie der Methamphetamin-bezogenen Störung.

In einer randomisierten US-amerikanischen Katamnese von 350 Probanden mit Methamphetamin-bezogener Störung und Rücklaufquoten von über 75% fand sich eine Rückfallrate von 61% während des ersten Jahres nach Entlassung aus der Behandlung. Weitere 14% wurden in den folgenden Jahren rückfällig. Als signifikante rückfallprotektive Faktoren erwiesen sich eine längere Behandlungsdauer sowie die Teilnahme an Selbsthilfe- und Nachsorgemaßnahmen [148]. Diese Daten unterstreichen die Notwendigkeit von intensiven Nachsorgemaßnahmen, wobei das Rückfallrisiko in den ersten Wochen nach abgeschlossener Entwöhnungsbehandlung am höchsten ist [144]. Ferner wird die große Bedeutung der Selbsthilfe deutlich. Insbesondere die Verbreitung von Methamphetamin – u. a. in ländlichen Regionen [149] – macht die Vermittlung von individuellen Anschlussbehandlungen aufgrund der strukturellen Versorgungssituation jedoch schwierig. Eine stärkere Vernetzung bestehender und der Aufbau neuer Nachsorgeangebote sind notwendig.

5.1.4.2 Andere Formen der Postakutbehandlung

In den vergangenen Jahrzehnten wurde in Deutschland ein differenziertes Suchthilfe- und Versorgungssystem entwickelt. Zielsetzung war dabei, die verschiedenen Beratungs-, Behandlungs- und Interventionsangebote indikationsbezogen, bedarfsgerecht, patientenorientiert und mit einer hohen Qualität zu erbringen. Nähere Erläuterungen hierzu finden sich auch im Kapitel 8 Rückfallprophylaxe.

Neben der Akutbehandlung von Personen mit Methamphetamin-bezogener Störung in psychiatrischen und allgemeinen Krankenhäusern existieren zahlreiche Formen der Postakutbehandlung. In Kostenträgerschaft der gesetzlichen Krankenversicherung findet Postakutbehandlung in der

- vertragsärztlichen und vertragspsychotherapeutischen Versorgung sowie
- in psychiatrischen Krankenhäusern und psychiatrischen Institutsambulanzen statt.

Zu weiteren postakuten Interventionsformen existiert bisher kaum evidenzbasierte wissenschaftliche Literatur. Andererseits spiegeln gerade diese in der Sozialgesetzgebung verankerten Angebote die reale Versorgung von Menschen mit Methamphetamin-bezogenen Störungen in Deutschland wider:

- In Kostenträgerschaft von Kommunen und Ländern sind als weitere Formen der Postakutbehandlung auch verschiedene Beratungsangebote zu nennen: Suchtberatungsstellen, Psychosoziale Beratungsstellen, Beratung in Schulen und Erziehungsberatungsstellen sowie bei Jugendämtern und Justizbehörden.
- Niedrigschwellige Einrichtungen umfassen Angebote der Überlebenshilfe, einschließlich medizinischer Versorgung in Kostenträgerschaft von Kommune und Land.
- Die soziale Rehabilitation im Rahmen der Eingliederungshilfe umfasst Sozialtherapie, Betreutes Wohnen, Bildungsangebote zum Nachholen von Schulabschlüssen, Angebote im Rahmen von Beschäftigung, Qualifizierung, Ausbildung und Arbeit sowie Selbsthilfe. Träger sind überörtliche Träger der Sozialhilfe und die Agentur für Arbeit.

- Insbesondere für chronisch mehrfachgeschädigte Abhängige, polyvalent Abhängige oder Patienten mit erheblichen komorbiden psychischen Störungen sind Übergangseinrichtungen (soziotherapeutische Einrichtungen) mit therapeutischen Elementen in Kostenträgerschaft der überörtlichen Träger der Sozialhilfe (Eingliederungshilfe) indiziert.

- Ein wichtiges Versorgungssegment ist auch die Förderung der Teilhabe am Arbeitsleben für arbeitslose Drogenabhängige, u. a. durch Grundsicherungsstellen, Jobcenter und die Agentur für Arbeit. Bei entsprechender Antragsstellung kommen auch berufliche Rehabilitationsmaßnahmen infrage.

5.2 Psychotherapeutische Interventionen

5.2.1 Einleitung

Psychotherapeutische Interventionen spielen in der ambulanten wie stationären Entwöhnungsbehandlung bei Substanzkonsumstörungen eine zentrale Rolle und werden praktisch in allen einschlägigen Leitlinien und Therapieempfehlungen zur Suchttherapie entsprechend hervorgehoben [71; 90; 150]. In der Versorgungspraxis in Deutschland wird die ambulante und stationäre Suchtkrankenhilfe allerdings im Wesentlichen durch Suchttherapeuten und -berater mit sozialpädagogischer oder soziotherapeutischer Fachqualifikation getragen [140; 143-145]. Demgegenüber spielt die Therapie von Substanzkonsumstörungen in der ambulanten Richtlinien-Psychotherapie durch Psychologische oder Ärztliche Psychotherapeuten derzeit eher eine Nebenrolle. Insofern besteht hier eine Diskrepanz zwischen der primär auf psychotherapeutische Methoden bezogenen Evidenz und der soziotherapeutisch bzw. -beraterisch orientierten Suchthilfe in der Versorgungsrealität. Dennoch nutzen auch die Suchttherapeuten ohne Approbation als Psychologischer oder Ärztlicher Psychotherapeut die einschlägigen psychotherapeutischen Methoden und Interventionstechniken, die Gegenstand dieses Kapitels sind.

Unter dem Begriff „Psychotherapeutische Interventionen" werden eine Reihe von psychotherapeutischen Maßnahmen, Methoden und Behandlungsverfahren zusammengefasst, die zu einer dauerhaften Abstinenz vom Substanzkonsum oder deutlich reduziertem kontrollierten Konsum (< 50%) verhelfen sollen. Dazu gehören Techniken, die als Komponenten in umfassenderen Therapieangeboten integriert sind, aber auch Interventionen, die eigenständig eingesetzt werden. Es handelt sich nicht notwendigerweise um psychotherapeutische Interventionsmethoden im Sinne der Richtlinien-Psychotherapie. Die Interventionen werden sowohl allein als auch kombiniert mit Pharmakotherapie angewendet.

Die internationale Evidenzlage zur Wirksamkeit psychotherapeutischer Interventionen in der Entzugs- und Entwöhnungsbehandlung bei Methamphetamin-bezogenen Störungen (Abhängigkeit oder Missbrauch) ist – trotz der hohen Prävalenzen und der mittlerweile 20-jährigen Therapiepraxis in den USA – vergleichsweise begrenzt.

Eine systematische Evidenzrecherche in den einschlägigen Datenbanken erbrachte insgesamt 26 relevante RCT zu psychotherapeutischen sowie drei Studien zu kombinierten Behandlungsmethoden im Bereich der Methamphetamin-Entzugs-/Entwöhnungstherapie (siehe Kapitel Methodik und Leitlinienreport unter www.crystal-meth.aezq.de). Ein systematischer Review der Cochrane Collaboration oder eine andere systematische Metaanalyse zur Wirksamkeit psychotherapeutischer Interventionen in der Behandlung Methamphetamin-bezogener Störungen liegen bislang nicht vor. Sämtliche ermittelten Studien wählten eine Reduktion des Methamphetamin-Konsums als Haupttherapieziel und primären Endpunkt.

Abstinenzorientierte Therapieziele wurden in keiner Studie explizit verfolgt, sondern (temporäre) Abstinenz lediglich als Therapienebeneffekt und als sekundärer Endpunkt mit erhoben.

Im Einzelnen wurden klinische Wirksamkeitsstudien zu folgenden Interventionsmethoden in der psychotherapeutischen Postakutbehandlung von Methamphetamin-Abhängigkeit ermittelt:

- Psychoedukation;
- Motivierende Gesprächsführung (Motivational Interviewing, MI);
- Motivationsförderung (Motivational Enhancement Therapy, MET);
- Kontingenzmanagement (CM);
- kognitive Verhaltenstherapie (CBT);
- Akzeptanz- und Commitment-Therapie (ACT);
- MATRIX und FAST;
- Stepped-Care-Ansätze;
- gemeindenahe Ansätze.

In einigen Arbeiten wird zudem der Blick auf die Familienfunktionen und die Familie als Ressourcen für die psychotherapeutische Behandlung nahegelegt [151-156].

5.2.2 Postakute Psychotherapie der Methamphetamin-bezogenen Störung

Empfehlungen	Empfehlungs-grad
5-9 Jedem Methamphetamin-Konsumierenden soll unabhängig vom Vorliegen einer Abhängigkeitsdiagnose ein bedarfs- bzw. motivationsgerechtes psychotherapeutisches Beratungs- bzw. Therapieangebot gemacht werden. Expertenkonsens (LoE 5) Abstimmungsergebnis: 100%	⇑⇑⇑
5-10 Dieses sollte nach dem Stepped-Care-Ansatz von niedrigschwelligen Aufklärungs-, Psychoedukations- und (motivierenden) Beratungsangeboten über verhaltenstherapeutische Behandlungen (z. B. Kontingenzmanagement) bis hin zu multimodalen Konsumreduktions- bzw. Entwöhnungstherapieprogrammen im ambulanten oder stationären Setting reichen. LoE 3 [157] Abstimmungsergebnis: 75%	⇑

Empfehlungen	Empfehlungs-grad

5-11

Methamphetamin-Konsumierenden, die die Diagnosekriterien für eine substanzbezogene Störung erfüllen, sollte bei Bereitschaft eine psychotherapeutische Behandlung angeboten und vermittelt werden.

⇑

LoE 2 [147; 158; 159]
Abstimmungsergebnis: 91%

5-12

Methamphetamin-Konsumierenden, die die Diagnosekriterien für eine substanzbezogene Störung erfüllen, sollten je nach Bereitschaft und Verfügbarkeit zur Konsumreduktion oder Entwöhnung Verhaltenstherapie bzw. Methamphetamin-spezifische komplexe Programme angeboten und vermittelt werden.

⇑

LoE 2 [147; 158; 159]
Abstimmungsergebnis: 100%

5.2.2.1 Psychoedukation

Methode

Psychoedukation umfasst systematische, didaktisch-psychotherapeutische Maßnahmen, die dazu geeignet sind, Patienten und ihre Angehörigen über die Droge (pharmakologische Wirkweise, Abhängigkeitspotenzial, Schadensrisiken etc.), die resultierende Substanzkonsumstörung und deren Behandlung zu informieren, das Krankheitsverständnis und den selbstverantwortlichen Umgang mit der Störung zu fördern und sie bei der Krankheitsbewältigung zu unterstützen. Die Psychoedukationsmethodik basiert im Wesentlichen auf den psychologischen Lerntheorien und der Verhaltenstherapie. Im Rahmen einer Psychotherapie bezeichnet Psychoedukation denjenigen Bestandteil der Behandlung, bei dem die aktive Informationsvermittlung, der Austausch von Informationen unter den Betroffenen und die Behandlung allgemeiner Krankheitsaspekte im Vordergrund stehen [160].

Psychoedukative Maßnahmen können im Einzel- oder Gruppensetting durchgeführt werden und unterschiedliche methodisch-didaktische Mittel umfassen (Vortrag, Gruppendiskussion, Dialog, Demonstration, Verhaltensübungen und Rollenspiele). Dabei kommen als Medien in erster Linie verbale Vermittlungsformen zum Einsatz, aber auch schriftliches Material wie in der Bibliotherapie (z. B. Selbsthilfemanuale, weiterführende Literatur, Broschüren etc.), Videos und anderes Anschauungsmaterial (z. B. graphische Darstellungen zum Vulnerabilitäts-Stress-Modell der Schizophrenie, anatomische Modelle zur Veranschaulichung der Lungenfunktion bei Asthma) oder das Internet. Psychoedukative Elemente werden bei den meisten Behandlungsansätzen sinnvollerweise auch in späteren Behandlungsphasen eingesetzt.

Entscheidend für ein positives Therapieergebnis ist, dass die im therapeutischen Setting besprochenen oder eingeübten Kompetenzen auch in den Alltag des Patienten Eingang finden, im Sinne von Transferabsicherung, eigenständiger Umsetzung und Generalisierungseffekten. Es geht dabei um „Hilfe zur Selbsthilfe" im Allgemeinen und um die Verhinderung von Rückfällen bzw. den Umgang mit zukünftigen Rückschlägen im Besonderen.

Dafür werden häufig Selbstdokumentationen (z. B. Tagebücher) erfolgreich eingesetzt. Maßnahmen zur Psychoedukation und Patiententrainings sind im Bereich chronischer organmedizinischer Erkrankungen in den jeweiligen Therapieleitlinien als integraler Bestandteil des Krankheitsmanagements international bereits seit Jahren anerkannt sowie in der Praxis breit etabliert [161].

Evidenz

Zur Wirksamkeit von Psychoedukation in der Entwöhnungsbehandlung Methamphetaminabhängiger Patienten liegt eine randomisiert-kontrollierte Studie (RCT) aus dem Iran mit 190 Betroffenen und deren Angehörigen vor [152; 162]. Die Versuchspersonen wurden randomisiert drei Studienarmen (jeweils Edukation für Abhängige und Angehörige sowie Kontrollgruppe) zugeordnet: Die Teilnehmer der Studiengruppe erhielten in neun Sitzungen eine familienzentrierte Edukation. Als klinische Endpunkte wurden a) gesundheitsfördernder Lebensstil und b) gesundheitsbezogene Lebensqualität (QoL) gewählt. Die Haltequote betrug 92%. Im Ergebnis zeigte sich eine signifikante Verbesserung des Lebensstils und der QoL in allen Subskalen bei den Konsumierenden sowie bei den Angehörigen im Prä-post-Vergleich. Zudem wurde eine signifikante Verbesserung der sozialen Unterstützung und der QoL im Therapieverlauf in den Interventionsgruppen, aber nicht in der Kontrollgruppe festgestellt. Darüber hinaus zeigte sich eine positive Korrelation zwischen sozialer Unterstützung und der QoL.

Die Angaben zur Stichprobe, der Interventionsdurchführung und den Limitationen sind lückenhaft, was die Validität der Ergebnisse einschränkt.

5.2.2.2 Therapiemotivierung und -vorbereitung

Methode

Die Methode der *Motivierenden Gesprächsführung (engl. Motivational Interviewing = MI)* wurde von Miller und Rollnick im Kontext der Suchtberatung und -therapie entwickelt [137]. Sie basiert auf empirischen Untersuchungen über die spezifischen Wirkfaktoren therapeutischer Veränderungsprozesse und der systematischen Auswertung klinischer Erfahrungen in der realen Versorgungspraxis. MI ist ein klientenzentrierter Ansatz mit direktiven Elementen, der von einer grundsätzlich ambivalenten Änderungsbereitschaft süchtiger bzw. substanzabhängiger Patienten ausgeht. Der Ansatz richtet sich somit primär an Personen mit geringer oder instabiler Aufhörmotivation und wird dementsprechend meist am Beginn einer Suchtbehandlung eingesetzt. Mittlerweile wird MI allerdings in der Psychotherapie bei einem breiten Spektrum psychischer Störungen und in verschiedenen Therapiephasen erfolgreich angewandt.

Bei Patienten, die keine ausreichende (intrinsische) Veränderungsbereitschaft aufweisen, wird in Phase 1 zunächst mittels unterschiedlicher Interventionstechniken eine Veränderungsbereitschaft aufgebaut. Zu diesem Zweck wird ohne konfrontative oder argumentative Überzeugungsversuche zunächst in nicht-wertender Weise das Konsumverhalten des Patienten analysiert. Danach werden die Pro- und Contra-Aspekte vom Patienten selbst benannt und die Ambivalenz des Konsumverhaltens (Diskrepanzen mit konfligierenden Lebenszielen) herausgearbeitet. Auf diese Weise wird der Patient darin unterstützt, eine intrinsische Aufhörmotivation aufzubauen bzw. zu stärken („change talk") und eine klare Entscheidung für eine Änderung zu treffen („commitment"). In der zweiten Phase des MI sollen dann konkrete Ziele und Wege dorthin erarbeitet werden. Die *Motivational Enhancement Therapy (MET)* stellt eine Abwandlung des MI dar. In der MET werden die Prinzipien und Interventionen des MI in hoch standardisierter und komprimierter Form über vier Sitzungen angeboten.

Evidenz

Zur Wirksamkeit von MI wurden insgesamt vier relevante klinische Studien identifiziert, davon drei zu MI und eine zu MET. Eine weitere Studie zu MET wurde an 30 Patienten im Kohortendesign ohne Kontrollgruppe durchgeführt und wird deshalb an dieser Stelle nicht berücksichtigt [163].

In der US-amerikanischen Studie von Polcin et al. (2014) wurde eine 90-minütige Sitzung Standard-MI plus acht Stunden Ernährungsberatung mit einer Intensiv-MI (neun Stunden) bei insgesamt 217 Methamphetamin-Abhängigen verglichen [164]. Alle Teilnehmer erhielten über neun Wochen wöchentlich je eine Sitzung sowie dreimal pro Woche kognitive Verhaltenstherapie als Gruppenintervention über zwölf Wochen. Primäre Endpunkte waren a) selbst berichtete Reduktion des Methamphetamin-Konsums, b) Reduktion des Methamphetamin-Konsums (Urintest), c) Ausprägung der Sucht (ASI) und d) psychiatrische Symptome. Als sekundäre Endpunkte wurden a) Angstausprägung und b) Depressivität untersucht. Die Haltequote nach sechs Monaten lag in beiden Gruppen > 90%. Es zeigte sich eine Verbesserung des selbst berichteten Methamphetamin-Konsums und der Suchtausprägung innerhalb der beiden Gruppen. Der Methamphetamin-Konsum reduzierte sich am stärksten zwischen Baseline und nach zwei Monaten, nach vier und sechs Monaten waren kaum weitere Änderungen zu beobachten. Im Verlauf trat eine Reduktion der psychiatrischen Symptome in der Intensiv-MI-Gruppe, nicht jedoch in der Standard-MI-Gruppe ein. Es wurden keine signifikanten Unterschiede bezüglich Angst zwischen beiden Behandlungsgruppen und auch nicht innerhalb der Gruppen im Verlauf festgestellt. Eine signifikante Reduktion der Depression trat in der IMI-Gruppe, nicht jedoch in der SMI-Gruppe ein (siehe auch Kapitel 6 Komorbide psychische und organische Erkrankungen).

Srisurapanont et al. (2007) verglichen in einem RCT eine MI-Kurzintervention (MIK; ohne KVT) mit einer Psychoedukation (PE) an 48 jugendlichen Methamphetamin-Abhängigen in Thailand [165]. Die Teilnehmer erhielten über acht Wochen zweimal wöchentlich entweder eine MIK-Beratung à 20 Minuten oder eine 15-minütige Psychoedukation. Als primäre Endpunkte wurden a) die Reduktion des Methamphetamin-Konsums (Tage pro Woche, Urintest) und b) die Reduktion des Konsums von Methamphetamin-Tabletten pro Tag gewählt. Sekundäre Endpunkte waren a) die Rate an Teilnehmern mit positivem Urintest, b) Rückfall und c) Abstinenztage. Die Messzeitpunkte wurden auf die Wochen 0 (Baseline), 4 und 8 gelegt. Die Drop-out-Rate in Woche 8 betrug 12% in der MIK-Gruppe vs. 7% in der PE-Gruppe. Im 8-Wochen-Follow-up wurden eine signifikante Reduktion des Methamphetamin-Konsums sowie eine signifikante Reduktion der Anzahl von konsumierten Methamphetamin-Tabletten in jeder der beiden Gruppen festgestellt. In der MIK-Gruppe fanden sich eine signifikant größere Reduktion der Methamphetamin-Konsumtage sowie ein Trend zur Reduktion des Tabletten-Konsums. Zwischen den Gruppen wurden keine Unterschiede bezüglich Abstinenz und Rückfallfreiheit festgestellt.

Farabee et al. (2013) führten in den USA einen fünfarmigen RCT durch, in welcher sie die Wirksamkeit von vier MI-Varianten (unstrukturiert/nicht-direktiv vs. strukturiert/nicht-direktiv vs. unstrukturiert/direktiv vs. strukturiert/direktiv) vs. Kontrollbedingung (Überweisung an Standard-Nachsorge, keine Anrufe) miteinander verglichen [166]. Die Teilnehmer der vier MI-Gruppen erhielten insgesamt sieben Telefonanrufe durch geschulte Berater. Die Stichprobe umfasste 302 Substanzabhängige (primär Methamphetamin und/oder Kokain), die eine ambulante strukturierte Entzugsbehandlung (fast) beendet hatten. Die Datenerhebung erfolgte zur Baseline sowie im 3- und 12-Monats-Follow-up. Primärer Endpunkt war die Effektivität der Reduktion des Methamphetamin-Konsums in der Nachsorge a) im Vergleich der vier MI-Formen sowie b) im Vergleich der MI vs. Kontrolle und c) die Erfassung mittels ASI-Drug-Score bzw. Urintest. Es wurden keine Unterschiede zwischen den einzelnen MI-Formen beim 3- und 12-Monats-Follow-up gefunden. Jedoch fand sich bei aggregierter Betrachtung aller vier telefonbasierten MI-Gruppen vs. Kontrolle (ohne Telefonanrufe) bei dem Interventionsaggregat aller vier Varianten im 3-Monats-Follow-up eine signifikante Reduktion der ASI-Drogen-Scores, welcher in der Kontrollgruppe hingegen sogar anstieg.

In dem zweiarmigen RCT von Huang et al. (2011) wurde die Wirksamkeit der Standard-Motivational Enhancement-Therapie (MET) vs. Kontrolle (Edukation; ED) bei 94 Jugendlichen mit Methamphetamin- oder MDMA-Konsum in Taiwan untersucht [167]. Die Teilnehmer wurden aus einem ein- bis zweimonatigen stationären Entgiftungsprogramm rekrutiert und erhielten über drei Wochen je drei wöchentliche Sitzungen à 45–60 Minuten Dauer. Inhalte waren: 1) Aufbau einer Beziehung, Sammlung von Informationen, Motivation zur Veränderung; 2) Bereitschaft zur Veränderung, Ambivalenz, Erstellung eines Plans; 3) Hochrisikosituationen, Einlassung auf den Veränderungsplan, Vermeidungsstrategien. Beide Gruppen erhielten dieselben Edukationsmaterialien. Primärer Endpunkt war die Bereitschaft, das Methamphetamin-Konsumverhalten zu ändern. Der Anteil der Methamphetamin-User differierte zwischen den Gruppen: 60,9% MET vs. 52,1% ED. Die Haltequote lag bei 89,5%. Es wurden signifikant höhere posttherapeutische Scores bei „Bereitschaft zur Veränderung" und Kontemplations-Subskala posttherapeutisch in der Interventionsgruppe im Vergleich zu Therapiebeginn gefunden, aber keine Unterschiede zwischen den Armen.

5.2.2.3 Kontingenzmanagement (Contingency Management – CM)

Methode

Das Kontingenzmanagement ist eine Interventionsmethode der klassischen Verhaltenstherapie, die auf dem lerntheoretischen Prinzip der operanten bzw. instrumentellen Verstärkung basiert. Danach wird die Häufigkeit eines Verhaltens (Reaktionswahrscheinlichkeit) durch seine angenehmen (appetitiven) oder unangenehmen (aversiven) Konsequenzen beeinflusst. Positive Verstärker (angenehme Konsequenzen), negative Verstärker (Wegfall aversiver Konsequenzen), indirekte Bestrafung (Wegfall positiver Konsequenzen) und direkte Bestrafung (aversive Konsequenz) werden in der Verhaltenstherapie seit Jahrzehnten zur Verhaltensmodifikation bei einer Vielzahl psychischer Störungen und Probleme eingesetzt. Beim Kontingenzmanagement werden die Verstärkungsarten kontingent, d. h. systematisch, regelmäßig, zeitnah und unter definierten und mit dem Patienten abgesprochenen Bedingungen eingesetzt, um die Häufigkeit unerwünschter Verhaltensweisen (z. B. Drogenkonsum) zu reduzieren und erwünschter Verhaltensweisen (z. B. Abstinenz) zu erhöhen. Die Akzeptanz materieller Verstärker durch die Patienten ist u. a. von soziokulturellen Einstellungen und sozioökonomischen Lebensverhältnissen beeinflusst. Die Übertragbarkeit US-amerikanischer Studienergebnisse auf deutsche Verhältnisse ist insofern nicht gesichert [168].

Evidenz

Zum Kontingenzmanagement (CM) in der Entwöhnungsbehandlung von Methamphetamin-Abhängigen liegen fünf RCT vor, davon zwei *Wirksamkeitsstudien*, zwei zu Effekten verschiedener *Belohnungsschemata* und eine zu unterschiedlicher *Belohnungsdauer*.

In einer US-amerikanischen Studie von Roll et al. (2006) wurde die Wirksamkeit von CM in einem zweiarmigen RCT an 113 Methamphetamin-Abhängigen mit folgenden Vergleichsgruppen überprüft: psychosoziale Behandlung (Standardbehandlung, ST) ohne CM vs. psychosoziale Behandlung mit CM (ST+CM) [169]. Patienten, die neben der Methamphetamin-Abhängigkeit andere Substanzkonsumstörungen aufwiesen, wurden nicht ausgeschlossen. Die Überprüfung des Methamphetamin-Konsums erfolgte mittels Urintest zweimal pro Woche, wobei ein fehlender Test als positiv gewertet wurde. Die psychosoziale Standardbehandlung basierte auf dem MATRIX-Modell für Methamphetamin-Abhängige und wurde 3-mal pro Woche über 16 Wochen als Gruppenintervention durchgeführt. Das CM erfolgte nach der Fishbowl-Technik mit steigender Belohnung pro Woche bei negativem Urintest und Zurücksetzen der Belohnung auf den Ausgangswert bei positivem Urintest. Als primärer Endpunkt wurden Konsum illegaler Drogen (mittels Urinprobe) sowie Alkoholkonsum (Atem) untersucht. Das Follow-up wurde nach drei und sechs Monaten durchgeführt. Die Haltequote zu Studienende betrug in der ST-Gruppe 38,7% und in der ST+CM-Gruppe 54,9%. In der CM-Gruppe wurden signifikant mehr negative Urinproben und eine längere Abstinenzdauer gefunden. Unabhängig von der Intervention wurde festgestellt: Waren die Urinproben der letzten vier Wochen während der Intervention negativ, so stieg die Wahrscheinlichkeit, dass diese auch beim 3- sowie 6-Monats-Follow-up negativ waren.

Die zweite Wirksamkeitsstudie (USA) stammt von Shoptaw et al. (2006) und untersuchte in einem placebokontrollierten RCT (4 Arme) bei 229 Methamphetamin-abhängigen Patienten den Effekt von CM zusätzlich zu einer medikamentösen Entzugsbehandlung mit SSRI: Sertralin + CM vs. Sertralin vs. Placebo + CM vs. Placebo [101]. Zusätzlich wurde dreimal wöchentlich eine Intervention zur Rückfallprophylaxe (MATRIX) angeboten. Als primäre Endpunkte wurden a) die Reduktion des Methamphetamin-Konsums und b) die Haltequote definiert, als sekundäre Endpunkte: a) Craving (VAS), b) Depression (BDI), c) Adhärenz und d) Verträglichkeit. Die Haltequote betrug 50,7%. Im Vergleich zu allen anderen Bedingungen wiesen die Sertralin-Patienten eine signifikant geringere Haltequote auf. Außerdem besuchten sie signifikant seltener die Rückfallprophylaxe. Es wurde in beiden Gruppen keine signifikante Reduktion des Methamphetamin-Konsums festgestellt, aber eine signifikant höhere Rate an Patienten mit drei aufeinanderfolgenden Abstinenz-Wochen unter CM. Hinsichtlich Craving, Depression und Adhärenz zeigte sich kein Unterschied zwischen den vier Armen. Es wurden aber signifikant mehr Nebenwirkungen in den Sertralin-Armen (v. a. Übelkeit, sexuelle Dysfunktion, gastrointestinale und anticholinerge UAW) berichtet.

Roll et al. (2013) untersuchten den Effekt der *Dauer* von CM-Interventionen bei 118 Methamphetamin-Abhängigen in den USA: psychosoziale Behandlung (MATRIX-Standardbehandlung) vs. psychosoziale Behandlung mit CM unterschiedlicher Dauer (1, 2 und 4 Monate) [170]. Die Interventionen, Patientenauswahl und die Endpunkte (Urintestung) waren dieselben wie in der Studie von Roll et al. (2006) [169]. Das Follow-up erfolgte nach 6, 8, 10, 12 Monaten. Die Gesamt-Haltequote für alle Behandlungen zusammen betrug 64,3% und korrelierte signifikant mit negativen Urinproben. Die Haltequote im Follow-up in den Gruppen lag bei: Standardbehandlung (ST) (37%), Standardbehandlung + Kontingenzmanagement (CM) (67%), ST+CM2 (53%), ST+CM4 (76%). Damit war ein signifikanter Unterschied zwischen ST und ST+CM4 sowohl nach 16 Wochen als auch im Follow-up festzustellen. Hinsichtlich der Methamphetamin-Abstinenz fand sich im Follow-up ebenfalls ein signifikanter Unterschied zwischen ST und ST + CM4: ST 3,4%, ST + CM1 13,3%, ST + CM2 20,0%, ST + CM4 34,5%. Bezüglich negativer Urintests (16 Wochen) ergaben sich signifikante Unterschiede zwischen allen Behandlungen, außer zwischen ST + CM1 und ST + CM2. Bei hoher „Dosis" und Dauer der CM-Intervention steigt somit die Dauer und Kontinuität der Methamphetamin-Abstinenz.

Die beiden Studien zur Effektivität verschiedener Belohnungsschemata bei US-amerikanischen Methamphetamin-Abhängigen kamen zu differenziellen Resultaten ([171] und [172]). In der ersten Studie wurden 18 Patienten nach MATRIX behandelt und erhielten zusätzlich zwei Varianten von CM. Die Patienten kamen 3-mal pro Woche über zwölf Wochen zum Urintest in die Klinik. Bei negativem Test erfolgte eine Belohnung (Vouchers für Waren/Dienstleistungen im Wert von 2,50 $ und Steigerung um 1,50 $ für jeden folgenden negativen Urintest). Ein fehlender Urintest wurde als positiv gewertet. In Gruppe 1 wurde bei positivem Urintest die Belohnung wieder beim Ausgangswert festgesetzt (Reset). In Gruppe 2 erfolgte kein Reset, das heißt, der erreichte Voucher-Wert wurde beibehalten und beim nächsten negativen Urintest weiter gesteigert. Die beiden Gruppen unterschieden sich signifikant in Bezug auf beide klinische Endpunkte: negative Urintests: Gruppe 1 (80%), Gruppe 2 (38%); mittlere Dauer der Abstinenz: Gruppe 1 (6,7 Wochen), Gruppe 2 (2,8 Wochen). Das Kontingenzschema mit Reset, das Belohnungs- und Bestrafungsreize kombiniert, scheint dem reinen Belohnungsschema bei Methamphetamin-Abhängigen überlegen zu sein.

In der zweiten Studie wurden fünf verschiedene Schemata bei 83 Methamphetamin-Abhängigen verglichen. Die Schemata 1-4 basierten auf klinischer Erfahrung bei der Behandlung von Substanzabhängigkeit, Schema 5 wurde nach Higgins et al. (1994) durchgeführt [173]: langsame kontinuierliche Steigerung pro Termin um 1,25 $ (von 2,50 $ auf 46,25 $ nach 12 Wochen), Bonus gleichbleibend. Variationen: a) Dauer der Abgabe der Vouchers (8 oder 12 Wochen); b) unterschiedliche Werte der Vouchers (gleichbleibend, Steigerung oder Abnahme des Wertes in verschiedenen Höhen); c) Unterschiede im Bonus-System (immer Bonus, kein Bonus, gleichbleibend hoher Bonus, erst Bonus/dann kein Bonus, unterschiedliche Bonushöhen zwischen den 5 Armen). Hinsichtlich der Gesamtanzahl negativer Urinproben und der längsten mittleren Abstinenzperiode fanden sich keine signifikanten Unterschiede zwischen den fünf Gruppen. In Bezug auf die Dauer bis zur ersten negativen Urinprobe, den Erhalt der 4-Wochen-Abstinenz während der Intervention und vor allem die Rückfallquote nach vier Wochen Abstinenz erwies sich das Schema nach Higgins et al. als überlegen. Eine langsame, kontinuierlich berechenbare Steigerung der Verstärker bei konstanten Boni ist bei Methamphetamin-Abhängigen demnach am effektivsten.

Zusammenfassend wurde Kontingenzmanagement als Interventionsmethode in einigen Studien gut angenommen (hohe Haltequoten). Die Evidenz belegt einen deutlichen Add-on-Effekt von CM als Intervention bei komplexen Entwöhnungstherapien (z. B. MATRIX), nicht jedoch bei SSRI-Behandlung. Die Studien liefern Hinweise, dass CM auch als alleinige Intervention einen Effekt haben könnte. Die Effektivität von CM fällt besonders hoch aus bei längerer Intervention und langsamer kontinuierlicher Steigerung in berechenbarer Weise sowie in Kombination mit positiver Verstärkung und Verstärkerentzug.

5.2.2.4 Kognitive Verhaltenstherapie (Cognitive-Behavioral Therapy – CBT) und Achtsamkeitsbasierte Ansätze (Acceptance and Commitment Therapy – ACT)

Methode

Kognitiv-behaviorale Therapieverfahren (KVT) wurzeln in den psychologischen Lerntheorien und der kognitiv-psychologischen Grundlagenforschung. Die KVT umfasst heute diejenige Gruppe psychotherapeutischer Ansätze, die – neben den klassischen verhaltenstherapeutischen Methoden der Konditionierung und operanten Verstärkung – den Fokus direkt auf die systematische Veränderung dysfunktionaler Wahrnehmungs-, Denk- und Einstellungsmuster (kognitive Schemata, „kognitive Fehler", „Glaubenssysteme") der Patienten legen. Die kognitive Perspektive greift dabei auf ein breites Erkenntnis- und Methodeninventar der psychologischen Grundlagen- und Anwendungsforschung zurück und schließt alle Prozesse des Wahrnehmens, Begreifens, Urteilens und Schlussfolgerns einschließlich der exekutiven Funktionen und Handlungskontrolle mit ein [174]. Die kognitive Perspektive hat in den letzten Jahrzehnten eine Vielfalt spezifischer Interventionstechniken hervorgebracht, die von einfachen Selbstkontrollverfahren (Selbstverbalisation, Selbstinstruktion, Selbstverstärkung, Gedankenstopp) über vier verschiedene Möglichkeiten der therapeutischen Veränderung von Interpretations- und Bewertungsmustern (kognitive Umstrukturierung, Reframing, Disputation, Entwicklung rationaler Alternativen) bis hin zu komplexen Therapieprogrammen und Modellen zur selbsttherapeutischen Anwendung (Problemlösetraining, Selbstmanagement) reichen. Die kognitiv-behavioralen Therapieverfahren stellen heute die bestuntersuchten und effektivsten psychotherapeutischen Methoden für ein breites Spektrum von psychischen Störungen dar. Zahlreiche Metaanalysen und systematische Reviews auf der Basis von mehreren tausend klinischen Studien belegen besonders hohe Evidenzgrade für die Wirksamkeit dieser Verfahrensgruppe in der Psychotherapie und Suchtbehandlung [175-185], sodass sie als Methode der ersten Wahl mittlerweile Eingang in die meisten psychotherapeutischen Leitlinien (auch medizinischer) Fachgesellschaften für zahlreiche Störungsbilder gefunden haben [174].

Die *Akzeptanz- und Commitmenttherapie (ACT)* stellt eine Fortentwicklung der Kognitiven Verhaltenstherapie dar („Dritte Welle"), bei der klassische verhaltenstherapeutische Techniken mit achtsamkeits- und akzeptanzbasierten Strategien und mit Interventionen zur Werteklärung und der Einbeziehung der Erklärung sprachlich-gedanklicher Prozesse („Relational Frame Theory") kombiniert werden. ACT wird bei einer Reihe von Störungen und Problemen angewendet und ist zunehmend hinsichtlich ihrer Wirksamkeit untersucht [186-193].

Evidenz

Die Evidenzlage zur Wirksamkeit von KVT in der Entwöhnungsbehandlung ist erstaunlich schwach. Es liegt nur eine randomisiert-kontrollierte Studie zu CBT aus Australien vor, die zudem im Vergleich mit Akzeptanz- und Commitmenttherapie (ACT) durchgeführt wurde.

Smout et al. (2010) untersuchten 104 Methamphetamin-Abhängige, die randomisiert der CBT- vs. der ACT-Gruppe zugeordnet wurden [158]. Alle Teilnehmer erhielten über zwölf Wochen wöchentlich je eine ACT- oder CBT-Sitzung à 60 Minuten. Als primäre Endpunkte wurden a) die Reduktion des Methamphetamin-Konsums, b) die Reduktion der Schwere der Metamphetamin-Abhängigkeit, c) die Reduktion Methamphetamin-assoziierter negativer Konsequenzen und d) die Verbesserung der Teilnahme an der Intervention gewählt. Sekundäre Endpunkte waren a) Depressivität, Verbesserung physischen und mentalen

Wohlbefindens und b) Reduktion des Konsums anderer Drogen (Haaranalyse). Von lediglich 30% der Teilnehmer in beiden Gruppen lagen Post-Interventionsdaten vor (Haltequoten nach zwölf Wochen Intervention: ACT 27,5%, CBT 32,1%). Die Teilnahmequote für mindestens vier Sitzungen CBT bzw. ACT lag bei 61,1%. Im 24-Wochen-Follow-up zeigten sich signifikante Verbesserungen in beiden Gruppen bezüglich des Methamphetamin-Konsums und der Schwere der Abhängigkeit. In der CBT-Gruppe fanden sich signifikant mehr Methamphetamin-freie Haarproben nach zwölf Wochen sowie in Woche 12 und 24 eine signifikante Reduktion negativer Konsequenzen des Methamphetamin-Konsums. In beiden Gruppen wurde im Prä-post-Vergleich eine signifikante Verbesserung bezüglich Depressivität bzw. mentalem Wohlbefinden festgestellt.

5.2.2.5 Komplexe Therapieprogramme: MATRIX und FAST

Methode

Das MATRIX-Programm wurde in den 1980er Jahren am kalifornischen MATRIX Institute on Addictions für die ambulante Entwöhnungsbehandlung von Drogen- und Alkoholabhängigkeit entwickelt und später für die Methamphetamin-Therapie spezifiziert. Das MATRIX-Manual basiert auf einem kognitiv-behavioralen Ansatz und umfasst eine Reihe von Therapiematerialien unter Einbeziehung von Interventionen zur Psychoedukation, des Motivational Interviewing, des Kontingenzmanagements, der Verhaltensmodifikation, kognitiv-behavioraler Methoden und der Familientherapie und Angehörigenarbeit [194; 195]. Das Programm beinhaltet themenspezifische Einzel- und Gruppentherapiestunden (Gruppen zur Früherholung, Rückfallprävention, sozialen Unterstützung), Familienedukation, 12-Schritte-Programm/Peer Group-Materialien, Rückfallprävention und Urintests. Inhaltlich werden folgende Themen behandelt: Substanzwirkung im Gehirn, Aspekte der Rückfallprävention, Trigger und Craving, Stadien der Erholung, Beziehung und Genesung, Alkohol und Cannabis, Emotionsregulation, 12-Schritte-Programm, Sex und Genesung, familiäre Auswirkungen der Sucht, medizinische Effekte des Stimulanziengebrauchs.

Evidenz

Zur Wirksamkeit des MATRIX-Programms in der Entwöhnungsbehandlung von Methamphetamin-Abhängigen liegen zwei RCT vor.

Rawson et al. (2004) führten einen multizentrischen zweiarmigen RCT an 978 Methamphetamin-Abhängigen in acht ambulanten Therapiezentren in den USA durch, in dem das MATRIX-Modell gegen Treatment as Usual (TAU) getestet wurde [159]. Das MATRIX-Programm wurde über 16 Wochen mit maximal 48 Klinikkontakten durchgeführt: kognitive Verhaltenstherapie in der Gruppe (36 Sitzungen), Familientherapie (12 Sitzungen), soziale Unterstützungsgruppen (4 Sitzungen), Einzelgespräche (4 Sitzungen). TAU erfolgte über 8–16 Wochen, etwas unterschiedlich in Art und Weise der Umsetzung an den acht Zentren. Alle Teilnehmer wurden wöchentlich auf Methamphetamin und andere Drogen im Urin getestet. Das Follow-up erfolgte nach sechs und zwölf Monaten. Die Gesamt-Haltequote nach sechs Monaten betrug 86%. In beiden Gruppen wurde eine signifikante Reduktion des Methamphetamin-Konsums erreicht. In der MATRIX-Gruppe gab es mehr Klinikkontakte und eine bessere Haltequote. Zudem nahmen mehr Patienten an der Intervention teil und beendeten diese regulär. Auch die Anzahl Methamphetamin-freier Urinproben war höher als bei TAU. Allerdings war MATRIX nach sechs und zwölf Monaten TAU nicht mehr überlegen. Die Effektstärken wurden in dieser Studie möglicherweise unterschätzt, da die Vergleichstherapie (TAU mit gleicher oder höherer Therapiedosis und -intensität) ungünstig gewählt war.

Perngparn et al. (2011) verglichen in einem zweiarmigen RCT das *ambulant* durchgeführte MATRIX-Modell mit einem anderen komplexen stationären Therapieprogramm (FAST) bei 135 männlichen Methamphetamin-Abhängigen in Thailand [147]. FAST (Family Alternative treatment activities, Self-help and Therapeutic Community) stellt ein intensiveres Programm dar als MATRIX. Zur Beurteilung der Effektivität beider Programme wurden Interviews/Fragebögen während der Intervention und im Follow-up nach 1, 3 und 6 Monaten nach Interventionsende eingesetzt. Während der Intervention wurde in der FAST-Gruppe eine signifikante Verbesserung von psychologischen und sozialen Funktionen sowie der Beurteilung der Behandlung festgestellt, in der MATRIX-Gruppe eine signifikante Verbesserung von psychologischen und sozialen Funktionen. Im Follow-up waren in der FAST-Gruppe nach drei Monaten 11% Rückfälle und nach sechs Monaten weitere 3,3% Rückfälle (=8,6% gesamt) zu verzeichnen. 50% der Patienten dieser Gruppe konsumierten bis zu 3-mal pro Woche Alkohol. In der MATRIX-Gruppe betrug die Rückfallrate nach drei Monaten 14%, nach sechs Monaten weitere 7% (=21%). Der Alkohol-Beikonsum (3-mal pro Woche) lag hier bei 40–68%. Im 6-Monats-Follow-up unterschieden sich die Teilnehmerraten in beiden Programmen nicht signifikant voneinander („survival rate"). Die Haltequote (6 Monate) belief sich in der FAST-Gruppe auf 65%, in der MATRIX-Gruppe auf 51%. Trotz methodischer Schwächen weist die Untersuchung darauf hin, dass eine noch intensivere Therapie im stationären Setting dem MATRIX-Ansatz überlegen sein könnte.

5.2.3 Psychotherapie in besonderen Settings: Stepped Care, Gemeindenahe Ansätze

Psychotherapeutische Interventionen zur Behandlung von Methamphetamin-Abhängigkeit in verschiedenen Settings entsprechen den oben beschriebenen Methoden, sind aber durch die jeweiligen Rahmenbedingungen mitbestimmt. Unter „Stepped Care" wird ein bedarfsgerecht abgestuftes System von Interventionsangeboten verstanden, das von initialer Problematisierung des Konsums über Aufklärung/Psychoedukation, Veränderungsmotivierung bis hin zu singulären oder komplexen Therapieangeboten im ambulanten, teilstationären oder stationären Setting reicht. „Gemeindenahe Ansätze" umfassen Versorgungskonzepte, in welchen Präventions- und Therapieangebote in der genuinen Lebensumwelt der Betroffenen gemacht werden, um möglichst alltagsnahe Veränderungen zu unterstützen (z. B. örtliche Suchtberatungsstellen, Streetworker etc.).

Evidenz

Zur Wirksamkeit *gemeindenaher Versorgungsangebote* für Methamphetamin-Abhängige liegt eine prospektive Längsschnittstudie vor, zu *Stepped-Care-Ansätzen* ebenfalls eine Beobachtungsstudie (sowie eine Pilotstudie von Kay-Lambkin et al. 2010) [196].

McKetin et al. (2012) untersuchten die Effektivität einer *gemeindenahen Versorgung* bei 461 Methamphetamin-Abhängigen in 41 Zentren in Australien [197]. Interventions- und Kontrollgruppe wiesen bezüglich Konsumdauer- und -frequenz, Abhängigkeitsgrad, i.v.-Anteil, Hafterfahrung und Major Depressionen signifikante Unterschiede auf. Von den Teilnehmern erhielten 112 eine gemeindenahe Entgiftung und 248 eine stationäre Rehabilitation, 101 Methamphetamin-Konsumierende ohne Therapie dienten als Kontrollgruppe. Die Entgiftung umfasste ca. eine Woche stationäre Therapie mit medikamentöser Behandlung von Entzugssymptomen, die stationäre Rehabilitation dauerte Wochen bis Monate und beinhaltete ein intensives multimodales Behandlungsprogramm. Endpunkte waren a) die Konsumfrequenz, b) die kontinuierliche Abstinenz und c) der Grad der Abhängigkeit. Das Follow-up erfolgte drei Monate, ein Jahr und drei Jahre nach Intervention. Die Follow-up-Raten betrugen nach drei Monaten 80%, nach einem Jahr 74% und nach drei Jahren 66%. Es zeigte sich keine stärkere Konsumreduktion durch die Entgiftungstherapie im Vergleich zur Kontrollgruppe, aber eine stärkere Reduktion des Methamphetamin-Konsums durch stationäre Therapie im Vergleich zu Kontrolle und Entgiftung (kombiniert) nach drei Monaten. Dieser Effekt schwächte sich nach einem Jahr wieder ab. Die Abstinenzraten der stationären Rehabilitation betrugen 33% nach drei Monaten, 14% nach einem Jahr und 6% nach drei Jahren vs. Kontrolle und Entgiftung (kombiniert).

McKetin et al. (2013) untersuchten multizentrisch die Effektivität eines *Stepped-Care-Ansatzes*, in dem die Intensität und Art der Interventionen an die individuelle Problematik und Ziele des Patienten angepasst wurden, bei 105 Methamphetamin-Abhängigen in Australien im Rahmen einer einarmigen Beobachtungsstudie [157]. Das *Stimulant Treatment Program (STP)* umfasste Inhalte u. a. von Motivational Interviewing, KVT und Achtsamkeit. Endpunkte waren a) Methamphetamin-Konsum, b) Beikonsum, c) Kriminalität, d) riskantes Sexualverhalten und d) Einschränkungen durch psychische und mentale Beeinträchtigungen, psychotische Symptome und Feindseligkeit. Das Follow-up erfolgte nach drei und sechs Monaten (telefonisch). Die Teilnahmequote zum Follow-up betrug nach drei Monaten 82% und nach sechs Monaten 79%. Im Ergebnis fanden sich eine signifikante Reduktion des Methamphetamin-Konsums nach drei und sechs Monaten sowie eine signifikante Reduktion mentaler Beeinträchtigungen, psychotischer Symptome und von Feindseligkeit. Es bestand keine Korrelation zwischen der Anzahl der Sitzungen bzw. Therapiedauer mit der Konsumreduktion. Hinsichtlich der Kriminalität, eines riskanten Sexualverhaltens und des Konsums anderer Drogen wurde keine Reduktion festgestellt.

5.3 Medikamentöse Postakuttherapie

5.3.1 Definition, Setting, Zielsymptomatik

Die medikamentöse postakute Behandlung kann ambulant allgemein- oder fachärztlich sowie (teil-)stationär in Akutkrankenhäusern oder Entwöhnungseinrichtungen erfolgen. Sie kann ambulante suchtspezifische Psychotherapien (Suchtberatungsstellen, ambulante Rehabilitation) unterstützen. Eine Behandlung kommt auch während des Aufenthalts in einer Justizvollzugsanstalt (JVA) in Betracht.

In Studien wurden bisher folgende Endpunkte bzw. Zielparameter untersucht:

- Reduktion der Methamphetamin-Wirkung;
- Haltequoten;
- Craving;
- kognitive Funktionen;
- Schlafqualität;
- Stimmungsverbesserung;
- Konsumreduktion;
- Abstinenzraten;
- Veränderung riskanten Sexualverhaltens.

Die Fähigkeit, eine ambulante oder stationäre Rehabilitation in der postakuten, prolongierten Entzugsphase trotz fortbestehender kognitiver und emotionaler Einschränkungen durchzuhalten, kann ein wichtiges Teilziel einer medikamentösen Behandlung sein.

Fast alle Medikamentenuntersuchungen aus den USA wurden in Kombination mit der Psychotherapieform „Kognitive Verhaltenstherapie" (CBT) nach dem MATRIX-Manual durchgeführt [194]. Die Ergebnisse zur „Haltequote" sind in diesen Untersuchungen daher besonders relevant bei vielerorts beklagter hoher Abbruchrate der Behandlungen.

Komorbide Störungen, wie anhaltende psychotische Zustände oder depressive Episoden, werden im Kapitel 6 Komorbide psychische und organische Erkrankungen behandelt.

5.3.2 Allgemeine Studienlage und Leitlinien

Im Rahmen der systematischen Recherche wurden insgesamt 58 Studien mit medikamentösen Interventionen in unterschiedlichen Settings (akut/postakut) gefunden. Es handelt sich überwiegend um randomisierte kontrollierte Studien (RCT), jedoch sind nur äußerst wenige Studienergebnisse von ausreichender methodischer Qualität. Untersucht wurden bis heute: Acetylcystein, Antidepressiva, Antiepileptika, atypische Neuroleptika, Kalziumantagonisten, Muskelrelaxanzien, Opioidantagonisten, Psychostimulanzien, Vareniclin, Cholinesterasehemmer und Citicolin.

Die letzten US-amerikanischen Leitlinien zum Substanzkonsum wurden 2006 veröffentlicht und gehen nicht auf Amphetamin oder Methamphetamin ein. Aus Australien, Kanada und Großbritannien liegen keine Leitlinien zu Methamphetamin-Konsumierenden in den hier betrachteten Therapiephasen vor.

> **Bei jeder Therapieentscheidung ist zu beachten, dass in Deutschland keines der Präparate eine Zulassung zur Behandlung bei Methamphetamin-Abhängigkeit hat (siehe Kapitel 4 Akuttherapie, Infokasten 2).**

5.3.3 Einzelne Substanzklassen

5.3.3.1 Antidepressiva

Empfehlungen	Empfehlungs-grad
5-13 Bei Patienten mit moderatem, nicht täglichem Methamphetamin-Konsum kann ein Therapieversuch mit Bupropion unternommen werden, um das Erreichen einer Abstinenz zu unterstützen. LoE 2 [198-203] Abstimmungsergebnis: 100%	⇔
5-14 Sertralin soll bei Patienten mit einer Methamphetamin-bezogenen Störung zur Abstinzenerreichung nicht eingesetzt werden. LoE 2 [101] Abstimmungsergebnis: 100%	⇓⇓

Empfehlungen	Empfehlungs-grad

5-15

Imipramin kann zur Erhöhung der Haltequote verabreicht werden.

LoE 2 [204; 205]
Abstimmungsergebnis: 92%

⇔

Evidenz

Als dopaminerg und noradrenerg wirksame Substanz (selektive Wiederaufnahmehemmung 2:1) ist das Phenetylaminderivat (Cathinon) **Bupropion** am intensivsten untersucht worden. In vier RCT wurde geprüft, inwiefern Bupropion geeignet ist, den Konsum zu reduzieren oder Abstinenzquoten zu heben [198-201]. Die Daten von zwei dieser Studien wurden Re-Analysen unterzogen [202; 203]. Zusammenfassend ergab sich bei den primären Zielvariablen kein signifikanter Effekt in Bezug auf Abstinenz und Konsumreduktion. Erst bei retrospektiver Differenzierung zwischen häufigem (> 18 Tage pro Monat) und weniger häufigem Konsum (≤ 18 Tage pro Monat) und Geschlecht zeigte sich in der 12-wöchigen Studie von Elkashef et al. für die Subgruppe von Männern mit niedrigem Konsum ein signifikanter Effekt, sofern diese mindestens eine abstinente Woche erreicht hatten [198]. In Kenntnis dieser Ergebnisse fokussierten Heinzerling et al. (2014) ihre Studie (n=84) auf Personen mit einem Konsum von ≤ 19 Tagen in den letzten 30 Tagen, also nicht täglichem Konsum in der Baseline. Die Abstinenzquoten unterschieden sich in den letzten beiden Behandlungswochen unter Bupropion im Vergleich zu Placebo jedoch nicht signifikant [201]. Bei somit widersprüchlicher Studienlage sprechen einige Studienergebnisse dafür, dass Personen mit einem Methamphetamin-Konsum an maximal 18 Tagen pro Monat unter Bupropion eher abstinent werden. Ein Therapieversuch über zwölf Wochen kann unternommen werden.

Shoptaw et al. (2006) untersuchten in einer vierarmigen Studie mit 229 Methamphetamin-Abhängigen die Wirkung von 100 mg **Sertralin** sowie von Kontingenzmanagement (CM) über zwölf Wochen [101]. Der primären Auswertung zufolge waren weder Sertralin noch CM wirksam. In einer Post-hoc-Analyse zeigten sich nachteilige Effekte von Sertralin auf Haltequote und Abstinenz. In eine explorative doppelblinde Studie zu **Paroxetin** von Piasecki et al. (2002) wurden nur 20 Probanden eingeschlossen, von welchen nur drei die Studie abschlossen [206].

Zu **Mirtazapin** vs. Placebo liegt nur eine Studie vor [207]. Sie untersuchte, inwieweit Substanzkonsum und riskantes Sexualverhalten bei Männern, die Sex mit Männern haben (MSM), über zwölf Wochen reduziert werden konnten (n=60). Der Erfolg in dieser Subgruppe war jeweils signifikant. Patienten mit einer Major Depression waren ausgeschlossen. Möglicherweise sind diese Ergebnisse. auch auf andere Subgruppen (Frauen, Heterosexuelle) übertragbar (siehe auch Abschnitt 7.3 Methamphetamin-Konsum bei Männern, die Sex mit Männern haben (MSM)]).

Der Einsatz antriebssteigernder **trizyklischer Antidepressiva (TCA)** wie **Imipramin** erbrachte in Voruntersuchungen mit 150 mg Imipramin über 180 Tage neben einer höheren Haltequote als in der 10-mg-Kontrollgruppe keine signifikanten Unterschiede [204; 205].

5.3.3.2 Sogenannte Atypische Antipsychotika

Evidenz

Zur Definition des Begriffs siehe Kapitel 4.2.2 Medikamentöse Therapie. Zu **Aripiprazol** liegt eine Studie vor (n=37), die über einen Beobachtungszeitraum von acht Wochen gegen Placebo einen überlegenen Effekt auf Haltequote und Craving, nicht aber auf die Abstinenzrate zeigte. Eingeschlossen waren nur Patienten mit remittierter Psychose [208]. Eine weitere Studie mit Probanden ohne akute psychiatrische Erkrankung in der Anamnese war negativ [105].

In einer Studie von Newton et al. (2008) zeigte sich, dass Aripiprazol in einer Dosis von über 15 mg das Verlangen nach Methamphetamin steigerte. Darüber hinaus war eine Tendenz ersichtlich, dass Aripiprazol die Wirkung der Droge verstärkte. Dieser Befund erreicht aber keine Signifikanz [107]. Eine Untersuchung bei intravenös konsumierenden Amphetamin-Abhängigen musste wegen erhöhter Rückfallrate in der Aripiprazol-Gruppe abgebrochen werden [209].

Die Aussagekraft einer vom Hersteller gesponserten Studie mit einem **Risperidon**-Depotpräparat ist aufgrund einer hoher Drop-out-Rate, einer geringen Anzahl behandelter Patienten (n=12) und offenem, nicht kontrolliertem Setting limitiert [210].

Positive Case-Reports für **Quetiapin** und **Olanzapin** in Bezug auf Craving und Konsum bei Patienten mit Methamphetamin-Psychosen lassen noch keine Beurteilung zu [211; 212].

5.3.3.3 Muskelrelaxanzien

Evidenz

Eine kontrollierte Studie mit **Baclofen** vs. Gabapentin vs. Placebo bei 88 Methamphetamin-Konsumenten über 16 Wochen ergab keinen Vorteil für Baclofen oder Gabapentin [213].

5.3.3.4 Opioidantagonisten

Evidenz

Eine experimentelle Studie zeigte nach viertägiger Vorbehandlung mit **Naltrexon** eine signifikante Reduktion des Cravings (n=30). Sie lässt aufgrund der geringen Patientenzahl und methodischer Schwächen noch keine Empfehlung zu [122].

5.3.3.5 Psychostimulanzien (Analogabehandlung)

Empfehlungen	Empfehlungs-grad
5-16 Über die akute Entzugsbehandlung hinausgehende Dopaminanaloga-Behandlungsversuche mit dem **Betäubungsmittelgesetz** unterliegen-den Substanzen (z. B. „Amphetaminsubstitution" mit retardiertem D-Amphetamin, ret. Methylphenidat mit dem Ziel der Methamphetamin-Reduktion/-Abstinenz) sollen nur im Rahmen von registrierten klinischen Studien erfolgen.	⇓⇓

LoE 2 [113; 114; 214; 215]
Abstimmungsergebnis: 100%

Empfehlungen	Empfehlungs-grad

5-17

Modafinil sollte in der Postakutphase nicht eingesetzt werden.

⇓

LoE 2 [116; 118; 119; 216; 217]
Abstimmungsergebnis: 83%

Evidenz

Zwar zeigte sich in einem kleineren RCT mit 110 mg retardiertem **D-Amphetamin** bei Methamphetamin-Abhängigen (n=49) als sekundärer Endpunkt eine Reduktion der Entzugssymptome, die Konsumreduktion nach drei Monaten unter Dexamphetamin ret. war jedoch nicht signifikant vs. Placebo. Lediglich die Haltequote war unter D-Amphetamin höher (p = 0,014). Dieser Effekt war jedoch hauptsächlich bereits in der Entzugsphase bemerkbar [113]. Auch Galloway et al. (2011) konnten in einer kleinen Untersuchung (n=60) über acht Wochen mit 60 mg retardiertem D-Amphetamin keinen signifikanten Einfluss auf die Anzahl an drogenfreien Urintests trotz signifikant reduzierten Cravings nachweisen [114].

Zwar zeigten sich in einer 10-wöchigen Behandlungsphase mit 18–58 mg ret. **Methylphenidat** bei geringerer Konsumfrequenz (10 von 30 Tagen) in der Verumgruppe signifikant weniger positive Drogenscreenings, weniger Cravings und geringere Depressions-Symptome als unter Placebo [214]. Jedoch fanden Ling et al. (2014) in einer ebenfalls 10-wöchigen Therapie mit 54 mg Methylphenidat (in Kombination mit CBT) im 14-Wochen-Follow-up keinen signifikanten Unterschied bezüglich des Methamphetamin-Konsums. Unter Methylphenidat war das Craving aber reduziert [215].

Mahoney et al. (2012), Kalechstein et al. (2010), Ghahremani et al. (2011) und Hester et al. (2010) konnten unter Therapie mit **Modafinil** in der akuten Entzugsphase teilweise einen positiven Einfluss auf Wachheit und kognitive Fähigkeiten feststellen [116; 118; 119; 216]. Unter 200–400 mg Modafinil über zwölf Wochen vs. Placebo (in Kombination mit CBT) fanden Anderson et al. (2012) jedoch keinen Unterschied bei Abstinenz, Haltequote und Craving. Obwohl diese Studie eine relativ große Patientenzahl einschloss (n=210), ist ihre Aussagekraft limitiert durch unzureichende Medikamenten-Compliance und hohe Drop-out-Raten in beiden Studienarmen. Patienten mit adäquater Medikations-Compliance schienen jedoch besser zu profitierten [217]. Insgesamt sind indirekte Stimulanzien wie Modafinil in der Postakutphase unzureichend untersucht, sie haben ein hohes Wechselwirkungsrisiko (Wirkungsverstärkung). Gegenwärtig kann daher für die Postakutphase keine Empfehlung für diese in Deutschland nicht dem BTMG unterliegenden Substanz ausgesprochen werden.

Zur Wirksamkeit von **Koffein** sind keinerlei Studien verfügbar, es wird jedoch klinisch von Patienten bei freier Verfügbarkeit als hilfreich bezüglich der Müdigkeit bewertet.

Bei Gefahr der Abhängigkeitsentwicklung stellen **Benzodiazepine** keine geeignete Medikation zur Abstinenzerreichung dar (siehe Kapitel 6 Komorbide psychische und organische Erkrankungen).

5.3.3.6　Weitere Medikamente

Evidenz

Es liegt eine positive Studie mit **Acetylcystein** zur Reduktion von Craving in einer kleinen, überwiegend männlichen Stichprobe vor (n=32) [120]. Insbesondere wegen des günstigen Nebenwirkungsprofils handelt es sich um einen Ansatz, der weiterverfolgt werden sollte. Die aktuelle Studienlage rechtfertigt noch keine Empfehlung für die Phase der Postakutbehandlung (siehe hierzu Kapitel 4.2.2.5 Akuttherapie: Weitere Medikamente).

Nach ermutigenden präklinischen Studien wurde **Ondansetron** in einem RCT untersucht. Wider Erwarten schnitt die Verumgruppe in keinem der Kriterien besser ab als Placebo [124].

Eine erste Studie zu **Topiramat** zeigte in der Re-Analyse der Daten positive Effekte. Eine Bestätigung in prospektiven Untersuchungen sollte abgewartet werden, bevor eine Empfehlung ausgesprochen werden kann (n=140) [218; 219]. Auch in einer weiteren placebokontrollierten Studie mit kleiner Fallzahl (n=62) ergaben sich Hinweise auf eine Wirksamkeit. Aufgrund des nicht unerheblichen Nebenwirkungsprofils einschließlich der Teratogenität erscheint eine Anwendung bei Konsumierenden in der Postakutphase noch nicht gerechtfertigt [123].

Zwei Studien an einer geringen Anzahl von Methamphetamin-Konsumierenden zeigten, dass **Vareniclin** die positiven Effekte des Konsums abschwächen kann [127; 128]. Ob diese Daten zu höheren Abstinenzraten führt, muss noch in größeren RCT untersucht werden.

5.3.3.7　Medikamentöse Kombinationsbehandlungen

Empfehlungen	Empfehlungs-grad
<u>5-18</u> Eine intravenöse Kombinationsbehandlung mit Flumazenil, Gabapentin und Hydroxyzin (PROMETA®) soll nicht erfolgen. LoE 2 [220] Abstimmungsergebnis: 83%	⇓⇓⇓

Evidenz

Das PROMETA®-Protokoll besteht aus Flumazenil (Gaba-Antagonist mit partial agonistischer Wirkung), dem Gaba-agonistischen Antiepileptikum Gabapentin und dem sedierenden Antihistaminikum Hydroxyzin. Diese sehr aufwändige Infusions-Kombinationstherapie wird in den USA massiv beworben. Eine 15-wöchige Studie mit 120 Methamphetamin-Konsumierenden (n=120) von Ling et al. (2012) ergab im Vergleich mit Placebo plus Hydroxyzin weder einen signifikanten Effekt bezüglich der Abstinenz (Drogenscreening) noch bezüglich selbst berichteter Abstinenz, Haltequote oder den Craving-Scores [220]. Es besteht die Gefahr gravierender Nebenwirkungen, da epileptische Anfällen ausgelöst werden können. Auf die hohe Placebo-Wirkung der Infusionsbehandlung und die Einflussnahme des Herstellers auf die Vorstudien von Urschel et al. wird hingewiesen. Gegenüber Placebo hatten Urschel et al. (2011) bei allerdings unzureichender Studiengüte (komplett fehlende Darstellung der Konsumfrequenz in den Studienarmen trotz Erhebung dieser Daten) und Sponsoring durch die Herstellerfirma noch positive Effekte bezüglich des Cravings mit höheren Abstinenzraten gefunden [125].

Eine kleine (n=31) Voruntersuchung (Grant et al. 2010) zur Kombination aus **Naltrexon und Acetylcystein** zeigte keine Vorteile gegenüber Placebo [126].

5.3.4 Phytopharmakotherapie

Zur Wirksamkeit von pflanzlichen Medikamenten bei Methamphetamin-Konsumierenden wurden keine Studien identifiziert. Jedoch sollte bei Anwendung beachtet werden, dass es zu Wechselwirkungen kommen kann. So ist zum Beispiel bei **Johanniskraut** explizit darauf hinzuweisen, dass bei gleichzeitigem Methamphetamin-Konsum die Gefahr eines serotonergen Syndroms besteht. Auch Stoffwechselinteraktionen sollten beachtet werden.

Von **Ephedrin**-haltigen und **Pseudoephedrin**-haltigen Präparaten oder Tees ist abzuraten. Die Inhaltsstoffe werden zu D-Amphetamin verstoffwechselt und sind so im Urin nachweisbar.

5.3.5 Allgemeine Hinweise zur Medikation bei Drogenkonsumierenden

Psychiater und Hausärzte fühlen sich häufig „genötigt", Medikamente zu verordnen, obwohl es hierzu keine Evidenz gibt. Die Nachfrage der Konsumierenden nach einem Medikament entspricht der süchtigen Dynamik, schließlich konnte die Zufuhr von Substanzen die Stimmung in der Vergangenheit positiv verändern. Andererseits machen viele Ärzte die klinische Erfahrung, dass durch eine Medikation der Kontakt erhalten werden kann (Haltequote) und schadensminimierende Interventionen ermöglicht bzw. eine Abstinenzmotivation aufgebaut werden können.

Um eine Gefährdung des Patienten durch eine solche nicht evidenzbasierte Therapie einzuschätzen, sollte daher der Abstinenzstatus erwogen werden:

Ambulant, nicht abstinenzmotiviert: Medikamente sollen nicht verordnet werden, um den Konsumierenden nach dem Konsum das „Runterkommen" zu erleichtern, um zum Beispiel am Montag schneller wieder fit zu sein für die Arbeit o.Ä. („Go-Pill, Stopp-Pill"). Die Verordnung jeglicher zusätzlicher Medikamente sollte ohne eine eigenständige psychiatrische Indikation möglichst unterbleiben. Neuroleptika zur Behandlung einer Psychose sollten in möglichst überdosierungssicherer Form nach klinischer Maßgabe fortgeführt werden (siehe Kapitel 4 Akuttherapie und 6 Komorbide psychische und organische Erkrankungen).

Ambulant, glaubwürdiger Abstinenzwunsch, aber unklarer Abstinenzstatus: Über die Gefahren der Wechselwirkungen und Nebenwirkungen des „Therapieversuchs" ist sorgfältig aufzuklären und eine Medikationsunterberechung bei geplantem Rückfall bzw. im Rückfall dringend zu empfehlen.

Ambulant bei gesicherter Abstinenz, bei gesicherter Abstinenz in stationärer Rehabilitation: Mit entsprechender Aufklärung über die Risiken und Nebenwirkungen – und unter Beachtung des Zulassungsstatus bzw. der BtMVV – sind im Rahmen der Therapiefreiheit bei unzureichender Studienlage Therapieversuche (meist „off-label") in der Verantwortung des Behandlers nachvollziehbar.

Bei **Schlafstörungen** nach Entzug sollen Hypnotika vermieden werden. Obwohl keine klare Evidenz vorliegt, können nach Experteneinschätzung sedierende TCA oder niedrigpotente Neuroleptika nach eingehender Aufklärung über Nebenwirkungen und Interaktionsgefahren (Serotoninsyndrom etc.) gegebenenfalls „off-label" versucht werden (Maßnahmen zur Schlafhygiene, siehe Abschnitt 6.10 Schlafstörungen).

Gegen **Craving** haben sich im klinischen Alltag niederpotente Neuroleptika wie Melneurin oder sedierende TCA wie Doxepin in einigen Fällen als hilfreich erwiesen. Doxepin hat eine allgemeine Zulassung zur Behandlung von Entzugssymptomen, im klinischen Alltag hat es sich trotz der kardialen Nebenwirkungen bewährt. Im ambulanten Setting sind Interaktionen, ein serotonerges Syndrom und Überdosierungen abzuwägen.

5.4 Weitere Therapien

In der täglichen Praxis der Suchtmedizin werden sowohl im stationären als auch im ambulanten Setting relativ häufig unterstützende therapeutische Verfahren wie Entspannungstechniken, Akupunktur, körperliche Konditionierung und Methoden der Naturheilkunde angewendet, meistens als Ergänzung standardisierter medikamentöser, psychotherapeutischer und psychosozialer Therapien. Aussagekräftige Studien und Anwendungsbeobachtungen zur Wirksamkeit all dieser Verfahren bei Konsumierenden von Stimulanzien, insbesondere bei Methamphetamin-Gebrauch, gibt es kaum.

Empfehlungen	Empfehlungs-grad
5-19 Unterstützend sollen zur Linderung von Entzugserscheinungen und Stabilisierung der Abstinenz Methoden der Sporttherapie (Trainingstherapie, körperliche Konditionierung) angeboten und vermittelt werden. LoE 2 [221-223] Abstimmungsergebnis: 100%	⇑⇑
5-20 Neurofeedback kann ergänzend zu anderen Therapien durchgeführt werden. LoE 2 [224] Abstimmungsergebnis: 82%	⇔
5-21 Ohrakupunktur (nach NADA-Protokoll) kann angeboten werden. Expertenkonsens (LoE 5), basierend auf [225] Abstimmungsergebnis: 91%	⇔
5-22 Die Anwendungen solcher unterstützender Therapien setzen entsprechende Qualifikationen der Therapeuten voraus. Expertenkonsens Abstimmungsergebnis: 100%	**Statement**

Drei methodisch fundierte Studien sprechen für die Wirksamkeit von sportlichen Trainingsprogrammen [221-223]. Demnach konnten Methoden der Sporttherapie (Trainingstherapie, körperliche Konditionierung) bei Patienten mit Methamphetamin-Abhängigkeit im Vergleich zu einem Gesundheitserziehungsprogramm bzw. Edukation einen positiven Effekt haben und Methamphetamin-Abstinenzsymptome wie depressive Verstimmungen, Craving und nicht zuletzt die für viele Patienten negativ besetzte Gewichtszunahme bei Anwendung von sportlichen Trainingsprogrammen signifikant bessern (siehe auch Kapitel 6 Komorbide psychische und organische Erkrankungen und 8 Rückfallprophylaxe) [221-223]. Neurofeedback-gestützte und suggestive bzw. hypnotherapeutische Verfahren werden vereinzelt, überwiegend im stationären Bereich, angewandt, haben sich aber insgesamt nicht durchsetzen können. Das liegt u. a. daran, dass es sich um relativ aufwändige Verfahren handelt, die sich auch nicht für alle Betroffenen eignen. Das gilt insbesondere für das Neurofeedback, für das sich am ehesten eine Wirksamkeit belegen lässt. In einer randomisierten Studie an 100 männlichen Methamphetamin-Abhängigen verbesserten sich mit Neurofeedback in Kombination mit einer psychopharmakologischen Therapie die Schwere der Abhängigkeit, psychosoziale Beschwerden und die Lebensqualität gegenüber der alleinigen Pharmakotherapie [224]. Die Methode ist nur in wenigen (meist stationären) Angeboten verfügbar und braucht spezifische apparative und personelle Voraussetzungen, die einer breiteren Anwendung entgegenstehen.

Obwohl sich zum Einsatz bei Methamphetamin-Konsumierenden keine konkreten wissenschaftlichen Studien finden, gibt es immer wieder Berichte über die Nützlichkeit der Anwendung spezieller Ohrakupunktur-Methoden („nach NADA-Protokoll") bei Suchtkranken. Für diese Akupunkturform gibt es in der Praxis auch bei Stimulanzien-Konsumierenden, insbesondere bei Kokain-Entzügen, positive Erfahrungen. Einzelfälle weisen auch auf einen möglichen Nutzen bei Methamphetamin-Abhängigen hin. Die Ohrakupunktur-Behandlung nach NADA-Protokoll gilt als ausgesprochen risikoarm hinsichtlich möglicher Nebenwirkungen und Kontraindikationen (www.nada-akupunktur.de) [225].

Auch wenn immer wieder in populären, fachfernen Medien, in Einzelfall-Darstellungen – auch im wissenschaftlichen Kontext – über mehr oder minder erfolgversprechende Heilversuche mit Methoden aus dem mannigfaltigen Spektrum der so genannten „Alternativmedizin" (in Abgrenzung zur „Schulmedizin") berichtet wird, ist die Wirksamkeit anderer Verfahren aus Expertensicht nicht hinreichend belegt.

6 Komorbide psychische und organische Erkrankungen

Willem Hamdorf, Wolf-Dietrich Braunwarth, Roland Härtel-Petri, Heribert Fleischmann, Ursula Havemann-Reinecke, Peter Jeschke, Marco R. Kesting, Winfried Looser, Stephan Mühlig, Niklas Rommel, Ingo Schäfer, Katharina Schoett

6.1 Allgemeine Behandlungsgrundsätze bei komorbiden Störungen

Komorbide psychische Störungen sind sowohl bei Methamphetamin-Konsumierenden als auch bei Klienten mit Methamphetamin-bezogenen Störungen häufig. Bei vielen Betroffenen besteht ein Zusammenhang zwischen Substanzkonsum und psychischer Störung im Sinne einer Selbstmedikation. Die Substanzwirkung des Methamphetamins wird beispielsweise zur Linderung von Symptomen depressiver Störungen sowie von Angst oder Traumafolgestörungen genutzt [1; 226]. Im Verlauf einer Methamphetamin-bezogenen Störung ist oftmals nur schwer zu erkennen, ob zuerst der Substanzkonsum oder eine psychische Störung vorlag.

Empfehlungen	Empfehlungs-grad
6-1 Eine fachspezifische Diagnostik (Differenzialdiagnostik) soll bei Verdacht auf Vorliegen von komorbiden psychischen Störungen erfolgen bzw. vermittelt werden. Expertenkonsens Abstimmungsergebnis: 100%	⇑⇑⇑
6-2 Für eine valide Diagnose komorbider psychischer Störungen bei Methamphetamin-Konsumierenden soll beachtet werden, dass die Symptome durch Substanzwirkungen oder Entzugssymptome überlagert werden können. Expertenkonsens Abstimmungsergebnis: 100%	⇑⇑⇑
6-3 Komorbide psychische Störungen sollen bei Methamphetamin-Konsumierenden im Behandlungsverlauf immer wieder auf ihre Behandlungsindikation überprüft werden. Expertenkonsens Abstimmungsergebnis: 100%	⇑⇑⇑

Empfehlungen	Empfehlungs-grad

6-4

Die Methamphetamin-bezogene Störung und komorbide Störungen sollten vorzugsweise integriert behandelt werden. Sollte dies nicht möglich
sein, sollten Behandlungselemente für beide Störungen angemessen
koordiniert werden.

⇑

Expertenkonsens
Abstimmungsergebnis: 92%

6-5

Zur Reduktion von Symptomen der komorbiden psychischen Störungen
sollen betroffenen Patienten störungsspezifische Psychotherapie-
Methoden angeboten werden.

⇑⇑⇑

LoE 2 [147; 158; 159]
Abstimmungsergebnis: 80%

6.1.1   Prävalenz

In einer Untersuchung von Salo et al. (2011) wurde die Häufigkeit komorbider psychischer
Störungen mittels SCID-Interview erfasst. Bezüglich der Lebenszeitprävalenz für einzelne
psychische Störungen fanden sich zum Teil erhebliche geschlechtsbezogene Unterschiede:
Männer litten vermehrt unter anderen Suchterkrankungen und Psychosen, während bei
Frauen häufiger affektive Störungen und Angststörungen vorkamen. Der Anteil an Angststörungen lag bei 24,3%, davon handelte es sich in 12,2% um posttraumatische Belastungsstörungen. Substanzinduzierte psychotische Störungen (23,8%) und affektive Störungen (32,3%) traten gehäuft auf. Ferner zeigte sich bei 81% der Studienteilnehmer mit Methamphetamin-bezogener Störung mindestens eine weitere substanzbezogene Störung,
z. B. bezüglich Cannabis und/oder Alkohol [227]. Vielfach sind die Betroffenen durch die
psychische Symptomatik hochgradig beeinträchtigt, sodass ein stationäres Behandlungssetting indiziert ist. Viele Patienten berichten, bereits Suizidversuche unternommen zu haben [228; 229]. Im Rahmen einer Längsschnittstudie über 8–10 Jahre mit 563
Methamphetamin-Konsumierenden zeigte sich, dass neben Heroin-Beigebrauch und intravenösem Drogenkonsum Depressivität, Ängstlichkeit, psychotische Symptome und Suizidversuche signifikante Prädiktoren für eine erhöhte Mortalität sind. Insgesamt verstarben im
Studienzeitraum 8% der Methamphetamin-Konsumierenden, wobei kardiovaskuläre Probleme, HIV-Infektion, Überdosis, Suizide und Unfälle die häufigsten Todesursachen darstellten [25]. Eine Behandlung der komorbiden psychischen Störungen kann den Verlauf einer
substanzbezogenen Störung günstig beeinflussen [230].

6.1.2 Diagnostik

Wie oben beschrieben, lässt sich eine komorbide psychische Symptomatik klinisch oftmals nicht von den Folgen des Methamphetamin-Konsums unterscheiden. Erst unter suchtmittelabstinenten Bedingungen ist eine weiterführende Diagnostik und Therapie möglich. Aufgrund dieser diagnostischen Problematik sollten komorbide psychische Störungen bei Methamphetamin-Konsumierenden im Behandlungsverlauf immer wieder auf ihre Behandlungsindikation überprüft werden. Wenn sich herausstellt, dass die komorbide psychische Symptomatik persistiert und eine Behandlungsindikation besteht, ist eine Therapie anzubieten oder der Patient entsprechend zu vermitteln.

6.1.3 Behandlung: Ziele und Settings

Der Behandlungsansatz besteht in einer umfassenden, individualisierten, wenn möglich integrativen Behandlung, mit dem Ziel einer Remission beider Störungsbilder. Störungsspezifische und evidenzbasierte Psychotherapien wurden bereits für eine Reihe von psychischen Störungen etabliert (z. B. Depression, PTSD, ADHS).

Für den weiteren Verlauf von Suchterkrankung und komorbider Störung spielt die Auswahl eines geeigneten Behandlungssettings eine wichtige Rolle. Prinzipiell kommen ambulante, ganztägig-ambulante und stationäre Behandlungssettings infrage. In der Realität des Versorgungssystems ist neben der medizinisch-psychotherapeutischen Indikation für bestimmte Settings auch deren Verfügbarkeit zu berücksichtigen. Gerade im ländlichen Bereich außerhalb der Ballungsräume sind Behandlungsangebote nicht flächendeckend verfügbar, sodass in diesen Fällen eine stationäre Behandlungsform notwendig werden kann. Zur Behandlung von Methamphetamin-bezogener Störung und komorbider psychischer Störung sind zum Teil bereits integrative Angebote vorhanden.

Diese richten sich speziell an Patienten mit Methamphetamin-bezogener Störung (oder Drogenabhängige) mit Psychose, ADHS, Trauma oder Depression. Da sie beide Störungsbilder gleichermaßen berücksichtigen, sind sie bei der Behandlungsplanung prinzipiell zu bevorzugen. Falls Behandlungen von Methamphetamin-bezogener Störung und komorbider psychischer Störung parallel oder sequenziell laufen, sind eine gute Vernetzung und Koordination der Behandlungsinhalte wesentlich für den Therapieerfolg.

6.1.4 Evidenz

Zur Behandlung von Komorbiditäten bei Patienten mit einer Methamphetamin-bezogenen Störung erfolgte eine systematische Recherche. Für folgende Indikationen wurde Evidenz gefunden: Psychosen, Depressionen, neurokognitive Störungen und Bipolare Störung. Eine systematische Übersichtsarbeit mit mittlerer methodischer Qualität untersuchte 13 Studien mit pharmakologischen und psychotherapeutischen Interventionen bei Patienten mit einer Methamphetamin-bezogenen Störung und komorbider Depression. Sowohl in diesen als auch in den weiteren vom ÄZQ recherchierten Studien wurden komorbide Störungen überwiegend nur als sekundäre Endpunkte untersucht. Da die Anzahl der Studien begrenzt und die Belastbarkeit der Ergebnisse sehr eingeschränkt ist, konnten kaum evidenzbasierte Empfehlungen abgeleitet werden. Vielfach beruhen diese auf einem Expertenkonsens. Bei jeder medikamentösen Therapieentscheidung ist zu beachten, dass in Deutschland keines der Präparate eine Zulassung zur Behandlung bei substanzbezogener Störung hat.

6.2 Komorbide Suchtstörungen

6.2.1 Klinische Relevanz und Epidemiologie

Der kombinierte Konsum von Methamphetamin und anderen psychoaktiven Substanzen ist im klinischen Alltag sehr verbreitet. Zumindest in der Gruppe der Methamphetamin-Konsumierenden mit Abhängigkeitssyndrom und/oder riskantem Konsum („heavy user", i.v.-Konsumierende) werden neben Methamphetamin regelmäßig weitere Substanzen konsumiert. Häufig liegt bei Kontaktaufnahme zum Suchthilfesystem eine substanzbezogene Komorbidität vor.

Nach den Ergebnissen der Deutschen Suchthilfestatistik erhalten Klienten/Patienten mit Störungen aufgrund des Konsums von Stimulanzien in Zusammenhang mit einer notwendig werdenden Behandlung folgende zusätzliche Missbrauchs- oder Abhängigkeitsdiagnosen: Cannabis (ambulant: 46%, stationär: 70%), Tabak (ambulant: 29%, stationär: 85%), Alkohol (ambulant: 26%, stationär: 57%), Kokain (ambulant: 10%, stationär: 26%), Halluzinogene (ambulant: 6%, stationär: 21%), Heroin (ambulant: 4%, stationär: 9%) und Benzodiazepine (ambulant: 2%, stationär: 6%) [22].

Die Datenlage zu diesem Thema ist äußerst dünn, überwiegend beruhen die hier dargestellten Aspekte auf Beobachtungen aus der klinischen Praxis. Die Erfassung dieser Komorbidität und deren Verlauf sowie therapeutische Optionen sollten zum Gegenstand weiterer Forschung gemacht werden (siehe Kapitel 10 Forschungsbedarf) [231; 232].

6.2.2 Behandlung der substanzbezogenen Komorbidität

Empfehlungen	Empfehlungs-grad
6-6 Wenn sich eine Abhängigkeit von einer oder mehreren weiteren Substanzen entwickelt hat, gelten die spezifischen Leitlinien/Empfehlungen für die aktuelle, anlassbezogene Entzugsbehandlung. Die Interaktionsgefahren sind bei der Medikation zu berücksichtigen. Expertenkonsens Abstimmungsergebnis: 100%	**Statement**

Grundsätzlich sollte eine integrierte Behandlung der komorbiden Störungen angestrebt werden (siehe Empfehlung 6-4 im Kapitel 6 Komorbide psychische und organische Erkrankungen). Für eine integrative Synchronbehandlung komorbider Substanzstörungen in der Postakuttherapie liegen den Experten keine aussagekräftigen Studien vor. In komplexen psychotherapeutischen Therapieprogrammen wie MATRIX wird auf den Polysubstanzkonsum explizit Bezug genommen [194]. Mit welchen Mitteln sich Kombinationskonsummuster psychotherapeutisch optimal behandeln/bearbeiten lassen, lässt sich derzeit nicht beurteilen und muss im Einzelfall entschieden werden.

Bei manifestem Opiat-, Benzodiazepin-, Alkohol- oder einem polyvalenten Entzugssyndrom empfehlen die Autoren, die jeweiligen substanzspezifischen Leitlinien anzuwenden.

6.2.3 Methamphetamin-Beikonsum bei Opiat-Substituierten

Empfehlungen	Empfehlungs-grad
<u>6-7</u> Der Beigebrauch von Methamphetamin in der Substitutionsbehandlung Opiatabhängiger stellt eine ernstzunehmende Komplikation der Behandlung dar und soll durch den substituierenden Arzt thematisiert und gegebenenfalls unter Einbeziehung anderer Therapeuten mit dem Patienten bearbeitet werden – mit dem langfristigen Ziel einer Beigebrauchsfreiheit von Methamphetamin.	⇧⇧⇧

Expertenkonsens
Abstimmungsergebnis: 91%

6.2.3.1 Klinische Relevanz

Die Erfahrungen in Schwerpunktpraxen der Substitution zeigen, dass in der opiatgestützten Behandlung der Opiatabhängigkeit (Methadon-/Buprenorphin/Diamorphin-/ret. Morphium-Substitution) der Beigebrauch von Psychostimulanzien häufig auftritt, mit dem Ziel der Antriebssteigerung bei hoher Substitutionsdosis, medikationsbedingtem Libidoverlust, der Selbstwertsteigerung, beispielsweise vor Kontakten mit Behörden, der Erleichterung von Beschaffungsprostitution und Beschaffungskriminalität und besonders bei i.v.-Konsumenten aus dem Wunsch heraus, einen „Kick" zu erleben.

In Regionen, in denen Methamphetamin besonders verfügbar ist und konsumiert wird und als vorwiegendes Konsum- und Abhängigkeitsmuster der Rauschmittelkonsumenten dominiert (wie in Sachsen, Nordbayern, Thüringen und zunehmend auch in Sachsen-Anhalt und Berlin), nahm die Anzahl der sich in Substitution befindlichen Patienten in den letzten Jahren deutlich ab, während sich die Zahl der Methamphetamin-Konsumenten deutlich erhöht hat. In Sachsen beträgt der Rückgang der Gesamtzahl substituierter Patienten 2011 bis 2014 über 20% [21; 233; 234].

Aus den betroffenen Regionen wird ebenfalls berichtet, dass vorher erreichte Ziele einer psychosozialen Stabilisierung mit Beginn eines Methamphetamin-Konsums rasch wieder verloren gehen. Entscheidungen über die Einschränkung der Take-Home-Verordnung oder die Einleitung stationärer Kriseninterventionen werden von Substitutionsärzten bei Methamphetamin-Beigebrauch deshalb immer wieder für erforderlich gehalten, selbst wenn akute vitale Gefährdungen nicht bestehen.

Neben den Drogentests können die typischen Gesichtsexkoriationen, ein Gewichtsverlust oder ungewöhnliche Getriebenheit den Substitutionsteams wichtige Hinweise auf akute Rückfälle geben.

Im Methamphetamin-intoxikierten Zustand werden Safer-Sex- und Safer-use-Empfehlungen als Fremd- und Eigenschutzmaßnahmen auch bei Hepatitis-C- oder HIV-Infizierten Substituierten häufig nicht mehr beachtet [235]. Auch die Gefährdungslage von minderjährigen Kindern ist bei Methamphetamin-Beikonsum während einer Opiatsubstitution zuvor stabilisierter Opiatabhängiger wieder neu zu bewerten.

Eine direkte, lebensbedrohliche Gefährdung im Rückfall entsteht, anders als bei Opiat-, Benzodiazepin- und Alkoholrückfällen, weniger durch eine Atemlähmung als durch mögliche kardiale Interaktionen (QTC-Zeit).

6.2.3.2 Intervention

Bei Patienten, die sich wegen einer Opiatabhängigkeit in der substitutionsgestützten Behandlung befinden, ist der Beikonsum von Methamphetamin daher eine ernstzunehmende Komplikation, die das Erreichen der Behandlungsziele der Substitution erheblich gefährden kann. Die in ihrer Durchführung gesetzlich umfänglich reglementierte Substitutionsbehandlung stellt Anforderungen an Patienten und Ärzte, die bei Methamphetamin-Beikonsum häufig nicht ausreichend gewährleistet werden können:

- regelmäßiges, pünktliches Erscheinen in der Praxis zur Einnahme des Substitutionsmittels unter Aufsicht;
- psychosoziale Begleitung;
- Einhalten der Hausordnung und Rahmenbedingungen;
- Mitbehandlung bei anderen Ärzten;
- Wahrnehmung von sozialen Verpflichtungen (zuverlässige Versorgung von Kindern, Einhaltung von behördlichen und gerichtlichen Terminen);
- Unterlassung des Beigebrauches selbst.

Somit besteht die Gefahr, dass durch den Beigebrauch von Methamphetamin eine Substitutionsbehandlung vorzeitig beendet wird (Abbruch durch den Arzt oder Nichterscheinen der Patienten zur Behandlung). In der Folge können Betroffene zunehmend in einen eskalierenden polytoxikomanen Substanzkonsum abgleiten, der vom Gebrauch des Methamphetamins dominiert wird. Dies kann zu einer rasanten Verschlechterung des körperlichen und psychischen Zustandes führen, mitunter auch zum Auftreten lebensgefährlicher Krisen.

Obwohl der Beikonsum von Methamphetamin bei Substitutionspatienten als gefährlicher Beikonsum einer „harten Droge" zu werten ist, mit möglicherweise ernsthaften Folgen wie Führerscheinverlust, Arbeitsunfällen, juristischen Komplikationen bis hin zu Haft, vertreten die Autoren die Meinung, dass die gelegentliche Einnahme von Methamphetamin im Einzelfall differenziert betrachtet werden und nicht zwangsläufig zu möglicherweise überstürzten Abbrüchen der Substitutionsbehandlung führen sollte, um den Konsumierenden im Suchthilfesystem zu halten, wenn vertretbar.

Die Erfahrungen in Schwerpunktpraxen der Substitution zeigen zudem, dass viele Substitutionspatienten, die langjährige Erfahrungen im Umgang mit Drogen und in der Behandlung ihrer eigenen Abhängigkeit haben, als „Meinungsbildner" für Metamphetamin-Neukonsumenten fungieren und diese vor Risikokonsum warnen oder den Zugang zum Suchthilfesystem bahnen können.

6.2.4 Metamphetamin-Konsum und Verhaltenssüchte (z. B. Spielsucht)

Empfehlungen	Empfehlungs-grad

<u>6-8</u>

In die Behandlungsplanung sollen komorbide Verhaltenssüchte wie z. B. Spielsucht einbezogen werden.

Expertenkonsens
Abstimmungsergebnis: 100%

6.2.4.1 Epidemiologie und Risikofaktoren

Es liegen bisher nur aus einer Untersuchung Daten zum Auftreten eines abhängigen oder problematischen Glücksspiels bei Methamphetamin-Konsumierenden vor [236]. Im Vergleich von 109 in den USA stationär entgifteten Patienten war bei den 32 Methamphetamin-Konsumierenden in der Studiengruppe das Auftreten von pathologischem Glückspiel mit 53% höher als bei den anderen Substanzabhängigen (29%). Die Autoren empfehlen Routinescreening auf pathologisches Spielverhalten bei Methamphetamin-Konsumierenden [236].

Eine Einteilung individuums-, umgebungs- und glücksspielbezogener Risikofaktoren für pathologisches Glücksspiel findet sich bei Hayer (2012) [237].

Unter dem Einfluss von Methamphetamin kommt es zu einem gesteigerten Selbstbewusstsein und bei chronischem Konsum zu einer gestörten Risikoabschätzung [238]. Da Konsumenten durch ein Binge-artiges Konsummuster oft mehrere Tage durchgehend wach sind, haben Spielotheken aufgrund der fast durchgehenden Öffnungszeiten eine besondere Anziehungskraft. Zudem übt das stereotype Spielen an Geldspiel-Automaten auf Menschen während des Meth-Rausches eine große Faszination aus. Ob dieses Verhalten die Entwicklung einer Spielsucht begünstigt (auch außerhalb von Meth-Konsum), wird diskutiert. Belastbare Daten gibt es dazu nicht (siehe Kapitel 10 Forschungsbedarf).

Die Behandlung der Methamphetamin-bezogenen Störung bietet einen Rahmen, auch diese teils existenzbedrohenden Verhaltenssüchte mit dem Konsumierenden zu thematisieren und zu bearbeiten.

6.3 Schizophrenien und Methamphetamin-induzierte Psychosen

Empfehlungen	Empfehlungs-grad

<u>6-9</u>

Die Pharmakotherapie komorbider psychotischer Störungen soll den anerkannten Prinzipien der Psychosetherapie folgen.

Expertenkonsens (LoE 5)
Abstimmungsergebnis: 93%

Empfehlungen	Empfehlungs-grad

6-10

Bei komorbidem Methamphetamin-Konsum im Verlauf einer Schizophrenie soll eine Negativsymptomatik als mögliches Konsummotiv im Hinblick auf die Therapie der Psychose besonders beachtet werden.

Expertenkonsens
Abstimmungsergebnis: 93%

6-11

Bei einer Methamphetamin-induzierten Psychose soll die Indikation für eine antipsychotische Therapie nach spätestens sechs Monaten überprüft werden.

Expertenkonsens (LoE 5), basierend auf [87]
Abstimmungsergebnis: 100%

6.3.1 Prävalenz

Salo et al. (2011) fanden bei 189 Methamphetamin-Abhängigen (33% Frauen) eine Lebenszeitprävalenz für Methamphetamin-induzierte Psychosen von 23,8% [227].

6.3.2 Diagnostik

Komorbide Psychosen treten im Wesentlichen als drogeninduzierte Psychosen (ICD-10: F 15.5) und als schizophrene Psychosen (F20.X) auf. Sie sind von psychotischen Symptomen während einer Intoxikation zu unterscheiden. Letztere halten nur so lange an, wie die unmittelbare sonstige Drogenwirkung erwarten lässt.

Die Abgrenzung der drogeninduzierten Psychosen – im ICD-10 als „psychotische Störung" innerhalb des Kapitels F1 „Störungen durch psychotrope Substanzen" bezeichnet – von den Schizophrenien (F.20) erfolgt durch folgende Merkmale [53]:

- Auftreten während oder unmittelbar nach Substanzgebrauch (innerhalb von 48 Stunden);

- zumindest teilweiser Rückgang innerhalb eines Monats;

- vollständige Rückbildung innerhalb von sechs Monaten.

In der Praxis ist diese Unterscheidung oft nicht möglich, da keine längerfristige Abstinenz erreicht wird. Im Behandlungsverlauf sollten jedenfalls regelmäßige toxikologische Tests durchgeführt werden.

Unter Berücksichtigung des Vulnerabilitäts-Stress-Modells der Schizophrenien kann nicht von einer strengen Dichotomie ausgegangen werden [239; 240]. Dennoch muss eine Differenzierung angestrebt werden, um unnötig lange Neuroleptika-Therapien zu vermeiden. Eine nicht mehr indizierte antidopaminerge Therapie könnte mit Effekten wie Anhedonie und Antriebsmangel Rückfälle begünstigen.

Die Unterscheidung ist am ehesten anhand der zeitlichen Beziehung zwischen Konsumepisoden und Einsetzen bzw. Abklingen der psychotischen Symptomatik möglich. Iwanami et al. (1994) untersuchten 104 Probanden mit einer Methamphetamin-assoziierten Psychose. 54 remittierten innerhalb einer Woche nach Konsumende, 17 innerhalb der zweiten Woche und sechs weitere innerhalb des ersten Monats. Bis zum Ablauf des dritten Monats hatten sich die Symptome bei zehn weiteren Teilnehmern zurückgebildet. Immerhin 17 Patienten waren länger als drei Monate psychotisch [241]. Bramness et al. (2012) resümieren, dass akute Methamphetamin-induzierte Psychosen rascher abklingen [239].

Eine klare Unterscheidung anhand des psychopathologischen Querschnittsbildes ist zurzeit noch nicht möglich.

Durch vorangegangene Methamphetamin-induzierte Psychosen erhöht sich das Risiko, dass später erneut Psychosen auftreten. Aber auch vorbekannte Schizophrenien und schizotype Störungen führen zu einer höheren Wahrscheinlichkeit psychotischer Symptome bei Amphetaminkonsum [239].

6.3.3 Therapie von Schizophrenien und Methamphetamin-induzierte Psychosen

6.3.3.1 Medikamentöse Behandlung primär schizophrener Psychosen

Bei einer primär schizophrenen Psychose (F20.X) wird eine Therapie nach veröffentlichten Leitlinien empfohlen. Die letzte, 2005 erschienene S3-Leitlinie empfiehlt auch bei komorbidem Substanzgebrauch, **atypischen Neuroleptika** den Vorzug zu geben (siehe hierzu Infokasten 2 bei Kapitel 4 Akuttherapie Abschnitt 4.2.2 Medikamentöse Therapie [112]).

Da Methamphetamin typischen Negativsymptomen wie Antriebsmangel und Rückzug entgegenwirkt, ist in manchen Fällen von einem Selbstbehandlungsversuch auszugehen. In diesem Fall können den Patienten andere Behandlungsangebote wie Antidepressiva vorgeschlagen werden. Darüber hinaus sollten weitere potenzielle Funktionalitäten des Konsums beachtet werden, etwa eine positive Beeinflussung von Ängsten oder kognitiven Einbußen.

6.3.3.2 Medikamentöse Behandlung einer Methamphetamin-induzierten Psychose

Liegt eine Methamphetamin-induzierte Psychose vor, sollte eine Beendigung des Konsums angestrebt und eine antipsychotische Pharmakotherapie eingeleitet werden. Zu dieser Situation liegen keine Leitlinien vor. Die „Guidelines for the Medical Management of Patients with Methamphetamine Induced Psychosis" der südaustralischen Behörden beziehen sich nicht auf Methamphetamin-Psychosen im oben genannten Sinn, sondern auf rasch abklingende psychotische Intoxikationssyndrome. Sie sehen vor, dass nach frustraner **Benzodiazepin**-Gabe **Olanzapin** oral oder i.m. in einer Dosis von initial 10 mg gegeben werden sollte [87].

Es wird diskutiert, ob Neuroleptika durch ihren antidopaminergen Effekt Craving und Rückfälle bei Methamphetamin-Konsumierenden begünstigen. Volkow et al. (2001) beschrieben einen Mangel an D2-Rezeptoren im orbitofrontalen Kortex in dieser Population [242]. Bramnes et al. (2012) wiesen darauf hin, dass der D2-Antagonismus bei Neuroleptika zu Anhedonie führen und damit Rückfälle begünstigen könnte [239]. Moratalla et al. (2014) erwähnen, dass Methamphetamin zu einer Reduktion dopaminerger Marker im Striatum führt und damit frühen Stadien des Morbus Parkinson ähnelt [243]. Diese Überlegungen sprechen dafür, **atypischen Antipsychotika** (AAP) den Vorzug zu geben. Außerdem sollte nach sechsmonatiger Behandlung die Indikation der Fortführung der neuroleptischen Therapie überprüft werden (siehe im Kapitel 4 Akuttherapie Abschnitt 4.2.2 Medikamentöse Therapie).

Evidenz

Die bis heute vorliegende Literatur zur medikamentösen Therapie Methamphetamin-induzierter Psychosen ergibt folgendes Bild:

Mit Überlegungen zu Anhedonie und Risiken für das extrapyramidalmotorische System begründeten Verachai et al. (2014) eine Studie, die **Haloperidol** (bis 6 mg) mit **Quetiapin** (bis 300 mg) in der Behandlung Methamphetamin-induzierter Psychosen verglich (n=80) [109]. Beide Substanzen erzielten eine hohe Remissionsquote (84,1% bzw. 88,9%), ein signifikanter Unterschied bestand jedoch nicht. Die Aussagekraft der Studie ist insoweit begrenzt, als eine klare Abgrenzung von akuten Intoxikationspsychosen gegenüber drogen-induzierten Psychosen nicht beschrieben wird. Es fällt auf, dass schon mit sehr niedrigen Dosierungen (Haloperidol 2,3 mg +/–0,8; Quetiapin 112,2 mg +/–34) erfolgreich behandelt werden konnte und die Symptomatik bei der Mehrzahl der Patienten nach acht Tagen remittiert war.

Leelahanaj et al. (2005) verglichen **Olanzapin** vs. **Haloperidol** bei 58 Patienten mit Amphetamin-induzierten Psychosen, diagnostiziert nach DSM IV. In beiden Armen wurden hohe Responseraten erreicht, jedoch waren erwartungsgemäß Unterschiede bei den Nebenwirkungen festzustellen: extrapyramidal-motorische Störungen (EPMS) bei Haloperidol, Gewichtszunahmen bei Olanzapin [108]. Zwar bestehen bei dieser Studie weniger Zweifel am Vorliegen substanzinduzierter Psychosen, es bleibt aber unklar, inwieweit diese durch Amphetamin oder Metamphetamin ausgelöst wurden.

Farnia et al. (2014) untersuchten **Risperidon** vs. **Aripiprazol** in der Therapie Amphetamin-induzierter Psychosen nach DSM IV über sechs Wochen. Dem Kontext kann entnommen werden, dass es sich bei den 53 Probanden um Methamphetamin-Konsumierende handelte. Beide AAP erzielten eine signifikante Reduktion positiver und negativer Symptome in SAPS bzw. SANS. Risperidon war bezüglich positiver Symptome signifikant überlegen. Die Vorteile von Aripiprazol in der Behandlung von Negativsymptomen waren nicht signifikant [110].

Wang et al. (2016) verglichen dieselben Präparate in derselben Indikation. Aripiprazol und Risperidon unterschieden sich nicht in ihrer guten antipsychotischen Wirksamkeit (n=42). Unter Aripiprazol waren jedoch die Rate an Nebenwirkungen höher und die Haltequote geringer [111].

Aripiprazol ist als Partialagonist am D2-Rezeptor Kandidat, Methamphetamin bei Abstinenz einerseits zu ersetzen, bei neuerlichem Konsum aber auch seine Wirkung zu antagonisieren. Sulaiman et al. (2012) untersuchten die Wirkung bei 37 Methamphetamin-Konsumierenden während der postakuten Behandlung bei drogeninduzierter Psychose vs. Placebo. Aripiprazol reduzierte den PANSS-Score – verglichen mit Placebo – im weiteren Verlauf signifikant. Die Haltequote war signifikant besser als unter Placebo, nicht aber die Abstinenzrate [244].

Seddigh et al. (2014) veröffentlichten zwei Fallstudien zu **Clozapin** bei therapieresistenten Methamphetamin-induzierten Psychosen [245]. Die beiden Patienten blieben demnach über acht bzw. neun Monate rezidivfrei und abstinent. Die Autoren verweisen auf die niedrige Affinität von Clozapin zu D2-Rezeptoren, welche bei Konsumierenden reduziert sind, bei gleichzeitig stark antiserotonerger Wirkung: „Regarding this profile, clozapine seems to overcome adrenergic and serotonergic arousal seen in methamphetamine abuse." Die beiden theoretisch gut begründeten positiven Kasuistiken legen systematische Studien zu

Clozapin bei Methamphetamin-induzierten Psychosen nahe, die allerdings wegen der bekannten Nebenwirkungen des Präparates schwer zu realisieren sein dürften.

6.3.3.3 Weitere Therapien (Elektrokunvulsionstherapie)

Evidenz

Grelotti et al. berichten 2010 kasuistisch von einer erfolgreichen Therapie einer Methamphetamin-induzierten Psychose mit einer Elektrokonvulsionstherapie (EKT), nachdem zuvor Neuroleptika versagt hatten. Sie verweisen auf die neuroprotektiven und neuroplastischen Effekte der EKT [246]. Weitere positive Kasuistiken einer EKT-Anwendung nach frustraner Neuroleptika-Behandlung veröffentlichten Ahmadi et al. 2014 und 2015 [247; 248]. Für eine Empfehlung ist diese Intervention noch nicht ausreichend untersucht.

6.4 Depressionen

Empfehlungen	Empfehlungs-grad
6-12 Die bisher verfügbaren Studien haben keine Wirksamkeit von Antidepressiva bei komorbider Depression bei Methamphetamin-bezogener Störung gezeigt. LoE 2 [97; 99-101; 198; 199; 207] Abstimmungsergebnis: 100%	**Statement**
6-13 Sertralin soll nicht zur Behandlung einer komorbiden Depressionssymptomatik bei Patienten mit einer Methamphetamin-bezogenen Störung eingesetzt werden. LoE 2 [101] Abstimmungsergebnis: 93%	⇓⇓
6-14 Zur Reduktion von Symptomen der Depression kann symptomorientiert ein Therapieversuch mit Quetiapin angeboten werden. LoE 2 [249] Abstimmungsergebnis: 89%	⇔
6-15 Zur Behandlung der Depression kann unterstützend eine Nahrungsergänzung mit Citicolin oder Kreatin im Sinne eines Heilversuches angeboten werden. Citicolin: LoE 2 [250; 251] Kreatin: LoE 3 [250] Abstimmungsergebnis: 100%	⇔

Empfehlungen	Empfehlungs-grad

6-16

Zur Reduktion von Symptomen der Depression sollen betroffene Patienten mit störungsspezifischen Psychotherapie-Ansätzen, z. B. kognitiver Verhaltenstherapie, behandelt werden.

⇑⇑⇑

LoE 2 [158; 252]
Abstimmungsergebnis: 100%

6-17

Psychoedukation soll angeboten werden.

⇑⇑⇑

LoE 2 [253]
Abstimmungsergebnis: 100%

6-18

Sport- und Bewegungstherapie soll Patienten mit einer komorbiden Depression angeboten werden.

⇑⇑⇑

LoE 2 [223]
Abstimmungsergebnis: 100%

6.4.1 Epidemiologie

Eine psychiatrische Komorbidität ist bei Methamphetamin Konsumierenden bzw. davon abhängigen Patienten häufig zu beobachten. In einer Studie mit 526 Methamphetamin-abhängigen Patienten lag bei 48% mindestens eine gleichzeitige Achse-I-Störung vor, wobei der Anteil an affektiven Störungen besonders hoch war. Frauen waren häufiger betroffen als Männer [254]. In zahlreichen Studien lag die Rate an Depressionen bei Methamphetamin Konsumierenden über 35% [100]. Bei Patienten mit Methamphetamin-induzierter Psychose wiesen in einer Querschnittsstudie sogar 48% eine Depression auf [255].

6.4.2 Klinische Relevanz

Depressionen bleiben auch nach Beendigung des Methamphetamin-Konsums über mehr als ein Jahr bestehen [256]. Möglicherweise sind sie eine Folge der diversen pharmakologischen und auch toxischen Effekte von Methamphetamin im Gehirn [242; 257]. Das gleichzeitige Vorliegen von Methamphetamin-Konsum und Depression interferiert deutlich mit dem Behandlungserfolg, zum einen bezüglich der Depression und zum anderen bezüglich des Cravings. Hierbei besteht nach der Ansicht verschiedener Autoren kein Unterschied, ob die Depression bereits prämorbid vorhanden war oder infolge des Methamphetamin-Gebrauchs entstanden ist [258]. Für die Art der Behandlungsplanung ist aber zu berücksichtigen, ob es sich um eine eigenständige Depression oder um eine Methamphetamin-induzierte Depression handelt.

6.4.3 Interventionen – Überblick

In einem Review von Hellem et al. (2015) mit mittlerer methodischer Qualität wurden insgesamt zwölf publizierte Studien, davon acht randomisierte kontrollierte Studien (RCT), zur Therapie der dualen Diagnosen „Depression" und „Methamphetamin-Abhängigkeit" analysiert [100]. Darunter waren drei mit psychologischen Interventionen, sechs zu pharmakologischen Therapien, zwei mit Kombinationen psychologischer und medikamentöser Ansätze und eine Studie mit dem Nahrungsergänzungsmittel Citicolin. Zusammenfassend kommen die Autoren dieses Reviews zu dem Schluss, dass die untersuchten Antidepressiva (5 RCT mit entweder Mirtazapin, Imipramin oder Bupropion) bezüglich der Depression ineffektiv waren. Modafinil (1 offene Studie) zeigte eine signifikante Reduktion depressiver Symptome ohne Konsumreduktion. Mit Citicolin verbesserten sich depressive Symptome um 33% (vs. 13% mit Placebo), aber es zeigte sich kein Effekt auf den Methamphetamin-Konsum (1 RCT). Die Studien mit pharmakologischen und psychotherapeutischen Kombinationen ergaben bezüglich Sertralin plus Kontingenzmanagement (CM) keinen Effekt auf die Depression (1 RCT). Mit Modafinil plus kognitiver Verhaltenstherapie (CBT) reduzierten sich die depressiven Symptome (1 einfachblinde Studie mit HIV-positiven Teilnehmern) vs. Placebo [100]. In zwei Studien mit psychologischen Interventionen bei Methamphetamin-Konsumierenden zeigten sich Hinweise auf eine Wirksamkeit von CBT bzw. eines Stepped-Care-Ansatzes im Hinblick auf die koexistierende Depression [196; 252].

Im Folgenden werden die verschiedenen Therapieoptionen im Einzelnen dargestellt:

6.4.3.1 Medikamentöse Behandlung

Zur medikamentösen Behandlung von Depressionen siehe insbesondere die systematischen Reviews von Brackins et al. (2011), Rajasingham (2012) und Hellem et al. (2015) [98; 100; 104]. Festzustellen ist, dass in den vorliegenden Studien in der Regel nicht systematisch gemäß den DSM-5-Kriterien zwischen Depression als Substanzintoxikation oder als Entzugssymptomatik oder als genuine eigenständige Depression unterschieden wird [100]. Darüber hinaus wurde bei keiner der medikamentösen Studien zur Behandlung der Depression die Einnahme der Medikamente durch Messung von Plasmaspiegeln überprüft. Auch mögliche pharmakokinetische Aspekte, wie z. B. eine erhöhte Metabolisierung von Mirtazapin oder Imipramin bei gleichzeitigem Tabakrauchen, oder Arzneimittelinteraktionen fanden keine Berücksichtigung [99; 204; 205; 207; 259]. Wie eine Metaanalyse von Christian et al. 2007 an 1.016 Metamphetamin-Abhängigen zeigte, konsumieren ca. 65–70% Methamphetamin in Form von Rauchen [260]. Es ist daher mit hoher Wahrscheinlichkeit davon auszugehen, dass diese auch in hohem Maße Tabak konsumieren. In der Gesamtschau scheinen insbesondere Serotonin-Wiederaufnahmehemmer (SSRI) keine positiven antidepressiven Wirkungen zu haben, sondern klinische Symptome der Methamphetamin-Abhängigen sogar noch zu verschlechtern. Die einzelnen Medikamente, zu denen Studien vorliegen, werden im Folgenden detailliert dargestellt:

6.4.3.2 Antidepressiva

Bupropion

Bupropion ist ein selektiver Dopamin- und Noradrenalin- (geringfügig auch Serotonin-)Wiederaufnahmehemmer (NDRI) und benötigt das CYP2B6-Enzym, damit der psychoaktive Metabolit entsteht [259]. Geprüft wurde Bupropion in drei RCT vs. Placebo (zwei im postakuten Setting: n=73, n=151, eine in der Akuttherapie: n=26). In unterschiedlichen Patientenpopulationen, das heißt mit unterschiedlichen Graden der Abhängigkeit, zeigte sich unter Bupropion 150 mg ret. zweimal täglich (300 mg pro Tag) zusammenfassend keine Reduktion von Depression und Angstzuständen. Jedoch wurden die für Bupropion bekannten Nebenwirkungen wie Insomnie, Schmerzen (Kopfschmerzen, Rückenschmerzen muskuloskelettale Schmerzen), Hochgefühl und depressive Verstimmung beobachtet [97; 100; 198; 199]. In der Studie von Shoptaw et al. (2008) wurde über zwölf Wochen zusätzlich die Teilnahme an Kontingenzmanagement (CM) und CBT angeboten. Im Durchschnitt wurden nur 4–5 CBT-Sitzungen besucht, und nur ca. 35% der Teilnehmer blieben bis Woche 12 in der placebokontrollierten Studie. Es zeigte sich kein signifikanter Unterschied bezüglich depressiver Symptome [199]. Auch die Kombination von dreimal wöchentlicher Gruppentherapie (MATRIX) mit Bupropion 150 mg ret. zweimal täglich in einem zweiarmigen Studiendesign über zwölf Wochen erbrachte keine Besserung der Depression, gemessen als sekundäre Variable [198].

Duloxetin

In einer experimentellen humanen doppelblinden In-vitro- und In-vivo-Laborstudie mit Crossover-Design wurde bei 16 Patienten gezeigt, dass Duloxetin die Freisetzung von Serotonin und Noradrenalin und die subjektiven Gefühle, die durch MDMA (3.4-Methylenedioxy-metamphetamin) erzeugt worden waren, hemmte [261]. Es wird postuliert, dass Duloxetin hilfreich in der Behandlung von Psychostimulanzien-Abhängigkeit sein könnte. Es gibt aber bisher keine Studie zur Behandlung von Depressionen bei Methamphetamin-Abhängigkeit mit Duloxetin.

Imipramin

Zwei doppelblinde RCT von Galloway et al. (1994; 1996) bei insgesamt 64 Methamphetamin-Abhängigen mit verschiedenen Dosierungen von Imipramin bis 150 mg über 26 Wochen ergaben keinen Effekt auf die Depression dieser Patienten. Allerdings wurde in beiden Studien die den Imipramin-Plasmaspiegel beeinflussende Variable Tabakrauchen nicht berücksichtigt [204; 205].

Mirtazapin

Mirtazapin wurde in zwei placebokontrollierten RCT geprüft. Eine größere erfolgte im postakuten Setting (n=60; ausschließlich MSM) für zwölf Wochen mit 30 mg pro Tag, eine kleinere im akuten Setting während der Entzugsbehandlung mit 30 mg pro Tag für 14 Tage (n=31). Beide Untersuchungen zeigten in den sekundären Endpunkten keine Symptomverbesserung (u. a. Schlafdauer, Ängstlichkeit, Depressivität) [99; 207]. Da hier allerdings Patienten mit Major-Depressionen ausgeschlossen waren, wurde möglicherweise auch kein Effekt bezüglich der Komorbidität gesehen [207]. Auch ist in beiden Studien die Dosis von 30 mg eher gering. Zudem ist nicht angegeben, ob die Patienten Tabakraucher waren. Es gab keine signifikanten Unterschiede bei der Häufigkeit von Nebenwirkungen und der Zahl der Therapieabbrüche aufgrund unerwünschter Ereignisse. Dokumentiert wurden als häufige Nebenwirkungen unter Mirtazapin: Schläfrigkeit, Appetitsteigerung und Gewichtszunahme (siehe auch [98]).

Sertralin (± Kontingenzmanagement)

Das Antidepressivum Sertralin hemmt die Wiederaufnahme von Serotonin, Noradrenalin und Dopamin. Eine randomisierte placebokontrollierte Studie (n=229) mit einem vierarmigen Design über zwölf Wochen (Sertralin 50 mg zweimal täglich) mit und ohne Kontingenzmanagement, CM) und mit retrospektiver Subgruppenanalyse (n=18) im postakuten Setting zeigte, dass Sertralin (± CM) nicht zu einer Besserung der Depression führte [101; 262; 262]. Jedoch traten bei den mit Sertralin behandelten Patienten im Vergleich zu Placebo signifikant mehr unerwünschte Nebenwirkungen auf, wie vor allem Übelkeit, sexuelle Dysfunktion, gastrointestinale und anticholinerge Symptome. Möglicherweise bedingte dieser Effekt auch die signifikant schlechtere Haltequote (p < 0,001) und geringere Inanspruchnahme von Rückfallprophylaxe (p = 0,014). Die Dosierung von Sertralin betrug 50 mg zweimal täglich. Es ist unklar, ob die zweite Sertralin-Dosis abends gegeben wurde. Unter diesen Bedingungen wären allerdings vermehrt Nebenwirkungen zu erwarten. In der Post-hoc-Analyse fanden sich unter Sertralin eine Erhöhung des Methamphetamin-Konsums und eine geringere Abstinenz. In allen vier Gruppen hatten sich die Depressionen in Woche 14 signifikant um 9 Punkte im BDI gebessert.

6.4.3.3 Neuroleptika

Aripiprazol

Eine kleine doppelblinde Phase-I-Studie von Newton et al. (2008) bei Methamphetamin-Abhängigen mit 15 mg Aripiprazol oral (n=16) und zeitweilig 30 mg für die initiale Evaluation von Sicherheit zeigte vs. Placebo keine signifikanten Unterschiede bei Depression, Stimmung und psychiatrischen Symptomen [107]. Aripiprazol hatte keinen signifikanten Effekt auf Craving. Unter Aripiprazol wurden häufiger Akathisie, Tremor und Unruhe beobachtet (siehe dazu auch [104]).

Quetiapin

In einer randomisierten doppelblinden Studie mit 96 Patienten mit Bipolarer Störung und Kokain- (62,5%) oder Methamphetamin-Abhängigkeit (37,5%) wurden über zwölf Wochen Quetiapin und Risperidon verglichen [249]. Hierbei ist zu berücksichtigen, dass Quetiapin im Gegensatz zu Risperidon auch zur Behandlung und Rückfallprophylaxe einer Depression bei Bipolaren Störungen zugelassen ist. Detaillierte Angaben zum Studiendesign und zu den Patientencharakteristika finden sich in Kapitel 6.5 Bipolare Störung. Die primären Endpunkte zeigten eine signifikante Reduktion manischer und depressiver Symptome von Baseline bis Studienende bei beiden Substanzen (jeweils p < 0,0005), jedoch keinen Unterschied zwischen beiden Therapien bezüglich der Stimmungsverbesserung. Ein Langzeit-Follow-up war aufgrund hoher Drop-out-Rate in beiden Gruppen nicht möglich. Es gab keine Therapieabbrüche aufgrund von unerwünschten Wirkungen. Die Studie war von AstraZeneca finanziert. Es gibt keine entsprechende Studie zur Behandlung einer Depression bei Methamphetamin-bezogenen Störungen unabhängig von Bipolaren Störungen.

6.4.3.4 Psychostimulanzien

Modafinil

Eine randomisierte doppelblinde placebokontrollierte Studie bei 71 Methamphetamin-Abhängigen mit zwölfwöchiger Behandlung mit 400 mg Modafinil pro Tag, CM und wöchentlicher CBT erbrachte bezüglich depressiver Symptome als sekundär gemessener Variable bei vergleichbarer Haltequote (Drop-out-Rate > 50%) keine signifikanten Unterschiede zu Placebo [263]. In einer kleinen Pilotstudie (n=13) mit 50 bis maximal 100 mg Modafinil plus CBT mit Beobachtung über 18 Monate zeigten sich Hinweise auf einen positiven Effekt der Kombination von Medikation und Psychotherapie auf die Depression bei Patienten mit höheren BDI-Ausgangswerten [264]. Eine generelle Aussage ist aber aufgrund der kleinen Fallzahl nicht möglich.

Methylphenidat

In einer ambulanten randomisierten doppelblinden placebokontrollierten Studie (n=56) im Iran erhielten Methamphetamin-Abhängige mit diagnostizierter Depression ohne andere psychiatrische Komorbiditäten Methylphenidat ret. in ansteigender Dosierung (Woche 1: 18 mg, ab Woche 3: bis 54 mg pro Tag) über zehn Wochen. Diese Patienten zeigten eine signifikante Verbesserung der Depression, gemessen als sekundäre Variable [214]. Allerdings waren möglicherweise unter diesem Kollektiv auch Patienten mit Opioid-Abhängigkeit, da die Einnahme von Methadon kein Ausschlussgrund war. Darüber hinaus ist die Aussagekraft der Ergebnisse eingeschränkt durch die geringe Patientenzahl. Eine Effektivität von Methylphenidat über zehn Wochen hinaus ist unklar. Ferner ist in Deutschland eine Behandlung mit Methylphenidat bei Patienten mit einer mindestens dualen Abhängigkeit (Methamphetamin und Opioide) besonders unter betäubungsmittelrechtlichen Gesichtspunkten nicht erlaubt. Siehe hierzu auch die ausführlichen Darlegungen im Kapitel 6.9 ADHS.

6.4.3.5 GABAerge Substanzen/Antikonvulsiva

Baclofen und Gabapentin

In einer randomisierten doppelblinden Studie mit dreiarmigem Design wurden Baclofen und Gabapentin vs. Placebo über 16 Wochen bei 88 Methamphetamin-Abhängigen ambulant untersucht (Baclofen 20 mg dreimal täglich; Gabapentin 800 mg dreimal täglich) [213]. Zusätzlich erhielten alle Patienten eine psychosoziale Beratung (MATRIX), die von ca. 55–60% der Patienten aus allen drei Gruppen mit besucht wurde. Es zeigte sich kein Effekt auf Depressivität (Trend zugunsten von Baclofen), gemessen als sekundäre Variable. Es gab einen Therapieabbruch aufgrund von Schwindel unter Baclofen. Häufigste moderat ausgeprägte Nebenwirkungen unter Baclofen waren Grippesymptomatik, Schmerzen, Kopfschmerzen, nasale Verstopfung und Zahnschmerzen. Die Unterschiede waren nicht signifikant, allerdings waren die Angaben zur Verträglichkeit nicht detailliert. Es handelt sich um eine Studie mit relativ geringer Patientenzahl, hoher Drop-out-Rate und inkonsistenten Angaben zur Adhärenz (siehe auch [98]).

Topiramat

Eine multizentrische randomisierte doppelblinde placebokontrollierte Studie von Elkashef et al. (2012) evaluierte Topiramat bei 140 Methamphetamin-abhängigen Konsumierenden über 13 Wochen. Die Minimaldosis betrug 50 mg pro Tag und die Zieldosis 200 mg pro Tag, diese wurde aber relativ häufig nicht erreicht. Bei vergleichbarer Compliance von ca. 70% (Woche 6) zeigte sich kein signifikanter Effekt auf die sekundäre Variable „Depression" [218]. Es gibt keine detaillierten Angaben zur Verträglichkeit, jedoch wurde bis zur Dosis von 200 mg pro Tag allgemein eine gute Verträglichkeit berichtet. Topiramat ist ein milder Karbonanhydrasehemmer und kann daher den Metabolismus von Methamphetamin und die Ausscheidung im Urin in dem Sinne beeinflussen, dass die Methamphetamin-Plasmakonzentration unter Topiramat leicht ansteigt.

6.4.3.6   Acetylcholinesterase-Hemmer

Rivastigmin

In einer kleinen doppelblinden placebokontrollierten Studie an 23 Methamphetamin-Abhängigen wurde über 14 Tage die Verträglichkeit von Rivastigmin in Kombination mit Methamphetamin untersucht und u. a. die Wirkung auf die Stimmung gemessen. Es konnte unter diesen Bedingungen kein Effekt auf die Stimmung gefunden werden [265].

6.4.3.7   Nahrungsergänzungsmittel

Kreatin

In einer Pilotstudie von Hellem et al. (2015) wurden multizentrisch 14 Frauen mit Depressionen und Methamphetamin-Abhängigkeit über acht Wochen mit 5 g pro Tag oral Kreatinmonohydrat als Nahrungsergänzung behandelt (Minimum 50 mg pro Tag) [250]. Hintergrund der Studie sind Daten, die zeigen, dass reduzierte Gehirnphosphokreatin-Konzentrationen mit therapieresistenter Depression assoziiert und diese auch bei Methamphetamin-Konsumenten reduziert sind [266]. Die Daten dieser kleinen Studie zeigen bei geringer Fallzahl, verteilt über acht Zentren, signifikant verbesserte depressive und Angst-Symptome, gemessen im HAMD und BAI. Als Nebenwirkungen traten vereinzelt gastrointestinale Symptome und muskuläre Krämpfe auf.

Citicolin

Citicolin ist eine natürlich vorkommende Verbindung, die als Nahrungsergänzungsmittel in den USA, aber auch in Deutschland verkauft wird. CDP-Cholin, auch Citicolin genannt, ist ein Zwischenprodukt in der Synthese von Phosphatidylcholin aus Cholin. Cholin wird im Gehirn zur Herstellung des Neurotransmitters Acetylcholin und der essenziellen Membranbestandteile Phosphatidylcholin und Sphingomyelin benötigt. Citicolin erhöht den Phospholipideinbau in die Membranen, erhöht die Synthese von strukturellen Phospholipiden und auch die Noradrenalin-, Dopamin- und Serotoninspiegel in verschiedenen Hirnregionen. Citicolin werden neuroprotektive und kognitiv verbessernde Eigenschaften zugeschrieben. Ein Cochrane-Review berichtet, dass Citicolin im Vergleich zu Placebo signifikant stärker die kognitive Leistung bei Patienten mit vaskulärer Demenz verbesserte [267; 268]. In einer randomisierten placebokontrollierten Studie an 60 Methamphetamin-Abhängigen mit bipolarer oder unipolarer Störung zeigte 2000 mg Citicolin pro Tag über zwölf Wochen bei guter Verträglichkeit eine signifikante Verbesserung der Depression ohne Verbesserung der kognitiven Funktionen [251].

6.4.3.8 Psychotherapie und psychosoziale Therapie

Psychotherapie

Hellem et al. (2015) kamen in ihrem systematischen Review auf der Basis von drei psychologischen (Kurzintervention + MI/CBT; CBT vs. CM vs. CBT+CM vs. Gay-spezifische CBT; CBT/MI) und zwei kombiniert psychologisch-pharmakologischen Studien (Sertralin + CM vs. Sertralin vs. CM vs. Placebo; Modafinil + CBT) zu dem Schluss, dass diese Interventionen bei den gleichzeitigen Diagnosen von Methamphetamin-bezogener Störung und Depression kaum effektiv sind [100; 101; 196; 252]. Der Review weist allerdings auf die erheblichen methodischen Einschränkungen der zugrunde liegenden Einzelstudien hin, die die Aussagekraft limitieren. Zudem sind die Ergebnisse der Einzelstudien missverständlich dargestellt: So zeigte sich in der Studie von Peck et al. (2005) bei 162 homo- und bisexuellen männlichen Methamphetamin-Konsumierenden mit überwiegend leichter Depressionssymptomatik bei allen vier untersuchten Interventionen (CM vs. CBT + CM vs. Gay-spezifische CBT) im Verlauf eine signifikante Besserung der depressiven Symptomatik im Vergleich zu Studienbeginn, die im ersten Monat am stärksten ausgeprägt war. Allerdings unterschieden sich die einzelnen Interventionen nicht in ihrer Wirksamkeit. Die Raten der Teilnahme an den unterschiedlichen Interventionen lagen zwischen 41% und 74% [252].

Ein anderer RCT untersuchte CM als psychotherapeutische Intervention (Sertralin plus CM vs. Sertralin vs. CM vs. Placebo), dort konnten bezüglich des Effekts auf die Depression keine Unterschiede zwischen allen vier Armen festgestellt werden [101].

Daraus zu schließen, es fehle an Evidenz für die Wirksamkeit psychotherapeutischer Ansätze bei Methamphetamin-bezogener Störung und komorbider Depression, erscheint fragwürdig.

Zudem belegt eine weitere zweiarmige randomisierte Studie (von Smout et al. [2010]), die nicht in dem Review eingeschlossen war, einen Effekt psychotherapeutischer Verfahren: Hier wurden 104 Methamphetamin-Abhängige (78% i.v.-Drogenkonsum) mit CBT vs. Akzeptanz- und Commitmenttherapie (ACT) über zwölf Wochen wöchentlich mit 60 Minuten ACT oder CBT à 60 Minuten ambulant behandelt [158]. Ein Follow-up wurde nach 24 Wochen durchgeführt. Es zeigten sich in beiden Armen eine Reduktion und eine signifikante Verbesserung hinsichtlich der selbst berichteten Symptome von Depression sowie des physischen und mentalen Wohlbefindens. Zwischen ACT und CBT konnte bezüglich aller erhobenen Daten im Verlauf kein signifikanter Unterschied gefunden werden.

6.4.3.9 Edukation

In einem thailändischen RCT wurde peerbasierte Edukation bei jungen Probanden im Alter von 18–25 Jahren untersucht [253], eine detaillierte Beschreibung findet sich in den Abschnitten 4.2.3 Psychotherapeutische Verfahren und 7.3 Methamphetamin-Konsum bei Männern, die Sex mit Männern haben (MSM). Es wurden jeweils sieben Sitzungen à 2 Stunden zweimal wöchentlich mit 8–12 Teilnehmern durchgeführt. Die Inhalte der Edukation waren: kritisches Hinterfragen des Methamphetamin-Konsums, Sexualverhalten und sexuell übertragbare Infektionen. Als primärer Endpunkt wurden die depressiven Symptome nach CES-D gemessen. Das Follow-up erfolgte nach drei, sechs, neun und zwölf Monaten. Es zeigte sich eine signifikante Reduktion des CES-D-Scores bei den Teilnehmern in der Interventionsgruppe innerhalb von zwölf Monaten (Intervention: 20,0 vs. 15,7; p < 0,0001; Kontrolle: 18,3 vs. 17,9; p = 0,489), ein Effekt, der bei den Netzwerkpartnern (Sexualpartner oder Partner aus dem Drogenmilieu) weniger ausgeprägt war.

6.4.3.10 Sport

138 neu abstinente, überwiegend männliche Methamphetamin-Abhängige wurden in einer zweiarmigen randomisierten Studie jeweils acht Wochen mit einem Sportprogramm oder einem Gesundheits-Erziehungsprogramm (Kontrolle) im unmittelbaren Wohnumfeld der Betroffenen behandelt [223]. Das angeleitete Sportprogramm wurde dreimal wöchentlich für 60 Minuten durchgeführt und beinhaltete Aerobic und Kräftigung. Das gesundheitliche Erziehungsprogramm fand ebenfalls dreimal wöchentlich statt. Mit beiden Programmen reduzierten sich im Verlauf Depressions- und Angstsymptome, gemessen mittels BDI und der BAI (selbst berichtet). Das Sportprogramm reduzierte die Depressions- und Angstsymptome im Vergleich zur Kontrolle jedoch signifikant stärker. Die Häufigkeit der Teilnahme korrelierte bei beiden Gruppen mit der Besserung der Depressions- und Angstsymptome. Patienten im Gesundheitserziehungsprogramm erhielten auch Schulungen zum Stressabbau, dies hatte möglicherweise auch Auswirkungen auf die Reduktion der Symptome.

6.5 Bipolare Störung

Empfehlungen	Empfehlungs-grad

6-19

Zur Behandlung der Bipolaren Störung kann sowohl für die depressiven als auch die manischen Symptome ein Therapieversuch mit Quetiapin oder Risperidon empfohlen werden.   ⇔

LoE 2 [249]
Abstimmungsergebnis: 100%

6-20

Zur Behandlung der Bipolaren Störung kann bei depressiven Symptomen unterstützend eine Nahrungsergänzung mit Citicolin (oder Kreatin) im Sinne eine Heilversuches angeboten werden.   ⇔

Citicolin: LoE 2 [251]
Kreatin: Expertenkonsens (LoE 5), basierend auf [250]
Abstimmungsergebnis: 100%

6-21

Zur Behandlung der Bipolaren Störung sollen betroffene Patienten z .B. zur Reduktion von Symptomen der Depression mit störungsspezifischen Psychotherapie-Ansätzen, z. B. kognitiver Verhaltenstherapie, behandelt werden.   ⇑⇑⇑

LoE 2 [158; 252]
Abstimmungsergebnis 100%

6-22

Psychoedukation soll angeboten werden.   ⇑⇑⇑

LoE 2 [253]
Abstimmungsergebnis: 100%

Empfehlungen	Empfehlungs-grad

6-23

Sport- und Bewegungstherapie soll Patienten mit komorbider Bipolarer Störung angeboten werden.

Expertenkonsens (LoE 5), basierend auf [223]
Abstimmungsergebnis: 100%

6.5.1 Risikofaktoren

In einer Querschnittsuntersuchung in Malaysia wurden Risikofaktoren und Faktoren untersucht, die mit Methamphetamin-Konsum bei Methamphetamin-abhängigen Patienten und Psychosen dieser Patienten assoziiert sind. Hier fanden sich als wichtige Faktoren die Komorbidität einer depressiven Störung mit einer Odds ratio (OR) von 7,18, die Bipolare Störung mit einer OR = 13,81 sowie eine antisoziale Persönlichkeitsstörung mit einer OR = 12,61 [269]. Bipolare Störungen sind also bei Methamphetamin-Abhängigen keine seltene psychiatrisch komorbide Störung. Auch in einer Studie im Iran hatten von 121 Patienten, bei denen im letzten halben Jahr anamnestisch eine Methamphetamin-induzierte Psychose dokumentiert worden war, 16,5% der Patienten eine bipolar-affektive Störung [255].

Es gibt Hinweise darauf, dass Patienten mit Bipolarer Störung aus Angst vor einem möglichen Shift in die Depression Stimulanzien nutzen, um submanische oder sogar manische Symptome zu stärken [270]. Ein weiterer Grund für die Einnahme von Amphetaminen kann der Versuch sein, auf diese Weise die Gewichtszunahme durch die Psychopharmaka zur Behandlung der bipolar-affektiven Störung „besser beherrschen" zu können sowie das sexuelle Erleben zu steigern. Die Kombination von Manie und Methamphetamin-Konsum kann zu besonders riskantem Verhalten führen.

Therapeutische Studien zur Behandlung dieser Hochrisiko-Patientengruppe sind aber kaum vorhanden.

6.5.2 Medikamentöse Behandlung

6.5.2.1 Neuroleptika

Quetiapin und Risperidon

In einer randomisierten doppelblinden Studie mit 96 Patienten mit Bipolarer Störung und Kokain- (62,5%) oder Methamphetamin-Abhängigkeit (37,5%) wurden über zwölf Wochen Quetiapin und Risperidon verglichen [249]. Beide Medikamente wurden in ansteigender Dosierung gegeben, die Maximaldosis für Quetiapin lag bei 600 mg pro Tag und für Risperidon bei 6 mg pro Tag. Psychosoziale Therapie war erlaubt. Es wurden Patienten mit Bipolar-I- und Bipolar-II-Störung und hypomanischer, manischer Episode oder Mischzustand (YMRS) mit Methamphetamin-Abhängigkeit eingeschlossen. Patienten mit substanzinduzierter Stimmungsstörung (DSM-IV) wurden ausgeschlossen. 85% erhielten CBT. Ein primärer Endpunkt war die Verbesserung der Bipolaren Störung (YMRS, IDS-C30). Der überwiegende Teil der Patienten (ca. 85%) litt an einer Bipolar-I-Störung. Die Dauer der bipolaren Erkrankung betrug durchschnittlich 24 Jahre. Besonders häufige psychiatrische Komorbiditäten waren posttraumatische Belastungsstörungen (PTSD) (36%) und Zwangsstörung

(20%). 50% der Patienten hatten eine psychiatrische Komedikation. Die Auswertung zeigte eine signifikante Reduktion manischer und depressiver Symptome von Baseline bis Studienende bei beiden Substanzen (jeweils p < 0,0005), jedoch keinen Unterschied zwischen beiden Therapien bezüglich der Stimmungsverbesserung (p = 0,26), Craving (p = 0,69). Ein Langzeit-Follow-up war aufgrund hoher Drop-out-Rate in beiden Gruppen nicht möglich. Es gab keine Therapieabbrüche aufgrund von unerwünschten Wirkungen. Die Studie war von AstraZeneca finanziert.

6.5.2.2 Nahrungsergänzungsmittel

Citicolin

In einer randomisierten placebokontrollierten Studie an 60 Methamphetamin-Abhängigen mit Bipolarer oder unipolarer Störung besserte sich unter 2000 mg Citicolin pro Tag über zwölf Wochen bei guter Verträglichkeit die Depression signifikant. Eine Verbesserung der kognitiven Funktionen wurde nicht festgestellt [251]. (Detaillierte Informationen zum Wirkstoff Citicolin finden sich in Abschnitt 6.4 Depressionen.)

Kreatin

In einer Pilotstudie wurden multizentrisch 14 Frauen mit Depressionen und Methamphetamin-Abhängigkeit über acht Wochen mit 5 g pro Tag oral Kreatinmonohydrat behandelt (Minimum 50 mg pro Tag) [250]. Die Daten zeigen bei geringer Fallzahl signifikant klinisch relevant verbesserte depressive und Angst-Symptome, gemessen im HAMD und BAI. Als Nebenwirkungen traten vereinzelt gastrointestinale Symptome und muskuläre Krämpfe auf.

6.5.3 Psychosoziale Therapie und Psychotherapie

In einem systematischen Review wurden verschiedene Interventionen im Hinblick auf ihre Wirksamkeit bei Methamphetamin-Abhängigkeit und komorbider Depression untersucht (siehe Abschnitt 6.4 Depressionen) [100; 196]. Die Übertragbarkeit der Daten auf Patienten mit Methamphetamin-bezogener Störung und komorbider Bipolarer Störung ist nicht gesichert. Dies gilt ebenso für die Ergebnisse einer Studie zur peerbasierten Edukation, eine detaillierte Beschreibung findet sich in den Abschnitten 5.2 Psychotherapeutische Interventionen und 7.3 Methamphetamin-Konsum bei Männern, die Sex mit Männern haben (MSM) [253].

Weiss et al. konzipierten ein 20-stündiges Programm zur psychotherapeutischen Synchronbehandlung von Patienten mit Bipolarer Störung und komorbider Substanzkonsumstörungen, das die spezifischen Probleme dieser Doppeldiagnose und die Interdependenzen zwischen den Symptomatiken (z. B. Substanzkonsum zur Regulation der depressiven vs. manischen Symptomatik sowie manische Symptome als Auslöser für Risikokonsum) explizit berücksichtigt und gezielt therapeutisch angeht. Dieses Programm wurde in einer Pilotstudie und einem RCT erfolgreich evaluiert [271-274].

6.5.4 Sport

Eine randomisierte Studie mit 138 neu abstinenten, überwiegend männlichen Methamphetamin-Abhängigen zeigte, dass ein regelmäßiges Sportprogramm über acht Wochen Depressions- und Angstsymptome im Vergleich zu einem Gesundheits-Erziehungsprogramm signifikant reduzierte. [223]. Die Häufigkeit der Teilnahme korrelierte mit der Besserung der Depressions- und Angstsymptome. Eine genaue Beschreibung der Studie findet sich im

Abschnitt 6.4 Depressionen. Auch wenn in dieser Studie keine Teilnehmer mit einer Bipolaren Störung eingeschlossen waren, scheint eine Übertragbarkeit gegeben.

6.6 Angststörungen

Empfehlungen	Empfehlungs-grad

6-24

Patienten mit einer Methamphetamin-bezogenen Störung und einer komorbiden Angststörung soll eine Behandlung entsprechend der S3-Leitlinie „Angststörungen" angeboten werden.

⇑⇑⇑

Expertenkonsens (LoE 5), basierend auf [275]
Abstimmungsergebnis: 93%

6-25

Sport- und Bewegungstherapie soll Patienten mit einer komorbiden Angststörung angeboten werden.

⇑⇑⇑

LoE 2 [223]
Abstimmungsergebnis: 93%

6.6.1 Prävalenz

Angststörungen gehören zu den häufigsten komorbiden psychischen Störungen bei Patienten mit Methamphetamin-bezogener Störung [2; 276-278]. In der bereits genannten Untersuchung von Salo et al. (2011) wurde bei 24,3% der Untersuchten eine Angststörung (Lebenszeitprävalenz) ermittelt. Neben posttraumatischen Belastungsstörungen (siehe Abschnitt 6.7 Traumafolgestörungen, Posttraumatische Belastungsstörung (PTBS)) waren auch generalisierte Angststörungen (7,4%), Zwangsstörungen (3,7%), Panikstörungen mit und ohne Agoraphobie (je 2,6%) sowie Konversionsstörungen (1,1%) vorhanden [227]. Angstsymptome zeigen sich bei Klienten mit Methamphetamin-bezogener Störung u. a. als Teil einer Intoxikation oder eines Entzugs (siehe Kapitel 4 Akuttherapie). Oftmals persistiert die Angstsymptomatik jedoch nach Beendigung des Konsums. Angststörungen waren dabei mit einem schlechten Ansprechen auf die Suchtbehandlung, vermehrter Inanspruchnahme von Behandlung und höherer psychischer Symptombelastung assoziiert [254; 279]. Eine erfolgreiche Angstbehandlung ist an eine Entaktualisierung der Suchterkrankung gebunden. Zum therapeutischen Vorgehen bei Diagnostik und Therapie der Angsterkrankung sei an dieser Stelle auf die S3-Leitlinie „Behandlung von Angststörungen" verwiesen [275].

6.6.2 Therapie von Angststörungen

6.6.2.1 Medikamentöse Behandlung

Evidenz

Im Rahmen von placebokontrollierten Therapiestudien wurden die Wirkstoffe **Mirtazapin** im Entzug über zwölf Wochen und **Bupropion** bei Probanden mit Methamphetamin-bezogener Störung geprüft [97; 99]. Eine Reduktion von Ängstlichkeit konnte nicht nachgewiesen werden. Einschränkend muss angemerkt werden, dass diese Studien neben den erheblichen methodischen Schwächen eine kleine Fallzahl von Patienten untersuchten und dass die Angstsymptomatik kein primärer Studienendpunkt war. Randomisierte, placebo-kontrollierte Studien, welche die Wirkung von Medikamenten bei Angsterkrankungen bei Methamphetamin-bezogenen Störungen als primären Endpunkt untersuchen, fehlen bisher. Auch das bei generalisierter Angststörung zugelassene **Pregabalin** ist bei Patienten mit Methamphetamin-bezogener Störung nicht untersucht worden. In der Packungsbeilage findet sich die Anwendungsbeschränkung „Drogenmissbrauch in der Vorgeschichte". Aus diesem Grunde sollte Pregabalin bei Patienten mit Methamphetamin-bezogener Störung nicht eingesetzt werden.

Letztlich kann daher für den besonderen Fall der Angstbehandlung bei Patienten mit Methamphetamin-bezogener Störung aus der Literatur heraus keine Empfehlung für Wirkstoffe gegeben werden. Es ist jedoch in Analogie zu vermuten, dass die empfohlenen Medikamente der S3-Leitlinie „Behandlung von Angststörungen" auch eine Wirkung bei Patienten mit Methamphetamin-bezogener Störung haben [275]. Auch wenn hierfür keine Evidenz vorliegt, scheinen Behandlungsversuche mit Medikamenten der S3-Leitlinie gerechtfertigt, da Angsterkrankungen bei Methamphetamin-bezogener Störung mit einer erheblichen psychosozialer Belastung der Betroffenen einhergehen und diese somit eine außerordentlich hohe klinische Relevanz besitzen.

6.6.2.2 Psychotherapeutische Behandlung

Evidenz

Eine psychotherapeutische Behandlung der Angststörung (insbesondere verhaltensthera-peutische Ansätze) ist indiziert. Entsprechend der S3-Leitlinie „Screening, Diagnose und Behandlung alkoholbezogener Störungen" können bei mangelnder Wirksamkeit Pharmako-therapie und Psychotherapie kombiniert werden [90].

In einer randomisierten Therapiestudie (n=217) wurde eine intensive motivierende Gesprächsführung plus kognitive Verhaltenstherapie vs. eine motivierende Standardtherapie in Hinblick auf den Methamphetamin-Konsum geprüft (siehe Abschnitt 5.2 Psychotherapeu-tische Interventionen). Dabei wurden im Verlauf auch Depressivität und Angst erfasst. Es zeigte sich ein Rückgang des selbst berichteten Methamphetamin-Konsums, jedoch waren keine signifikanten Unterschiede bezüglich Angst zwischen beiden Behandlungsgruppen festzustellen [164].

In einer Untersuchung von Rawson et al. (2015) wurde ein Sportprogramm für Patienten mit Methamphetamin-bezogener Störung evaluiert [223]. Dabei führten die 135 Studienteil-nehmer ein Sportprogramm durch, bestehend aus aerobem Ausdauertraining und Krafttrai-ning von 60 Minuten für die Hauptmuskelgruppen. Die Übungen fanden dreimal wöchent-lich über insgesamt acht Wochen statt. Die Kontrollgruppe erhielt ein theoretisches Ge-sundheitstraining. Es zeigte sich ein signifikanter Rückgang von Depressivität und Angst (gemessen im BDI und BAI).

6.7 Traumafolgestörungen, Posttraumatische Belastungsstörung (PTBS)

6.7.1 Prävalenz

Bei Personen mit substanzbezogenen Störungen finden sich hohe Raten traumatischer Erfahrungen wie körperliche oder sexuelle Gewalterlebnisse. So waren in einer deutschen Stichprobe von Personen mit Methamphetamin-Konsum bereits in ihrer Kindheit 34,6% von körperlicher Gewalt und 14,4% von sexueller Gewalt betroffen [28]. Internationale Studien berichten zum Teil noch deutlich höhere Raten interpersoneller Gewalt in der Kindheit (bis zu 70%), wobei es sich dann nicht selten um spezielle Gruppen handelt, etwa MSM-Populationen [280].

Eine häufige Komorbidität nach traumatischen Erfahrungen ist die Posttraumatische Belastungsstörung (PTBS). Ihre Prävalenz hängt bei Personen mit substanzbezogenen Störungen u. a. vom Setting und von der konsumierten Substanz ab. Höhere Raten finden sich bei schädlichem Gebrauch bzw. Abhängigkeit von illegalen Drogen (verglichen mit alkoholbezogenen Störungen) und bei Personen in Behandlung (verglichen mit Betroffenen in der Allgemeinbevölkerung) [281]. In einer repräsentativen australischen Bevölkerungsstichprobe fand sich bei Personen mit schädlichem Gebrauch bzw. Abhängigkeit von Stimulanzien vom Amphetamintyp eine Punktprävalenz der PTBS von 23,8% [282]. Dies entspricht in etwa den Raten, die in europäischen Studien bereits bei Alkohol-Patienten in Behandlung festgestellt wurden (15–25%) [283; 284], sodass in Behandlungssettings eine noch höhere PTBS-Prävalenz bei Personen mit Methamphetamin-bezogenen Störungen erwartet werden kann.

Verschiedene Studien erbrachten Hinweise auf funktionelle Beziehungen zwischen den Symptomen der PTBS und dem Konsum. So zeigte sich in experimentellen Studien bei Personen mit substanzbezogenen Störungen ein stärkeres Craving bei Präsentation von traumabezogenen Auslösereizen [285]. Zwei Studien bei Methamphetamin-Abhängigen berichteten übereinstimmend, dass Vermeidungsverhalten und vegetative Übererregung, nicht jedoch das intrusive Wiedererleben im Rahmen der PTBS mit einem vermehrten Konsum einhergingen [286; 287]. Eine fortbestehende PTBS-Diagnose korrelierte dabei mit einem schlechteren Therapie-Outcome nach drei Jahren [288]. Studien bei Patienten mit Methamphetamin-Abhängigkeit, aber auch anderen substanzbezogenen Störungen weisen dagegen darauf hin, dass eine traumaspezifische Behandlung die Prognose der Suchterkrankung verbessert [289; 290].

6.7.2   Therapie

Empfehlungen	Empfehlungs-grad
<u>6-26</u> Patienten mit komorbider Posttraumatischer Belastungsstörung soll eine traumaspezifische stabilisierende integrative kognitive Verhaltensthera-pie angeboten werden. Expertenkonsens (LoE 5) Abstimmung: 93%	⇑⇑⇑
<u>6-27</u> Patienten mit komorbider Posttraumatischer Belastungsstörung und aus-reichend konsumfreien Zeiten sollen expositionsbasierte Psychothera-pie-Methoden angeboten werden. Expertenkonsens (LoE 5) Abstimmung: 100%	⇑⇑⇑

Zum therapeutischen Vorgehen empfiehlt die S3-Leitlinie „Posttraumatische Belastungsstörung" den Einsatz von Expositionsverfahren, wobei Komorbiditäten und eine eventuell notwendige vorherige Stabilisierung zu berücksichtigen sind [291]. Zurzeit erfüllen den Evidenzgrad Ia die kognitiv-verhaltenstherapeutische Expositionsbehandlung und die Behandlung mit Eye Movement Desensitization and Reprocessing (EMDR) [184]. Zu Patienten mit substanzbezogenen Störungen und PTBS liegen inzwischen Studien vor, die kognitiv-verhaltenstherapeutische Interventionen aus der Traumatherapie und aus der Suchtbehandlung integrieren. Dies betrifft sowohl den Einsatz von Traumaexposition als auch stabilisierende Interventionen, wobei Letztere bei Patienten mit hohem Stimulanzienkonsum sogar wirksamer waren als bei Patienten mit niedrigem Stimulanzienkonsum [292-294]. Die Studien zu stabilisierenden Verfahren beziehen sich auf „Seeking Safety" (dt. „Sicherheit finden"), ein integratives kognitiv-verhaltenstherapeutisches Behandlungsprogramm [295]. In Bezug auf eine expositionsbasierte Therapie hat sich gezeigt, dass sie auch bei schwerer belasteten Sucht-Patienten und trotz fortgesetzten Konsums sicher und effektiv durchgeführt werden kann, wenn der Konsum reduziert wurde bzw. sich stabilisiert hat und dem Patienten bis zu einem gewissen Grad alternative Bewältigungsstrategien zur Verfügung stehen [292]. Als ausreichend konsumfreie Zeiten sind dabei mindestens einige Tage um den Termin der Expositionssitzung herum anzusehen, sodass die Patienten ohne Entzugssymptomatik an der Exposition teilnehmen können und diese eine ausreichende Wirkung entfalten kann. Zudem muss gewährleistet sein, dass die psychosoziale und körperliche Situation ausreichend stabil ist und eine ausreichende Affekttoleranz besteht, damit trotz der potenziell ansteigenden Belastung unter der Exposition für die Patienten keine Gefährdung dadurch entsteht, dass verstärkt auf Konsum als Bewältigungsstrategie zurückgegriffen wird [291]. Beide Interventionen wurden bislang nicht bei Stichproben von Patienten untersucht, die ausschließlich eine Methamphetamin-bezogene Störung aufwiesen.

6.8 Persönlichkeitsstörungen

6.8.1 Epidemiologie

Substanzbezogene Störungen und Persönlichkeitsstörungen treten häufig gemeinsam auf. Patienten mit Drogen-bezogenen Störungen leiden in 34–73% der Fälle an einer komorbiden Persönlichkeitsstörung [296]. Im Rahmen des „National Epidemiologic Survey on Alcohol and Related Conditions" (NESARC) mit 43.093 Personen hatten 47,7% der drogenabhängigen Personen mindestens eine Persönlichkeitsstörung [297].

Mittels SCID-II-Interview konnte Kranzler an Kokain-abhängigen Patienten in stationärer Behandlung zeigen, dass über 70% von ihnen an mindestens einer Persönlichkeitsstörung litten. Am häufigsten kamen Borderline- (34%), antisoziale und narzisstische (beide 28%), vermeidende und paranoide (beide 22%), zwanghafte (16%) und abhängige Persönlichkeitsstörungen (10%) vor [298].

Bei Patienten mit Methamphetamin-bezogener Störung konnten ebenfalls hohe Raten einer komorbiden Persönlichkeitsstörung gezeigt werden. Bei 70,2% der Patienten wurde wenigstens eine Persönlichkeitsstörung diagnostiziert. Darunter waren Borderline-Persönlichkeitsstörungen (35,5%), antisoziale Persönlichkeitsstörungen (6,6%) sowie deren Kombination (16,5)% und depressive Persönlichkeitsstörungen (9,1%) am häufigsten [255].

6.8.2 Klinische Relevanz

Patienten mit substanzbezogener Störung und Persönlichkeitsstörung weisen früher Suchtprobleme auf, sind bei Eintritt in eine suchtspezifische Behandlung jünger und haben eine geringere psychosoziale Funktionsfähigkeit als Patienten ohne komorbide Persönlichkeitsstörung [299; 300]. Im Rahmen der Behandlung einer substanzbezogenen Störung sind vorzeitige Behandlungsabbrüche häufig. Im Rahmen einer Studie an stationär behandelten Drogenabhängigen zeigte sich, dass insbesondere die antisoziale und histrionische Persönlichkeitsstörung mit einem ungeplanten Behandlungsende innerhalb der ersten 30 Tage assoziiert war. Bei Borderline-Persönlichkeitsstörungen war der Anteil der Therapieabbrecher über den gesamten Behandlungsverlauf von neun Monaten erhöht [301]. Insbesondere die Komorbiditäten „substanzbezogene Störung" und „Borderline-Persönlichkeitsstörung" sowie „antisoziale Persönlichkeitsstörung" sind mit erhöhter Symptombelastung und geringerem Behandlungserfolg vergesellschaftet [302-305].

Neben Persönlichkeitsstörungen wurden bei Patienten auch einzelne Persönlichkeitsmerkmale mit Methamphetamin-Konsum in Verbindung gebracht. In Untersuchungen an Methamphetamin-Abhängigen zeigte sich im „Neo Five Factor Inventory" ein höheres Ausmaß an Neurotizismus, geringerer sozialer Verträglichkeit und geringerer Gewissenhaftigkeit gegenüber einer nicht konsumierenden Kontrollgruppe [306; 307]. Ferner besteht eine Assoziation zwischen Impulsivität sowie Sensation-Seeking und substanzbezogenen Störungen [308]. Oben genannte Persönlichkeitsmerkmale sind häufig anzutreffen; sie haben oftmals eine große Bedeutung für die Entstehung von substanzbezogenen Störungen und können Auslöser von Rückfällen sein. Im Rahmen einer Psychotherapie ist eine intensive Auseinandersetzung mit der Interaktion von Persönlichkeitsmerkmalen und substanzbezogener Störung zur Rückfallprävention wichtig.

6.8.3   Behandlungssetting

Es erscheint für die Behandlungsplanung von Patienten mit komorbider Persönlichkeitsstörung und Methamphetamin-bezogener Störung notwendig, ein geeignetes Behandlungssetting auszuwählen, das beide Störungen möglichst integrativ behandelt oder aber die unterschiedlichen Behandlungen koordiniert. Wichtig bei der Auswahl des Behandlungssettings ist, dass Krisen und Abbruchtendenzen frühzeitig erkannt und therapeutisch bearbeitet werden können. Die Auswahl eines stationären Behandlungssettings (z. B. im Rahmen der stationären Entwöhnungsbehandlung) erscheint vor diesem Hintergrund in vielen Fällen sinnvoll.

6.8.4   Therapie von Persönlichkeitsstörungen

Die im Rahmen der vorliegenden Publikation angefertigte systematische Literaturrecherche konnte keine randomisierte kontrollierte Studie zur Pharmakotherapie bei Patienten mit Persönlichkeitsstörung und Methamphetamin-bezogener Störung identifizieren. Alle pharmakologischen Behandlungsversuche, die u. a. auf Krisen oder Komorbidität abzielen, erfolgen „off label", das heißt ohne eine Zulassung des Medikamentes für diese Indikation. Ein mögliches Interaktionspotenzial zwischen Medikamenten und Suchtmitteln (inklusive Alkohol) ist zu bedenken.

Psychotherapeutische Behandlungsverfahren gelten als Methode der Wahl. In der S2-Leitlinie für Persönlichkeitsstörungen werden Empfehlungen für Diagnostik, Behandlungsplanung und Therapie gegeben, die auch für Patienten mit Methamphetamin-bezogenen Störungen und Persönlichkeitsstörung generell übertragbar erscheinen [309]. In einer deutschsprachigen systematischen Literaturübersicht wurden als wirksame psychotherapeutische Behandlungsverfahren die dialektisch-behaviorale Therapie für Substanzstörungen (DBT-S), die dual-fokussierte Schematherapie (DFST) sowie die Dynamisch Dekonstruktive Psychotherapie (DDP) aufgeführt. Im Wesentlichen wurden die Therapiestudien an Patienten mit Borderline-Persönlichkeitsstörung und substanzbezogener Störung durchgeführt [310]. Eine generelle Übertragbarkeit auf Patienten mit Methamphetamin-bezogener Störung scheint bei diesen Psychotherapie-Verfahren gegeben.

6.9   ADHS

Empfehlungen	Empfehlungs-grad
<u>6-28</u> Zur Diagnose eines adulten ADHS soll nach den Kriterien der NICE-Guidelines 2008 und des Europäischen Konsensus vorgegangen werden: 1. nach ICD-10 und DSM 5 2. Symptome müssen mindestens moderat, klinisch durchdringend und in mindestens 2 Settings (z. B. zu Hause, Arbeit) vorhanden sein 3. ADHS muss bereits in der Kindheit vorhanden gewesen sein 4. Diagnose durch zwei Experten Expertenkonsens (LoE 5), basierend auf [311; 312] Abstimmungsergebnis: 75%	⇑⇑⇑

Empfehlungen	Empfehlungs-grad

6-29

Eine Behandlung soll ein Gesamtkonzept aus psychosozialen, verhaltenstherapeutischen, psychoedukativen und familientherapeutischen Maßnahmen sowie ggf. Pharmakotherapie bei ADHS und Suchtbehandlung umfassen.　⇑⇑⇑

Expertenkonsens
Abstimmungsergebnis: (93%)

6-30

Wenn die Indikation für eine Pharmakotherapie besteht, dann sollten in erster Linie Atomoxetin oder Antidepressiva wie z. B. Bupropion, Venlafaxin oder Duloxetin gegeben werden.　⇑

Expertenkonsens (LoE 5)
Abstimmungsergebnis: 93%

6-31

Die Behandlung von Methamphetamin-Abhängigen mit Methylphenidat sollte nur bei mangelnder Wirksamkeit der in 6-29 und 6-30 genannten Therapieverfahren unter engmaschiger Überwachung und Kontrolle erfolgen. Methylphenidat ist bei Hinweisen auf Fehlgebrauch, Missbrauch und Zweckentfremdung umgehend abzusetzen.　⇑

Expertenkonsens (LoE 5)
Abstimmungsergebnis: 100%

6.9.2　Prävalenz

Die Punktprävalenz der Aufmerksamkeitsdefizit-/Hyperaktivitätsstörung (ADHS) liegt Schätzungen zufolge in Deutschland bei 4,7% aller Erwachsenen [313]. Ein Großteil weist komorbide psychische Störungen auf. Zu den häufigsten komorbiden Störungen zählen neben Depressionen, Ängsten und Persönlichkeitsstörungen die substanzbezogenen Störungen [313; 313-315]. In einer retrospektiven Untersuchung wurde eine ADHS bei 21% der Patienten mit Methamphetamin-bezogener Störung diagnostiziert. Überwiegend handelte es sich dabei um den hyperaktiven und kombinierten Subtyp. Eine ADHS-Diagnose war bei Patienten mit Methamphetamin-bezogener Störung vermehrt mit kognitiven Störungen und Alltagsschwierigkeiten assoziiert [316].

6.9.3　Diagnostik

Die Diagnostik und Behandlung von ADHS-Patienten mit Methamphetamin-bezogener Störung sollte durch multiprofessionelle Teams durchgeführt werden. Die Diagnose erfolgt nach DSM-5- oder ICD-10-Kriterien im konsumfreien Intervall. Demnach müssen die ADHS-Symptome (Hyperaktivität, Impulsivität und Aufmerksamkeitsdefizit) bereits in der Kindheit vorhanden gewesen sein und in mindestens zwei Lebensbereichen (z. B. zu Hause, Arbeit) auftreten. Ein weiteres Kriterium sind mindestens moderate klinische und/oder psychosoziale Einschränkungen (siehe auch S3-Leitlinie „Screening, Diagnose und Behandlung alkoholbezogener Störungen") [90; 311; 312].

Eine für den Behandler oftmals herausfordernde Problematik besteht im gemeinsamen Auftreten von ADHS und Methamphetamin-Konsum. Viele Konsumierende haben die Erfahrung gemacht, dass sich unter einer „geringen" Dosis von Methamphetamin die Konzentrations- und Aufmerksamkeitsleistung bessert. Einige dieser Konsumierenden entwickeln im Verlauf dieser „Selbstmedikation" eine Methamphetamin-bezogene Störung.

Ein akuter Konsum von Methamphetamin und gegebenenfalls auch eine Entzugssymptomatik können klinisch einer ADHS-Symptomatik ähnlich sein. Insbesondere Hyperaktivität, Aufmerksamkeitsdefizite, Impulsivität können bei diesen Störungen auftreten. Eine sichere Unterscheidung ist lediglich im Zeitverlauf im konsumfreien Intervall unter Hinzuziehung anamnestischer Daten möglich. (Zur näheren Beschreibung und Dauer der Entzugssymptome bei Methamphetamin siehe Abschnitt 2.1 Symptomatik.)

Für die Behandlung eines ADHS im Erwachsenenalter bei Patienten mit Methamphetamin-bezogener Störung ist ein Gesamtbehandlungsplan wichtig. Neben einer psychotherapeutischen Behandlung kommen gegebenenfalls auch Medikamente zum Einsatz.

6.9.4   Therapie von ADHS

Evidenz

Zur Behandlung von Methamphetamin-bezogener Störung und komorbider ADHS wurden in der systematischen Recherche keine Studien identifiziert. Derzeit sind **Methylphenidat** und **Atomoxetin** als Medikamente für Erwachsene mit ADHS in Deutschland zugelassen. Bei jeder Therapieentscheidung ist zu beachten, dass in Deutschland keines der Präparate eine Zulassung zur Behandlung einer Methamphetamin-bezogenen Störung hat.

Bei Erwachsenen mit ADHS und Methamphetamin-bezogener Störung stellt **Atomoxetin** das Medikament der ersten Wahl dar. Vorsicht ist geboten bei gleichzeitiger Einnahme von Atomoxetin und Methamphetamin aufgrund kardialer Nebenwirkungen [317]. Bei Patienten mit depressiven Syndromen kann auch ein **duales Antidepressivum** (z. B. Bupropion, Venlafaxin, Duloxetin) gegeben werden (siehe auch Abschnitt 6.4 Depressionen).

Für die Diagnostik und Therapie von ADHS im Erwachsenenalter liegen deutschsprachige Leitlinien vor: Die Behandlung mit Methylphenidat wird darin mit der Evidenzstufe 1 B (Empfehlungsgrad A) als wirksam bewertet und als medikamentöse Therapie der ersten Wahl empfohlen [318]. Ebenso empfiehlt die international häufig angeführte NICE-Leitlinie Methylphenidat als Medikament erster Wahl bei ADHS im Erwachsenenalter [311].

Die Behandlungsempfehlung in der S3-Leitlinie zum Einsatz von **Methylphenidat** bei Erwachsenen mit ADHS ist auf Patienten mit Methamphetamin-bezogener Störung nicht direkt übertragbar. Es besteht eine mögliche Toleranz gegenüber Methylphenidat aufgrund der Ähnlichkeiten der chemischen Struktur von Methylphenidat und Methamphetamin. Die Behandlung dieser Patienten mit Stimulanzien birgt zusätzlich ein Missbrauchspotenzial und gegebenenfalls das Risiko des „Weiterverkaufs auf dem Schwarzmarkt". Die Fachinformationen enthalten den Hinweis, dass wegen des „Potentials von Fehlgebrauch, Missbrauch und Zweckentfremdung Methylphenidat bei Patienten mit bekannter Drogen- oder Alkoholabhängigkeit mit Vorsicht" anzuwenden sei.

Bei Methamphetamin-bezogener Störung und ADHS sollte eine Therapie mit Methylphenidat nur bei mangelnder Wirksamkeit der oben genannten Behandlungsverfahren und der Psychotherapie erfolgen. Ein Behandlungsversuch mit Methylphenidat ist nur unter engmaschiger Kontrolle der Medikamentenverordnungen sowie Drogenabstinenz durchzuführen.

Die medikamentöse Einstellung auf Methylphenidat ist nach Möglichkeit im stationären Behandlungssetting zu beginnen. Methylphenidat ist bei Hinweisen auf Fehlgebrauch, Missbrauch und Zweckentfremdung umgehend abzusetzen.

Im Hinblick auf Missbrauch und Weiterverkauf sollten Retard-Präparate verschrieben und deren Höchstdosis eingehalten werden. Daneben besteht ein Risiko für das Auftreten von Nebenwirkungen (z. B. kardial, serotonerges Syndrom) beim Konsum von Methamphetamin unter Methylphenidat-Medikation bis hin zu plötzlichen Todesfällen [319]. Eine kontinuierliche engmaschige Überprüfung und Abwägung der Risiken sowie des Behandlungserfolges sind notwendig.

6.10 Schlafstörungen

Empfehlungen	Empfehlungsgrad
6-32 Patienten mit Schlafstörungen, die mehr als vier Wochen nach abgeschlossener Entzugsbehandlung persistieren, sollte eine weitere Diagnostik und gegebenenfalls Behandlung angeboten werden. Expertenkonsens Abstimmungsergebnis: 100%	⇑
6-33 Medikamente mit bekanntem Abhängigkeitspotenzial sollen nur in begründeten Einzelfällen bei Patienten mit Methamphetamin-bezogener Störung und Schlafstörungen eingesetzt werden. Expertenkonsens (LoE 5) Abstimmungsergebnis: 100%	⇓⇓

6.10.1 Klinische Relevanz

Schlafstörungen sind für viele Methamphetamin-Konsumierende ein erhebliches Problem. Ein Binge-artiges Konsummuster mit Wachphasen von mehreren Tagen, gefolgt von einem Rebound-Schlaf, stellt ein häufiges Konsummuster dar. Dabei werden über Tage hinweg kleinere Dosen von Methamphetamin konsumiert, um die Drogenwirkung zu erleben und aufkommende Müdigkeit zu unterdrücken. Im Verlauf kommt es zu einer Abnahme der Drogenwirkung und dem sogenannten „Crash", einem körperlichen Zusammenbruch infolge Erschöpfung und Schlafmangel. In einer Untersuchung an über 900 Patienten mit Methamphetamin-bezogener Störung wurde bei einem Drittel der Probanden erhebliche Schlafstörungen mit dem Pittsburgh Sleep Quality Index gemessen [320].

Sowohl der Konsum als auch der Entzug von Methamphetamin beeinflussen objektive Schlafparameter: Nach Methamphetamin-Gabe fand sich eine verlängerte Zeit bis zum Einschlafen sowie eine verkürzte Gesamtschlafdauer [321]. Bei substanzbezogenen Störungen konnte gezeigt werden, dass das Rückfallrisiko erhöht ist, wenn Schlafstörungen bestehen [322; 323]. Ferner kann das erneute Auftreten von Schlafstörungen ein Rückfallereignis ankündigen [324; 325].

Im Methamphetamin-Entzug verlängerten sich die Zeit bis zum Einschlafen und die Gesamtschlafdauer. Ferner wachten die Probanden häufiger auf und klagten über eine reduzierte Schlafqualität [326]. Im Entzug kam es ferner zu einem vermehrten REM-Schlaf [327]. Infolge einer verminderten Schlafdauer und -qualität litten Stimulanzien-Konsumierende verstärkt unter Tagesmüdigkeit, dies wird in Verbindung mit kognitiven Störungen (siehe Abschnitt 6.11 Neurokognitive Störungen) gebracht [328-330]. Es zeigte sich, dass schlechte Schlafqualität mit mehr Konsumtagen im Monat assoziiert war. Verschiedene Konsumvariablen haben einen Einfluss auf die Schlafqualität und Tagesmüdigkeit [331].

Während im Entzug oftmals ein gesteigertes Schlafbedürfnis besteht, treten während der postakuten Behandlungsphase häufig Schlafstörungen mit erhöhter Zeitdauer bis zum Einschlafen und Durchschlafstörungen auf, die zu Tagesmüdigkeit und Leistungseinbußen führen können. Unter Methamphetamin-Abstinenz bessern sich Schlafstörungen meist innerhalb weniger Wochen. Tagesstrukturierende Maßnahmen (z. B. in der stationären Entwöhnungsbehandlung) werden oftmals als hilfreich erlebt.

Bei einigen Patienten mit Methamphetamin-bezogenen Störungen persistieren Ein- und Durchschlafstörungen jedoch über einen längeren Zeitraum. Dies ist dann unter Umständen der Anlass für eine fachspezifische Schlaf- und psychiatrische Diagnostik. Oftmals sind Schlafstörungen ein Symptom von komorbiden psychischen Störungen. Beispielsweise sind Posttraumatische Belastungsstörungen, Depressionen, Angststörungen, (drogen-)induzierte psychotische Störungen und ADHS vermehrt mit Schlafstörungen assoziiert.

6.10.2 Therapie von Schafstörungen

6.10.2.1 Medikamentöse Behandlung

Evidenz

In einer doppelblinden, randomisierten, placebokontrollierten Studie mit 20 Probanden mit Methamphetamin-bezogener Störung im Entzug wurden nach einwöchiger Gabe von Modafinil die Haltequote und u. a. auch die Schlafqualität untersucht. Die Schlafqualität wurde mittels Fragebogen (St Mary's Hospital Sleep Questionnaire) erfasst. Es zeigte sich kein Unterschied zwischen der Modafinil- und der Placebogruppe [115].

Mirtazapin wurde in einer doppelblinden, placebokontrollierten Studie an 31 Studienteilnehmern mit Methamphetamin-bezogener Störung im Entzug auf Haltequote und u. a. auch Schlaf geprüft. Im Ergebnis fanden sich Hinweise auf eine Besserung der Schlafstörung sowie eine insgesamt verlängerte Schlafdauer unter Mirtazapin [99].

In der Zusammenschau ist die Datenlage für die medikamentöse Behandlung von Schlafstörungen speziell bei Methamphetamin-bezogener Störung unzureichend. Derzeit lassen sich daraus keine evidenzbasierten Empfehlungen ableiten. Da jedoch ein erheblicher Bedarf bei der psycho- und pharmakotherapeutischen Behandlung von Schlafstörungen bei Patienten mit Methamphetamin-bezogener Störung sowohl für die Entzugsbehandlung als auch für die Postakutbehandlung besteht, sollten Medikamente ohne Abhängigkeitspotenzial gewählt werden (z. B. keine Benzodiazepine, keine Benzodiazepin-Analoga in Form von Z-Drugs, kein Clomethiazol). Im Kapitel 4 Akuttherapie wird die Anwendung von Benzodiazepinen bei Patienten mit Methamphetamin-bezogener Störung näher erläutert. Ferner stellen Benzodiazepine bei schweren psychischen Begleiterkrankungen kurzzeitig (z. B. Psychosen) eine Behandlungsoption dar. Sedierende Antidepressiva (z. B. Mirtazapin, trizyklische Antidepressiva) werden in der klinischen Praxis vorübergehend verwendet. Bei aktuell konsumierenden Patienten sind die Wechselwirkungen von Schlafmedikation und Methamphetamin zu berücksichtigen und dementsprechend die Verschreibung kritisch zu prüfen und die Wirksamkeit zu evaluieren.

6.10.2.2 Weitere Therapieoptionen

Oftmals werden Angebote wie Beruhigungstees, Akupunktur, aromatherapeutische Anwendungen sowie Schlafhygiene-Maßnahmen angewendet. Es finden sich hierzu speziell zu Patienten mit Methamphetamin-bezogener Störung kaum Daten. Diese Angebote haben jedoch im Behandlungsalltag eine erhebliche Bedeutung.

Weitere Informationen können im **Ratgeber für Patienten** der Deutschen Gesellschaft für Schlafforschung und Schlafmedizin abgerufen werden (schlafmedizin.charite.de/patienten/ratgeber).

6.11 Neurokognitive Störungen

Empfehlungen	Empfehlungs-grad
6-34 Vorhandensein und Ausmaß neurokognitiver Störungen sollten bei der Behandlungsplanung Berücksichtigung finden. Expertenkonsens Abstimmungsergebnis: 100%	⇑
6-35 Medikamente gegen neurokognitive Störungen können bei Patienten mit einer Methamphetamin-bezogenen Störung derzeit nicht empfohlen werden. LoE 2 [117-119; 127; 210; 216; 251; 332] Abstimmungsergebnis: 100%	**Statement**

6.11.1 Klinische Relevanz

Neurokognitive Störungen sind nach chronischem Methamphetamin-Konsum von hoher Relevanz für die Beratung und Behandlung. Impulsivität, Aufmerksamkeits- und Konzentrationsstörungen, Störung der Informationsverarbeitungsgeschwindigkeit sowie Störungen der Exekutivfunktion können zu vermindertem Behandlungserfolg und Therapieabbrüchen führen. Aktuelle Überblicksarbeiten von wissenschaftlichen Studien zu kognitiven Störungen bei Patienten mit Methamphetamin-bezogenen Störungen zeigen die vielfältigen und behandlungsrelevanten Aspekte dieses heterogenen Störungsbildes auf [333; 334]. Auch die Wiedereingliederung in die Erwerbstätigkeit ist in diesen Fällen erschwert. In der Arbeit von Weber et al. (2012) konnte eine Assoziation von kognitiven Störungen und Arbeitslosigkeit bei Probanden mit Methamphetamin-bezogener Störung gezeigt werden [335].

Insbesondere der chronische Hochdosiskonsum ist mit kognitiven Störungen vergesellschaftet. Dabei ist zu berücksichtigen, dass auch Personen mit exekutiven Funktionsstörungen anderer Genese ein erhöhtes Risiko für den Beginn mit Drogenkonsum besitzen (z. B. ADHS) [336; 337]. In einer Metaanalyse von 17 Studien zum Auftreten von kognitiven

Störungen bei Patienten mit Methamphetamin-bezogener Störung wurden signifikant schlechtere Werte für „Lernen", „Exekutivfunktionen", „Gedächtnis" und „Informationsverarbeitungsgeschwindigkeit" im Vergleich zu nicht Drogen konsumierenden Kontrollgruppen gemessen [329]. Dabei ist die „Wortflüssigkeit" im Vergleich zu anderen Teilbereichen weniger beeinträchtigt [338]. Klinisch können Vorliegen und Ausmaß kognitiver Beeinträchtigungen im Gespräch mit Klienten/Patienten nur schwer abgeschätzt werden. Eine relativ wenig beeinträchtigte „Wortflüssigkeit" kann zur Unterschätzung der Beeinträchtigungen beitragen. Bei suchtmittelabstinenten Patienten mit kognitiven Störungen bessern sich die kognitiven Funktionen innerhalb einer mehrmonatigen Suchtbehandlung (z. B. im Rahmen einer stationären Entwöhnungsbehandlung) im Allgemeinen deutlich [339]. Eine kurzzeitige Abstinenz bis zu einem Monat führt dagegen zu keiner wesentlichen Verbesserung [340]. Inwieweit eine vollständige Rückbildung unter Suchtmittelabstinenz eintritt, kann aufgrund der ungenügenden Studienlage zum Verlauf unter abstinenten Bedingungen nicht beantwortet werden. Auch die Auswirkungen eines häufig auftretenden Mischkonsums (Methamphetamin, Alkohol, Cannabis) auf die kognitiven Funktionen sind zu berücksichtigen. Eine mehrdimensionale Testdiagnostik kann im Rahmen einer Therapieplanung sinnvoll sein, um das Ausmaß einer Schädigung abschätzen und das Behandlungssetting (z. B. Vermittlung in stationäre Behandlung) individuell planen zu können.

6.11.2 Therapie von neurokognitiven Störungen

6.11.2.1 Medikamentöse Behandlung

Evidenz

In placebokontrollierten Therapiestudien mit jeweils kleinen Fallzahlen wurden verschiedene Wirkstoffe bei Probanden mit kognitiven Störungen und Methamphetamin-bezogener Störung geprüft: Dazu gehören **Citicolin**, **Donepezil**, **Modafinil**, **Risperidon**, **Rivastigmin** und **Vareniclin** [117-119; 127; 210; 216; 251; 332]. Die Ergebnisse zeigten insgesamt keine eindeutigen positiven Effekte. Einige Studien erbrachten widersprüchliche Ergebnisse. In den meisten Untersuchungen wurden lediglich einzelne Teilbereiche der kognitiven Funktionen, wie z. B. Aufmerksamkeit, Arbeitsgedächtnis und Reaktionszeit, testdiagnostisch erfasst, was die Aussagekraft und die Vergleichbarkeit untereinander schmälert. Letztlich sind größere Therapiestudien notwendig, um die therapeutischen Effekte auf kognitive Funktionsbereiche einzelner Substanzen (und auch deren Alltagsrelevanz für die Patienten) beurteilen zu können.

6.11.2.2 Kognitive Trainingsverfahren

Therapeutisch wird bereits in vielen Therapieeinrichtungen mit kognitiven Trainingsverfahren gearbeitet. Rezapour et al. beschreiben in ihrem Übersichtsartikel Methoden der neurokognitiven Rehabilitation speziell bei Methamphetamin-Abhängigen [341]. Dabei werden 1. Lernen und Gedächtnis, 2. Motorik, 3. soziale und Emotionsverarbeitung, 4. Aufmerksamkeit und Arbeitsgedächtnis sowie 5. Impulsivität und Selbstkontrolle als wesentliche Ziele der neurokognitiven Rehabilitation herausgearbeitet. An Therapiemethoden werden kognitiv fördernde Verfahren (cognitive stimulation therapy) als Papier- und Bleistiftverfahren oder Computertraining empfohlen. Kommerziell sind in Deutschland mehrere Programme zum kognitiven Training erhältlich. Ferner kommen Gedächtnisstrategie-Trainings, z. B. durch Erinnerungshilfen, zur Kompensation von Defiziten zur Anwendung. Auch Erinnerungstechniken und elektronische Erinnerungs- und Gedächtnishilfen (z. B. Smartphone) werden angewendet. Ein weiterer Ansatz zum neurokognitiven Training besteht in der Anwendung von Meditation und achtsamkeitsbasierten Therapieansätzen. Mit ihrer Hilfe werden Aufmerksamkeitsleistung und Interferenzkontrolle trainiert. Sport- und Bewegungstherapie wird ebenfalls als unterstützende Methode eingesetzt [341]. Eine wissenschaftliche Evaluation und Standardisierung der einzelnen angewandten Verfahren wäre wünschenswert.

6.12 Zahn- und Mundprobleme – Hinweise für Zahnärzte und zahnärztliches Fachpersonal

Ein langfristiger Methamphetamin-Konsum kann zu Beeinträchtigungen der Zahn- und Mundgesundheit führen. Typische Symptome eines fortgeschrittenen Stadiums, wie eine starke Erosion der Zähne, eine ausgeprägte Karies sowie Parodontalerkrankungen werden unter dem Begriff „Meth Mouth" zusammengefasst. In einer Matched-pair-Analyse mit 100 deutschen Methamphetamin-Konsumierenden (1 g/Woche über ≥ 12 Monate) wiesen diese im Vergleich zur Kontrollgruppe eine signifikant höhere Prävalenz an Karies, Gingivitis und Parodontitis auf. Gleichzeitig war die Mundhygiene bei den Methamphetamin-Usern deutlich schlechter [44]. Das individuelle Risiko für orale Erkrankungen bei Methamphetamin-Konsum wird außer vom Stimulans selbst von weiteren Faktoren beeinflusst. Dazu gehören Mundhygiene und Zahnpflege, Quantität und Qualität des Speichels, Ernährungsgewohnheiten, Konsum weiterer potenziell pathogener Substanzen und der sozioökonomische Status [44; 45].

Zu therapeutischen Interventionen bei oralen Manifestationen eines chronischen Methamphetamin-Konsums erfolgte keine systematische Literaturrecherche. Die angegebenen Publikationen beruhen nicht auf klinischen Studien, sondern stellen die Problematik dar und sprechen Empfehlungen zur Therapie aus. Diese wurden bei der Erstellung der hier aufgeführten Hinweise für Zahnärzte und zahnärztliches Fachpersonal ebenso berücksichtigt wie Erfahrungen aus der klinischen Praxis [342-346].

Empfehlungen	Empfehlungs-grad
6-36 Bei der zahnärztlichen Betreuung und Behandlung von Methamphetamin-Konsumierenden sollten spezifische Besonderheiten berücksichtigt werden (siehe Auflistung unten). Expertenkonsens Abstimmungsergebnis: 100%	⇑

Verdacht auf Methamphetamin-Abhängigkeit

Vor allem bei jungen Patienten, die über Mundtrockenheit, starkes Zähneknirschen und unerklärliche Veränderungen innerhalb der Mundhöhle klagen sowie Symptome einer Mangelernährung aufweisen, sollte eine Methamphetamin-bezogene Störung in Erwägung gezogen werden. Sollte sich dieser Verdacht bestätigen, empfehlen sich folgende Maßnahmen:

- Der allgemeine Gesundheitszustand, insbesondere der Infektionsstatus (HIV, Hepatitis), sollte kritisch evaluiert werden.

- Zudem sollte eine detaillierte Anamnese über den Begleitkonsum weiterer Suchtmittel erfolgen.

- Falls der Patient für eine medizinische Beratung empfänglich ist, sollte ein suchtmedizinisch qualifizierter Arzt oder eine suchtfachspezifische Therapie- und Entzugsklinik konsultiert werden.

- Siehe Anhang/Adressen

Prophylaktische Maßnahmen

- Zur Kariesprävention sollten topische Fluoride, remineralisierende Produkte und Chlorhexidin eingesetzt werden.

- Aufgrund des erhöhten Risikos einer Xerostomie soll Methamphetamin-Konsumierenden empfohlen werden, täglich 8–10 Gläser Wasser zu trinken sowie diuretische Substanzen wie beispielsweise Koffein, Tabak und Alkohol zu meiden.

- Zusätzlich bietet es sich an, den Speichelfluss mit Pilocarpin (3 × 5mg/d) zu stimulieren und häufig zuckerfreie Kaugummis zu kauen. Vor der Verabreichung des cholinerg wirkenden Pharmakons Pilocarpin sollte jedoch eine sorgfältige Prüfung möglicher Kontraindikationen erfolgen.

- Aufgrund des Risikos einer verminderten Pufferkapazität des Speichels und dem damit erhöhten Risiko für Erosionen sollte zu einer Einschränkung saurer Nahrungsmittel sowie zur Nutzung einer wenig abrasiven Zahnpasta mit geringem Putzdruck geraten werden.

- Um die Zahnhartsubstanz zu schützen und Kiefergelenkbeschwerden zu vermeiden, sollte eine begleitende Schienentherapie eingesetzt werden [347; 348].

Zahnärztliche Behandlung

- Falls eine invasive zahnärztliche Maßnahme erforderlich wird, sind Paranoia, Ängste und paradoxe Schmerzsensationen bei der Therapieplanung zu berücksichtigen.

- Generell sollte ein Lokalanästhetikum ohne Vasokonstringens eingesetzt werden, da der vasokonstriktorische Anteil im Lokalanästhetikum eine weitere sympathikotone Triggerung des Patienten verursachen könnte. Bei dringender Indikation für ein Lokalanästhetikum mit Vasokonstringens ist eine Methamphetamin-Karenz von mehr als 24 Stunden vor einer zahnärztlichen Intervention zu fordern.

- Bei fortgeschrittenem Kariesbefall wird die Extraktion des Zahns empfohlen.

- In einem frühen Stadium einer Zahnkaries kommen Glasionomerzemente und Kompomere als Füllungsmaterialien mit dem Vorteil einer Fluoridfreisetzung in Betracht.

- Im Rahmen ausgedehnter Sanierungen soll jedoch eine Intubationsnarkose erwogen werden. Es bietet sich an, einen Mund-, Kiefer-, Gesichtschirurgen bzw. Oralchirurgen zu konsultieren.

- Im postoperativen Status sollen die Verschreibung opioidhaltiger Analgetika aufgrund eines möglichen Abusus und einer Atemdepression vermieden werden, nichtsteroidale Antiphlogistika stellen hierbei die Mittel der Wahl dar.

- Weitere organische Erkrankungen, die infolge eines schädlichen Methamphetamin-Konsums auftreten können, werden in den Kapiteln 2.1 Symptomatik und 4 Akuttherapie beschrieben.

7 Besondere Situationen

Stephan Mühlig, Henrike Dirks, Janina Dyba, Michael Klein, Jeanine Paulick, Norbert Scherbaum, Jan-Peter Siedentopf

7.1 Schwangere, junge Mütter und pränatale Schädigungen

Die höchste Prävalenz problematischen Methamphetamin-Konsums bei Frauen findet sich in der Altersgruppe zwischen 20 und 30 Jahren [29]. Eine besondere Problemlage bei diesen Methamphetamin konsumierenden jungen Frauen im „gebärfähigen Alter" besteht darin, dass es hier – auch im Vergleich zu anderen Drogen – überproportional häufig zu Geschlechtsverkehr ohne Kontrazeption und damit zu ungewollten Schwangerschaften kommt [349; 350]. Gründe dafür dürften in der spezifischen, sexuell enthemmenden und erlebnissteigernden Substanzwirkung von Methamphetamin liegen (erhöhte Intensität der sexuellen Erregbarkeit und des Orgasmuserlebens). Diese sexualisierende Wirkung in Verbindung mit dem drogenbedingten Verlust an exekutiver Kontrolle und Selbststeuerung ist tendenziell mit weiteren Risikoverhaltensweisen (häufig wechselnde Sexualpartner bis hin zu exzessiver Promiskuität, ungeschütztem Geschlechtsverkehr, Beschaffungsprostitution) verbunden. Bei dauerhaftem Methamphetamin-Konsum kann sich eine Störung des Menstruationszyklus einstellen, was den Überblick über die Abstände der Periode einschränkt. Diese Faktoren erhöhen das Risiko ungeplanter bzw. spät bemerkter Schwangerschaften sowie einer verzögerten oder unzureichenden Geburtsvorbereitung vermutlich erheblich [77; 78; 351].

7.1.1 Prä- und perinatale Risiken und Schädigungen sowie Geburtskomplikationen

Empfehlungen	Empfehlungs-grad
7-1 Methamphetamin-Konsum während der Schwangerschaft und Stillzeit schadet dem un- bzw. neugeborenen Kind erheblich. LoE 2 [352] Abstimmungsergebnis: 100%	**Statement**
7-2 Ärzte und andere Mitarbeiter in stationären und ambulanten Einrichtungen der Geburtshilfe, Geburtsvorbereitung, Neonatologie und Pädiatrie, die schwangere Frauen behandeln bzw. betreuen, sollten für die Problematik eines möglicherweise während der Schwangerschaft fortbestehenden Methamphetamin-Konsums und dessen hohe Risiken für Mutter und ungeborenes Kind sensibilisiert und im Umgang mit diesem Problem (inklusive Kurzinterventionen) fortgebildet werden. Expertenkonsens Abstimmung: 100%	⇑

Empfehlungen	Empfehlungs-grad

7-3

Schwangere, die Methamphetamin konsumieren, sollen frühzeitig über damit verbundene Risiken für Embryo, Fetus und Schwangerschaftsverlauf aufgeklärt werden. Insbesondere ist über das gehäufte Auftreten von vorgeburtlichen Wachstumsstörungen, Fehlbildungen, Lern- und Verhaltensstörungen sowie von vorzeitigen Wehen und vorzeitiger Plazentalösung auf für sie verständliche Weise zu informieren.

⇑⇑

Expertenkonsens
Abstimmungsergebnis: 100%

7-4

Bei Drogenmissbrauch in der Anamnese oder Verdacht auf aktuellen Drogenkonsum sollen schwangere Frauen zu einem freiwilligen Drogenscreening motiviert werden.

⇑⇑

Expertenkonsens
Abstimmungsergebnis: 100%

7-5

Methamphetamin konsumierende Schwangere sollen interdisziplinär in möglichst enger Kooperation zwischen ambulanten und stationären Einrichtungen der Suchtmedizin/-hilfe, Geburtshilfe und Neonatologie sowie Familien-/Jugendhilfe betreut werden.

⇑⇑

Expertenkonsens
Abstimmungsergebnis: 100%

7-6

Schwangere Frauen mit bestehendem Methamphetamin-Konsum sollen zur schnellstmöglichen Abstinenz motiviert werden und mit entsprechenden bedarfsgerechten Beratungs-/Therapieangeboten in Kontakt gebracht werden.

⇑⇑

Expertenkonsens
Abstimmungsergebnis: 100%

7-7

Ist eine Abstinenz nicht sofort erreichbar, sollen schadensminimierende Maßnahmen empfohlen und organisiert werden (siehe Kapitel 9 Schadensminimierung).

⇑⇑

Expertenkonsens
Abstimmungsergebnis: 100%

© äzq 2016

Empfehlungen	Empfehlungs-grad

7-8

Bei bekannter Methamphetamin-Anamnese der Schwangeren oder Verdacht auf Methamphetamin-Konsum sollten vor und während der Geburt geeignete Vorsichtsmaßnahmen gegen Geburtskomplikationen ergriffen werden.

Expertenkonsens
Abstimmungsergebnis: 100%

7-9

Methamphetamin konsumierenden Schwangeren soll die Entbindung in einem Perinatalzentrum dringend angeraten werden.

Expertenkonsens
Abstimmungsergebnis: 100%

7-10

Neugeborene von Frauen mit Methamphetamin-Konsum sollen auf mögliche pränatale Schädigungen untersucht und im weiteren Verlauf mit bedarfsgerechten medizinischen, therapeutischen bzw. pädagogischen Angeboten zur Kompensation möglicher Schäden versorgt werden.

Expertenkonsens
Abstimmungsergebnis: 85%

7-11

Bei Verdacht auf ein neonatales Abstinenzsyndrom soll mit Zustimmung der Mutter ein spezifisches Substanzscreening bei Mutter und Kind durchgeführt werden.

Expertenkonsens
Abstimmungsergebnis: 91%

7-12

Bei Verdacht auf ein neonatales Abstinenzsyndrom (NAS) soll therapievorbereitend und -begleitend ein einheitlicher NAS-Score (Modifizierter Finnegan-Score) eingesetzt werden.

Expertenkonsens
Abstimmung: 100%

7-13

Bei Auftreten eines neonatalen Abstinenzsyndroms sollen Maßnahmen des „supportive care" eingeleitet werden.

Expertenkonsens (LoE 5), basierend auf [353]
Abstimmungsergebnis: 100%

Empfehlungen	Empfehlungs-grad

7-14

Bei Auftreten eines schweren neonatalen Abstinenzsyndroms sollte symptombezogen ein geeignetes medikamentöses Management durchgeführt werden.

⇑

Expertenkonsens (LoE 5), basierend auf [354; 355]
Abstimmungsergebnis: 100%

7.1.1.1 Vorgeburtliche Methamphetamin-Exposition durch maternalen Konsum während der Schwangerschaft

Drogenkonsum (Alkohol, illegale Drogen) werdender Mütter während der Schwangerschaft ist, wie bei anderen psychoaktiven Substanzen, mit potenziell gravierenden Schadensrisiken beim ungeborenen Kind verbunden [150; 356]. Es ist davon auszugehen, dass alle psychoaktiven Substanzen über den Mutterkuchen auf den Feten übertragen werden können. Für Methamphetamin wurde dies in Tierversuchen und durch Haaranalysen nachgewiesen [357; 358]. Die Substanzexposition führt zu pränataler Abhängigkeit des Embryos bzw. Feten, Wachstumsstörungen, angeborenen Fehlbildungen, Organschäden, Entzugssymptomen nach der Geburt und erhöhter Infektanfälligkeit des Neugeborenen. Entwicklungsverzögerungen und Verhaltensauffälligkeiten können über das Jugendalter hinaus bestehen bleiben (siehe hierzu Abschnitt 7.1.2 Postnatale Konsequenzen und Spätfolgen).

In Abhängigkeit vom Konsummuster und der Konsumform besteht ein Risiko für Infektionskrankheiten („sexually transmitted diseases") wie HIV oder Hepatitis, die gegebenenfalls den Schwangerschaftsverlauf verkomplizieren können [359; 360].

Die Prävalenz drogenexponierter Neugeborener wird auf 7–18% geschätzt [361]. Ein substanzieller Anteil von Methamphetamin konsumierenden Frauen erhält den Drogenkonsum während der Schwangerschaft aufrecht, weil sie die Schwangerschaft zu spät bemerken, häufig verdrängen oder trotz Schwangerschaft nicht abstinent werden können oder wollen. Die bislang vorliegenden Daten und Berichte legen nahe, dass dieser Anteil prä- und peripartal konsumierender Frauen bei Methamphetamin höher ausfällt als bei anderen illegalen Drogen: Im Rahmen einer monozentrischen Beobachtungsstudie des Fachbereiches Neonatologie der Klinik und Poliklinik für Kinder- und Jugendmedizin des Universitätsklinikums Dresden wurden nach vorheriger Einwilligung der Mütter peripartale Drogenscreenings bei bekannten Methamphetamin-Konsumentinnen und ihren Neugeborenen im Urin durchgeführt. Bei mehr als der Hälfte der Mütter bzw. Neugeborenen fielen die Methamphetamin-Tests im Urin unmittelbar nach der Geburt positiv aus, was für einen Drogenkonsum unmittelbar vor der Entbindung spricht und im Widerspruch zu der im Klinikalltag häufig geäußerten Aussage der Schwangeren steht, mit Bekanntwerden der Schwangerschaft den Drogenkonsum sofort eingestellt zu haben. Unklar bleibt, ob die schwangeren Methamphetamin-Konsumentinnen ihren Konsum zumindest reduzierten.

© äzq 2016

7.1.1.2 Schädigungen bei Methamphetamin-Konsum während der Schwangerschaft

Problemlage

Methamphetamin gelangt während der Schwangerschaft über die Plazenta in den Organismus des ungeborenen Kindes und kann zu Fehl- und Frühgeburten führen sowie vielfältige Fehlentwicklungen und Mangelerscheinungen hervorrufen [362-366]. Außerdem schwächt der Methamphetamin-Konsum den Körper der Mutter (Entzug von Flüssigkeit und Nährstoffen, unausgeglichener Schlaf-wach-Rhythmus, starke Herzkreislaufbelastung, Schwächung des Immunsystems), wodurch die Entwicklung des Kindes zusätzlich beeinträchtigt werden kann. Mit wachsender Evidenz sind gravierende pränatale Schädigungen (z. B. Mikrozephalie, vertikale Infektionstransmission) und daraus resultierende potenziell ungünstigere Entwicklungsverläufe (z. B. intrauterine Wachstumsretardierung) aufgrund maternalen Methamphetamin-Konsums in der Schwangerschaft belegt [367-369]. Pränatale Schädigungen können sowohl durch die primären Substanzwirkungen (Neurotoxizität) von Methamphetamin als auch durch die sekundären Belastungen des Organismus der Mutter (z. B. Risiko der vorzeitigen Plazentalösung) sowie des Un- bzw. Neugeborenen (Asphyxie und Atemnotsyndrom, Gefahr von Atemstillständen, Kurzatmigkeit, Übererregbarkeit, stärkerer Agitiertheit und erhöhter Stressanfälligkeit) hervorgerufen werden.

In einer systematischen Evidenzrecherche über die internationale Studienlage zu den Auswirkungen pränatalen Methamphetamin-Konsums auf das Kind [352] wurden im Ergebnis 27 Publikationen zu insgesamt zwölf Studien identifiziert. In den veröffentlichten Studien wurden die Auswirkungen pränatalen Methamphetamin-Konsums auf folgenden Ebenen der Kindesentwicklung untersucht (siehe Leitlinienreport): gesundheitlich (z. B. Säuglings- und Kindersterblichkeit, Frühgeburt), kognitiv (z. B. neuropsychologische und exekutive Funktionsbeeinträchtigungen), motorisch (z. B. Bewegung, Grob- und Feinmotorik, Koordination), neurobehavioral (z. B. Aufmerksamkeit, Stress- und Arousalregulation), neuronal (z. B. strukturelle und metabolische Veränderungen) sowie entwicklungsphysiologisch (z. B. Gestationsalter, Kopfumfang, Größe und Gewicht). Unter den in den Studien untersuchten Schädigungsbereichen dominierten die physiologische Entwicklung (23 Publikationen) vor der neurobehavioralen (11 Publikationen) und gesundheitlichen Entwicklung (9 Publikationen). Die Studienergebnisse bezogen sich jeweils auf signifikante Unterschiede bei Methamphetamin-konsumierenden Müttern zu jeweils einer parallelisierten Vergleichsgruppe ohne Drogenkonsum. Am häufigsten wurden signifikante Unterschiede in Bezug auf das Gestationsalter gefunden (15 Publikationen mit und fünf Studien ohne signifikant geringeres Gestationsalter bei Methamphetamin-exponierten Kindern) [363-367; 369-378]. Fünf von insgesamt sechs Publikationen mit dem Outcome „Frühgeburt" (vor der 37. Schwangerschaftswoche) zeigten eine signifikant erhöhte Wahrscheinlichkeit für eine Frühgeburt bei Methamphetamin-Exposition im Vergleich zur unexponierten Kontrollgruppe auf [13; 14; 17; 18; 29; 37]. In drei dieser sechs Studien wurde ein doppelt bis dreifach erhöhtes Risiko einer Frühgeburt bei pränataler Methamphetamin-Exposition im Vergleich zu drogenunauffälligen Müttern detektiert [13; 14; 17]. Darunter identifizierte eine retrospektive Kohortenstudie [14] ein 4,5-fach erhöhtes Risiko für eine sehr zeitige Frühgeburt (vor der 32. Schwangerschaftswoche) unter Methamphetamin-Exposition. Forrester und Merz (2007) fanden heraus, dass pränataler Methamphetamin-Konsum mit einem erhöhten Risiko (22%) für pränatale Schädigungen assoziiert sei. Die häufigsten Schädigungen fanden sich vor allem im zentralen Nervensystem (z. B. Mikrozephalie) und dem kardiovaskulären System. Hinsichtlich Gewicht und Kopfumfang fielen die Studienergebnisse uneinheitlich aus: Nur in jeweils etwa einem Drittel der Studien wurden signifikante Unterschiede gefunden [369; 372; 374; 377; 378]. Signifikant geringere Hirnvolumina Methamphetamin-exponierter Kinder wurden von Chang et al. (2004) detektiert, zudem wurden signifikante Veränderungen der weißen Substanz gefunden [379-381]. Die beiden Publikationen zur Untersuchung metabolischer Veränderungen kamen zu signifikanten Unterschieden in Bezug auf Striatum, Thalamus und die weiße Substanz [371; 382]. In vier von sechs Publikationen zur Untersuchung der kognitiven Entwicklung Methamphetamin-exponierter Kinder wurden signifikante Unterschiede bezüglich exekutiver Funktionen [21; 32], neuropsychologischer Probleme (z. B. signifikante Beeinträchtigungen der dauerhaften Aufmerksamkeit und des verbalen sowie räumlichen Langzeitgedächtnisses) [30] und kognitive Probleme (z. B. signifikant geringerer Lernfortschritt gegenüber gleichaltrigen unexponierten Kindern, Schwierigkeiten bei der Vollendung von Aufgaben sowie Unaufmerksamkeit; OR = 2,8 für kognitive Probleme bei Methamphetamin-exponierten Kindern) [15; 32] identifiziert. Alle sechs eingeschlossenen Publikationen zur Untersuchung motorischer Auffälligkeiten fanden signifikante Unterschiede zu Ungunsten von Kindern mit pränataler Methamphetamin-Exposition: Beeinträchtigungen bei Greifbewegungen und der Feinmotorik [377], Koordination [381; 383], Bewegungsqualität [25; 37] und der Grobmotorik sowie Motorischen Performanz [384]. Insgesamt zehn von elf Publikationen zur neurobehavioralen Entwicklung belegen signifikante Unterschiede beispielsweise hinsichtlich Aufmerksamkeitsproblemen und ADHS [373], gestörter Inhibitionskontrolle [365] sowie signifikant erhöhtem Stress und signifikant geringerer Arousalregulation [372; 374; 385-387].

Für Deutschland liegen bislang kaum Daten zu diesem Themenkomplex vor. In der oben erwähnten monozentrischen Beobachtungsstudie des Fachbereiches Neonatologie der Klinik und Poliklinik für Kinder- und Jugendmedizin des Universitätsklinikums Dresden wurde festgestellt, dass Methamphetamin-konsumierende Schwangere verspätet zur ersten Vorsorgeuntersuchung erscheinen: Etwa 21% der betroffenen Frauen kamen erst in bereits stark fortgeschrittenem Gestationsalter (nach der 20. Schwangerschaftswoche) zur Erstvorsorge. 14% der schwangeren Methamphetamin-Konsumentinnen nahmen vor der Entbindung überhaupt keine Vorsorgeuntersuchung in Anspruch [388]. Dieser Erhebung zufolge wurden im Zeitraum 2007–2015 129 Neugeborene aufgrund einer intrauterinen Methamphetamin-Exposition nach der Geburt behandelt. Die Anzahl der aufgrund der Einnahme von abhängigkeitserzeugenden Drogen (hier: Methamphetamin) durch die Mutter verursachten Schädigungen des Feten (ICD-10 P04.4) stieg im Universitätsklinikum Dresden zwischen 2007 und 2015 von 2 auf 34 Fälle [389]. Da die Drogenscreenings in dieser Routinedatenerfassung nur im Verdachtsfall angeordnet wurden und Methamphetamin-exponierte Neugeborene – im Gegensatz zu Opiat-exponierten – klinisch zunächst unauffällig bleiben können, ist von einer Dunkelziffer und damit Unterschätzung vorgeburtlich exponierter Kinder auszugehen. Die Rate an Neugeborenen mit Mikrozephalie bei Methamphetamin konsumierenden Müttern war um das Dreifache erhöht (22,1%). Morphologische Auffälligkeiten wurden insbesondere in Bezug auf Gehirn (ca. 26%), Herz (ca. 12%) und Nieren (ca. 9%) gefunden [388].

Awareness und Diagnostik

Studien zur Praktikabilität, Akzeptanz oder Effektivität von diagnostischen Screening-Maßnahmen zur Detektion und Früherkennung von mütterlichem Methamphetamin-Konsum während der Schwangerschaft liegen bislang nicht vor. Angesichts der Befundlage zu Komplikations- und Schadensrisiken für die ungeborenen Kinder Methamphetamin-konsumierender Mütter ist es dennoch ethisch und klinisch dringend geboten, bei Drogen-missbrauch in der Anamnese oder Verdacht auf aktuellen Drogenkonsum schwangere Frauen zu einem Drogenscreening zu motivieren (siehe Abschnitte 2.2 Diagnostik und 3 Awareness und Frühintervention). Da die Durchführung von Drogenscreenings gegen den Willen der Betroffenen a) nicht möglich ist und b) mit dem Risiko verbunden wäre, dass drogenkonsumierende Frauen den Kontakt mit der Geburtshilfeversorgung ganz vermeiden könnten, setzen derartige Maßnahmen generell das Einverständnis der Betroffenen voraus. Die Detektion von maternalem Methamphetamin-Konsum während der Schwangerschaft sowie die Bereitstellung entsprechender Hilfs- und Unterstützungsangebote für einen schnellstmöglichen Drogenentzug der Methamphetamin-konsumierenden Mütter setzt – neben der Verfügbarkeit suchtmedizinischer Expertise – zunächst eine Awareness und ein ausreichendes Problembewusstsein aufseiten der in diesem Gesundheitssektor tätigen Berufsgruppen voraus. In einigen Regionen (z. B. Sachsen, Berlin) existieren oder entste-hen derzeit Netzwerke zwischen Geburts-, Jugend- und Suchthilfe sowie anderen Akteuren des Gesundheitssystems, in denen medizinische, sozialmedizinische, sozialpädagogische und suchttherapeutische Expertise koordiniert und effektive Hilfsangebote für die betroffe-nen Neugeborenen und deren Familien organisiert werden.

Interventionen

Die Datenlage zu Präventionsmaßnahmen in Bezug auf Methamphetamin-Konsum in der Schwangerschaft oder gezielten Interventionen zur schnellen Entzugs- und Entwöhnungs-behandlung von Methamphetamin-konsumierenden schwangeren Frauen und damit zur Vorbeugung von pränatalen Schädigungen aufgrund maternalen Methamphetamin-Konsums ist derzeit noch rudimentär.

In der systematischen Evidenzrecherche wurde nur eine klinische Wirksamkeitsstudie zu gezielten Interventionen für die Hochrisikogruppe der Methamphetamin-Konsumentinnen identifiziert. Jones et al. (2014) testeten die Akzeptanz einer *frauenspezifischen Interventi-on* (Reinforcement-based Treatment plus Women's Health CoOp; RBT+WHC) vs. einer psychosozialen Edukation (PE) in einem zweiarmigen RCT an 36 *schwangeren* farbigen Methamphetamin-abhängigen Frauen (Konsumdauer: 31,7 Monate) in Südafrika (Alter: > 18 J.; aktuell schwanger; Methamphetamin-Konsum in den letzten 30 Tagen; regelmäßi-ger Methamphetamin-Konsum in den letzten 6 Monaten; ungeschützter GV in den letzten 30 Tagen; HIV-negativ) [390]. Beide Interventionen wurden viermal vor dem erwarteten Entbindungstermin an jeweils vier aufeinanderfolgenden Tagen durchgeführt. An jedem Interventionstag erfolgte entweder die zweistündige spezifische Intervention (RBT+WHC) oder die PE. Die Intervention (RBT+WHC) enthielt Module zu Schwangerschaft und Eltern-schaft, Drogen und Alkohol, HIV-Prävention und Zukunftsplänen, die PE beinhaltete einfa-che, frontale Informationsvermittlung im gleichen Umfang. Endpunkte waren: a) Me-thamphetamin-Konsum in den letzten 6 Monaten, b) riskantes Sexualverhalten (unge-schützt mit wechselnden Partnern) in den letzten 30 Tagen, c) Anzahl besuchter Geburts-vorbereitungssitzungen und d) neonatales Outcome (Dauer der Hospitalisation; Geburts-gewicht und Gestationsalter bei Geburt). Die Akzeptanz der Intervention war hoch: 33 von 36 Teilnehmerinnen besuchten alle vier Sitzungen. In beiden Gruppen wurde eine signifi-kante Reduktion des Methamphetamin-Konsums im zeitlichen Verlauf gefunden. Hinsicht-lich der Konsumfrequenz, ungeschützten Geschlechtsverkehrs, Anzahl besuchter Geburts-vorbereitungskurse und neonatalen Outcomes (Hospitalisation, Geburtsgewicht, Gestati-onsalter) war kein Unterschied zwischen den Gruppen festzustellen. *Limitationen*: geringe

Teilnehmerzahl; Studie war auf Durchführung und Akzeptanz ausgerichtet und nicht auf Demonstration eines Effektivitätsunterschieds; überwiegender Anteil der Frauen in fester Partnerschaft, daher Resultate zum Kondomgebrauch nicht aussagekräftig; keine Kontrollgruppe ohne Intervention.

Insofern basieren die Empfehlungen in diesem Kapitel primär auf klinischen Erfahrungen und klinischer Konsensfindung. Es wird dringend empfohlen, schwangere Frauen mit bestehendem Methamphetamin-Konsum zur schnellstmöglichen Abstinenz zu motivieren und mit entsprechenden bedarfsgerechten Beratungs- oder Therapieangeboten in Kontakt zu bringen (siehe Übersicht: Kapitel 2.3.2 Unterstützungs- und Therapieangebote). Die qualifizierte stationäre Entzugsbehandlung ist ein geeignetes Mittel bzw. bedarfsgerechtes Therapieangebot für diesen Zweck. Ist eine Abstinenz nicht sofort erreichbar, sollen schnellstmöglich schadensminimierende Maßnahmen eingeleitet werden (siehe Kapitel 10 Forschungsbedarf). Ist die betroffene schwangere Frau auch nicht bereit, schadensminimierende Maßnahmen zu ergreifen, sollte sie durch zu rigides Vorgehen nicht verschreckt, sondern unbedingt im Suchthilfesystem gehalten und wiederholt und behutsam zu den erforderlichen Maßnahmen zum Schutz des ungeborenen Kindes motiviert werden.

7.1.1.3 Methamphetamin-bedingte Geburtskomplikationen

Problemlage

Während der Schwangerschaft fortgesetzt Drogen konsumierende Mütter weisen höhere Schwangerschafts- und Geburtskomplikationen sowie eine erhöhte Mortalität von Kindern und Müttern auf [362; 363; 391]. Aufgrund der organischen Folgewirkungen des chronischen Drogenkonsums, des maternalen Entzugssyndroms oder psychischer Folgebelastungen (Suchtdruck/Craving, Angst vor Repression oder Rückkehr ins Drogenmilieu, materielle oder juristische Schwierigkeiten) bei der Schwangeren kann es zu einer verminderten Belastbarkeit und erhöhter Stressbelastung der Mutter vor und während der Geburt kommen. Diese Stressreaktionen sind beispielsweise mit erhöhter Adrenalinausschüttung und einer Verengung der Blutgefäße in der Nabelschnur verbunden, die zu einer geringeren Blutzufuhr, Nährstoffversorgung und Sauerstoffmangel für den Fötus führen. Infolgedessen besteht eine signifikant erhöhte Gefahr vorzeitiger Wehen, Blutungen, einer möglichen vorzeitigen Plazentaablösung sowie ein deutlich erhöhtes Abort- oder Frühgeburtsrisiko [376; 388]. In der monozentrischen Beobachtungsstudie der Klinik und Poliklinik für Kinder- und Jugendmedizin des Universitätsklinikums Dresden (Neonatologie) lag die Frühgeborenenrate (< 37 Schwangerschaftswoche) unter den Schwangerschaften mit identifiziertem Methamphetamin-Konsum mit 32% um das Vierfache über dem Durchschnitt, der Anteil an hypotrophen Kindern mit einem Geburtsgewicht < 10. Perzentile um das Dreifache (24,2%) über dem Durchschnitt. Außerdem war die Rate an Neugeborenen mit zu geringem Kopfumfang (22,1%) ebenfalls dreifach höher als der sächsische Landesdurchschnitt [388].

Awareness und Diagnostik

Aufgrund der signifikant erhöhten Risiken für Geburtskomplikationen kommt der frühzeitigen Detektion von maternalem Drogenkonsum eine entscheidende Bedeutung zu.

Interventionen

Empirische Studien zur Wirksamkeit entsprechender Maßnahmen konnten nicht ermittelt werden. Auf Basis klinischer Erfahrungen werden folgende Maßnahmen aber dringend empfohlen:

Bei Methamphetamin-konsumierenden Schwangeren, denen während der Schwangerschaft und in der Geburtsvorbereitung die Abstinenz nicht rechtzeitig gelungen ist oder die infolge des chronischen Konsums oder des Substanzentzugs somatisch und psychisch beeinträchtigt sind (z. B. gesteigerte Aggressivität), sind vor und während der Geburt angemessene Vorsichtsmaßnahmen zu ergreifen. Angesichts des erhöhten Risikos für eine vorzeitige Plazentalösung sollte eine kontinuierliche CTG-Überwachung unter der Geburt erfolgen.

Zusätzlich können betroffene Patientinnen mit bisher nicht diagnostizierten Infektionskrankheiten infiziert sein. Neben der möglichen perinatalen Transmission (z. B. HIV, Hepatitis) auf das Kind ist in diesem Zusammenhang auch an den Selbstschutz der Mitarbeiter/innen zu denken. Wegen der oftmals fehlenden oder unzureichenden Schwangerenvorsorge muss auch mit dem Vorhandensein von bisher nicht erkannten Wachstumsstörungen, angeborenen Fehlbildungen oder Erkrankungen (z. B. Rötelnembryopathie, Zytomegalie-Infektionen, Lues) gerechnet werden.

7.1.1.4 Neonatales Abstinenzsyndrom (NAS)

Problemlage

Maternaler Methamphetamin-Konsum kann ein neonatales Drogenabsetzsyndrom (NAS) verursachen. Das NAS wird seit 30 Jahren als eigenständige Krankheitsdiagnose klassifiziert (NAS, P96.1 ICD-10), das sich in neurologischen (z. B. Tremor, Irritabilität, Hypotonie und Schläfrigkeit), gastrointestinalen (eingeschränktes Saugen, geringe Flüssigkeitsaufnahme, schlechte Gewichtszunahme) und autonom-nervösen Symptomen (Herzrasen, Zittern, Erbrechen, Krampfneigung, Schmerzen) äußert. Der Manifestationszeitpunkt des NAS ist abhängig vom letztmaligen Einnahmezeitpunkt (chronischer Konsum vs. aktue Intoxikation), der Gesamtdosis, der Applikationsform sowie der Pharmakokinetik und -dynamik der von der Schwangeren konsumierten Substanz.

Die klinischen Symptome des Neugeborenen treten meist sofort nach der Geburt auf (Amphetaminabusus), können aber auch erst nach 36–72 Stunden oder bei Beikonsum sedierend wirksamer Psychopharmaka sogar nach sieben Tagen bis vier Wochen verzögert auftreten. Schwere und Verlauf des NAS sind offenbar unabhängig von Geschlecht, Rasse, APGAR-Score, Gestationsalter oder Substanzspiegel beim Kind.

Die Inzidenz des NAS wird in Abhängigkeit von der Art und der Anzahl der in der Schwangerschaft konsumierten Drogen auf 4–95% geschätzt [354; 361]. Am häufigsten tritt es bei Polytoxikomanie auf. In sächsischen Kliniken tritt das Methamphetamin-induzierte NAS seit 2010 mit stark steigender Tendenz hervor (2010: ca. 25 Fälle, 2011: ca. 45 Fälle, 2012: ca. 80 Fälle, 2013: ca. 115 Fälle, 2014: ca. 168 Fälle, 2015: ca. 186 Fälle), während das Opioid-induzierte NAS bei jährlich annähernd 20 Fällen stagniert. Die Datenerfassung der Sächsischen Neonatalerhebung im Universitätsklinikum Dresden erbrachte 2013 insgesamt 146 Neugeborene mit Entzugssymptomen nach Einnahme von abhängigkeitserzeugenden Drogen durch die Mutter während der Schwangerschaft. Am häufigsten traten Hyperexzitabilität (38%), Hypotonie/Schläfrigkeit (35%), Trinkschwäche (24%), gieriges Trinken (17%), Erbrechen/Spucken (8%), Krämpfe (4%), Schwitzen (4%) und Hypertonie (3%) auf [388].

Awareness und Diagnostik

Bei bekannter Drogenanamnese der Mutter (Opioide) ist die Diagnosestellung eines NAS relativ einfach. Neben einem Drogenscreening bei Mutter und Neugeborenem ist für die Diagnosevalidierung die Bestimmung des Manifestationszeitpunkts, des Verlaufs des Absetzsyndroms sowie der medikamentösen Therapienotwendigkeit und der Response der Einsatz eines NAS-Scores von Geburt an zu empfehlen (z. B. von Loretta Finnegan) [392]. Bei unbekanntem mütterlichen Drogen- und Substanzabusus und unklarer Symptomatik beim Neugeborenen sind Substanzscreenings unumgänglich, um differenzialdiagnostisch andere Erkrankungen mit ähnlichen Symptomen auszuschließen.

Der Verdacht auf ein neonatales Absetzsyndrom bedeutet immer auch den Verdacht auf einen Substanzkonsum der Mutter. Prinzipiell hat diese das Recht, eine diagnostische Maßnahme zu verweigern, die zudem ein ihr ohnehin bekanntes Ergebnis (Nachweis des Substanzkonsums) erbringen würde. Um eine differenzierte Therapie des Neugeborenen zu ermöglichen, sollte jedoch die intrauterine Substanzexposition des Feten bekannt sein [393]. Vor diesem Hintergrund sollte der Mutter die Bedeutung von wahrheitsgemäßen anamnestischen Angaben sowie deren Untermauerung durch einen Drogentest bei der Mutter dargelegt werden. Ergänzend können zur Diagnose der pränatalen Substanzexposition nach der Geburt des Kindes Urin-, Blut- und Mekoniumanalysen (seltener Haaranalysen) genutzt werden. Diese stellen jedoch einen Kumulativbefund für die letzten Wochen der Schwangerschaft dar und können daher einen für das aktuelle Geschehen irrelevanten Befund darstellen. Da diese Untersuchungen das erkrankte Neugeborene betreffen, ist im Interesse des Kindes auch die Testung gegen den Willen der Mutter/Eltern möglich, gegebenenfalls muss dafür ein Gerichtsbeschluss erwirkt werden [394; 395]. Da ein solcher Schritt das Vertrauensverhältnis nachhaltig stören kann, sollte er jedoch nur in Ausnahmefällen sowie nach einem Versuch, eine Einwilligung zu erzielen, erfolgen.

Da insbesondere die häufigsten Symptome eines Methamphetamin-NAS im klassischen Finnegan-Score nicht erfasst werden, scheint eine Adaptation des Scores angeraten. Dieser Anpassung trägt die unten abgebildete Tabelle Rechnung. Ein solcher Score bedarf einer zentrenübergreifenden Kooperation, mit dem Ziel, die klinischen Symptome beim Kind noch exakter zu erfassen und zu beschreiben. Die bisher gesammelten Daten einer klinischen Beobachtungsstudie zeigen im Gegensatz zum klassischen Opiat-Entzug eine eher heterogene und unspezifische Symptomenvielfalt, deren Ursache zum einen in dem beobachteten teils erheblichen Beikonsum (Nikotin, Alkohol, Cannabis, Psychopharmaka u. a.) und zum anderen in dem Umstand, ob unmittelbar vor der Entbindung Methamphetamin konsumiert wurde, liegen könnten [388].

Der Finnegan-Score wird zwischen zwei Mahlzeiten in Ruhe bestimmt.

Tabelle 10: Neonatales Abstinenzsyndrom nach Methamphetamin-Konsum in der Schwangerschaft (modifiziert nach [355; 388; 392])

neurologische Symptome	gastrointestinale Symptome	Symptome des autonomen Nervensystems
38% Hyperexzitabilität	24% Trinkschwäche *(2)*	35% Hypotonie
35% Schläfrigkeit	17% gieriges Trinken *(1)*	4% Schwitzen *(1)*
4% Krampfanfälle *(5)*	8% Erbrechen *(2/3)*	3% Hypertonie
schrilles Schreien *(2/3)*	Durchfall (2/3)	Fieber *(1/2)*
Tremor in Ruhe *(3/4)*	schlechte Gewichtszunahme	Atemfrequenz (1/2)
erhöhter Muskeltonus *(2)*		marmorierte Haut *(1)*
Myoklonie *(3)*		Hautabschürfungen *(1)*
gesteigerter Moro-Reflex *(2/3)*		häufiges Gähnen *(1)*
Tremor bei Störung *(1/2)*		Nasenflügel *(2)*
Schlaf nach Füttern *(1/2/3)*		verstopfte Nase *(2)*
		Niesen *(1)*

Die kursiv gedruckten Zahlen entsprechen der Gewichtung im Finnegan-Score, Prozentangaben der Symptomhäufigkeit nach Dinger. Alle Items ohne kursive Gewichtung werden mit zwei Punkten bewertet, damit beträgt der maximal erreichbare Wert 57 Punkte.

Treten überwiegend Symptome des oberen Tabellenanteils auf, ist ein Methamphetamin-Entzug wahrscheinlich. Ob dieser erste Versuch einer Modifikation des Finnegan-Scores praxistauglich ist, lässt sich erst nach Erfassung und Auswertung weiterer Daten, möglichst multizentrisch erhoben, zeigen. Vor diesem Hintergrund sei nochmals betont, dass der Beikonsum eine – oder vielleicht sogar die entscheidende Rolle – für die Ausbildung von Symptomen beim Kind spielen könnte. Es bleibt häufig ungeklärt, inwieweit es sich um Intoxikations- oder Entzugssymptome handelt.

Interventionen

Evidenz

Als Standardmaßnahme zur Behandlung des NAS sollte ein nichtpharmakologisches Management in Form von „supportive care" durchgeführt und das Neugeborene nach Möglichkeit zur Überwachung und Therapie in eine stationäre neonatologische Einrichtung Level I bzw. II aufgenommen werden [354; 355; 361; 392].

Supportive Care umfasst:

a) reizarme Umgebung (Fernhalten nozizeptiver Stimuli wie Licht, Lärm, Unruhe usw.),

b) enge räumliche Begrenzung (festes Wickeln und Halten, „kangarooing"),

c) Frühfütterung (häufiges, „hochkalorisches" Füttern kleiner Mengen),

d) adäquaten Elektrolyt- und Flüssigkeitsersatz.

Schwere Entzugssymptome bedürfen einer medikamentösen Therapie. Ein adäquates medikamentöses Management zielt darauf ab, schwere Entzugssymptome innerhalb von 48–

72 Stunden nach Medikamenteninduktion unter engmaschigem NAS-Scoring zu kontrollie-ren [354]. In schweren Fällen muss unverzüglich symptombezogen eine stationäre Thera-pie des Neugeborenen eingeleitet werden.

Mit einer Häufigkeitsangabe von 2-49% tritt ein behandlungsbedürftiges NAS nach Methamphetamin-Konsum deutlich seltener als bei Opiat- oder Mischkonsum auf und hält durchschnittlich deutlich kürzer an als der Entzug von Methadon oder Buprenorphin [354; 366].

Während für ein NAS nach Opiatkonsum in der Schwangerschaft die Therapie der Wahl ein Opiat oder Opioid darstellt und eine Erweiterung der Therapie um Phenobarbital oder Clo-nidin nur bei schwer behandelbarem Absetzsyndrom erfolgt, konnten evidenzbasierte The-rapieempfehlungen zum Methamphetamin-NAS nicht identifiziert werden. Derzeit wird bei nicht opiatbedingtem NAS eine primär symptomatische Therapie mit Phenobarbital (initial 16 mg/kg KG, danach Erhaltungstherapie mit 5 mg/kg/Tag, verteilt auf zwei Dosen, Reduk-tion nach NAS-Verlauf um 10% oder 1 mg alle 24-48 Stunden) vorgeschlagen [354; 355].

7.1.2   Postnatale Konsequenzen und Spätfolgen

Empfehlungen	Empfehlungs-grad
7-15 Neugeborene, Säuglinge und Kleinkinder Methamphetamin konsumie-render Mütter sollen über die Untersuchungen des Früherkennungspro-gramms („U-Untersuchungen") hinaus hinsichtlich etwaiger neurokogniti-ver Schäden, Entwicklungsverzögerungen oder psychischer Spätfolgen systematisch untersucht und diagnostiziert werden. Expertenkonsens Abstimmung: 91%	⇑⇑⇑
7-16 Bei Bedarf und Indikation sollen für Kinder Methamphetamin konsumie-render Mütter angemessene Förder- bzw. Therapieangebote empfohlen und organisiert werden. Expertenkonsens Abstimmung: 100%	⇑⇑⇑

Problemlage

Die Datenlage zu den postnatalen Konsequenzen und Spätfolgen einer pränatalen fetalen Exposition bei den Kindern ist noch rudimentär. Als Langzeitfolgen zeigen ca. drei Viertel aller betroffenen Kinder Entwicklungsdefizite wie verzögerte Sprach- und motorische Ent-wicklung durch dauerhaft erhöhten Muskeltonus mit eingeschränkter Beweglichkeit, Schwierigkeiten beim Krabbeln, überstreckten Gelenken und der Vermeidung von Beuge-bewegungen [371; 372; 377; 385; 388]. Weiterhin wurden Lern-, Aufmerksamkeits- und Gedächtnisstörungen, eine erhöhte Stressreagibilität sowie besondere Verhaltensauffällig-keiten (Aggressivität, Ängstlichkeit, Deprimiertheit, Zurückgezogenheit) bis ins Grundschul-alter beobachtet [364; 365; 372-375; 378; 379; 383; 384; 387; 396]. Neurokognitive Schädi-gungen ähneln vermutlich denen des Fetalen Alkoholsyndroms (FAS/FASD) [356], jedoch ist die Datenlage zu Langzeitfolgen für die kindliche Entwicklung bei Methamphetamin-Exposition noch unzureichend.

Nach der Geburt kommt es aufgrund der Drogenexposition durch Stillen, Vernachlässigung oder familiäre Gewalt oftmals zu Kindeswohlgefährdungen (siehe Abschnitt 7.1.3 Stillen und 7.2 Methamphetamin-Konsum im Kontext Familie). In der Statistik 2014 der Kinderschutzgruppe des Uniklinikums Dresden betrafen Kindswohlgefährdungen aufgrund von Drogenmissbrauch der Eltern in 63% Kinder zwischen 0 und 3 Jahren [397]. Ambivalenz der Mutter, Ablehnung des Neugeborenen und Vermeidung der Kommunikation mit dem Nachwuchs stellen postpartale Komplikationen der Mutter-Kind-Bindung bei Methamphetamin-Konsum dar. Weitere Risikofaktoren sind Polytoxikomanie, niedriger sozioökonomischer Status, Mangelernährung, unzureichende medizinische Betreuung und virale Infektionen.

Awareness und Diagnostik

Die Befundlage belegt die Bedeutung einer systematischen Untersuchung und spezifischen Diagnostik der Neugeborenen, Säuglinge und Kleinkinder Methamphetamin-konsumierender Mütter hinsichtlich etwaiger neurokognitiver Schäden, Entwicklungsverzögerungen oder psychischer Spätfolgen [398]. Die konventionellen „U-Untersuchungen" sind für diesen Zweck nicht ausreichend und um eine fachkundige neuropsychologische und neurologische Entwicklungsdiagnostik und gegebenenfalls ergänzender apparativer Untersuchungen (MRT) zu ergänzen.

Interventionen

Zur Wirksamkeit von Förder- und Therapiemaßnahmen für Kinder Methamphetamin-konsumierender Mütter liegen derzeit keine Studien vor.

Es scheint dennoch geboten, Methamphetamin-konsumierenden Müttern für die Beschwerden und Symptome angemessene allgemeine Therapie- und Förderangebote für ihre Neugeborenen, Säuglinge und Kleinkinder anzubieten.

(Siehe auch Abschnitt 7.2 Methamphetamin-Konsum im Kontext Familie.)

7.1.3   Stillen

Empfehlungen	Empfehlungs-grad
7-17 Bei stabiler Abstinenz soll Stillen empfohlen werden. Expertenkonsens (LoE 5), basierend auf [399] Abstimmungsergebnis: 91%	⇑⇑⇑
7-18 Bei neu erreichter Abstinenz sollte frühestens 24 Stunden nach einem negativen spezifischen Drogentest (siehe Abschnitt 2.2 Diagnostik) gestillt werden. Expertenkonsens (LoE 5), basierend auf [400] Abstimmungsergebnis: 100%	⇑

Empfehlungen	Empfehlungs-grad

7-19

Erzielt eine Schwangere bis zur Entbindung keine Abstinenz oder kann sie diese nicht stabil aufrechterhalten, sollte sie primär abstillen. ⇑

Expertenkonsens
Abstimmungsergebnis: 100%

Problemlage

Methamphetamin-konsumierende Mütter stillen ihre Kinder weniger häufig als drogenfreie Mütter. In einer Studie von Shah et al. (2012) wurden 204 Methamphetamin-konsumierende Mütter mit 208 drogenfreien Müttern verglichen, wobei eine lediglich halb so hohe Stillrate bei den drogenkonsumierenden Müttern (38% vs. 76%) gefunden wurde [401].

Methamphetamin erreicht in sehr viel höherer Konzentration die Muttermilch als andere Amphetamine (etwa 20-fach höhere Konzentrationen), wobei die Methamphetamin-Spiegel in der Muttermilch sogar 3- bis 7-fach höher ausfallen als die Spiegel im Blutplasma der Mutter [402]. Methamphetamin-Konsum in gerauchter oder intravenöser Applikationsform führt zu vergleichbaren Konzentrationen in der Muttermilch [403]. Über die Muttermilch werden die gestillten Kinder exponiert und können lebensbedrohliche Intoxikationen erleiden [400; 404; 405]. In Muttermilchproben ließ sich in einer Pharmakokinetik-Studie schon 24 Stunden vor einer negativen Urinkontrolle kein Methamphetamin mehr nachweisen, weshalb Stillen 24 Stunden nach einer negativen Urinkontrolle einen hinreichend langen Sicherheitsabstand darstellen sollte, um Stillen bei anhaltender Abstinenz zu empfehlen. Von Bedeutung scheint in diesem Zusammenhang auch die Herstellungsweise des Methamphetamins, bei der die Verunreinigung mit möglicherweise toxischen Chemikalien zu erwarten ist [403; 406; 407].

Awareness und Diagnostik

Bei bekannter Drogenanamnese oder bei Verdacht auf Methamphetamin-Konsum können spezifische Drogenscreenings und gegebenenfalls Untersuchungen der Muttermilch durchgeführt werden.

Interventionen

Methamphetamin geht in relevanten Dosierungen in die Muttermilch über, weshalb anhaltend Methamphetamin konsumierenden Wöchnerinnen vom Stillen abgeraten werden sollte [402; 403]. Kann beispielsweise nach entsprechender Risikoaufklärung und Compliance der Mutter von einer zuverlässig eingehaltenen Abstinenz während der Stillzeit ausgegangen werden, scheinen die Vorteile des Stillens zu überwiegen. Bei stabiler Abstinenz (wiederholt negatives Screening in der Schwangerschaft und Stillzeit) ist folglich das Stillen zu empfehlen [399].

Die WHO empfiehlt Müttern mit unregelmäßigem Methamphetamin-Konsum, 24 Stunden nach dem Konsum nicht zu stillen. Zudem sollen sie darüber aufgeklärt werden, dass Methamphetamin in die Muttermilch übergeht und Schäden beim Kind verursachen kann [400].

Bei Konsum weiterer illegaler Drogen und gegebenenfalls auch bei der Einnahme von psychoaktiven Pharmaka sollte nicht gestillt werden, da diese und eventuell vorhandene Streckmittel und Verunreinigungen teilweise in der Muttermilch angereichert werden [354; 360; 361].

Eine Kontraindikation für das Stillen besteht bei HIV-Infektion (aktuelle Leitlinie beachten), da es zu einer Übertragung von HI-Viren über die Muttermilch kommen kann [360].

Auch Empfehlungen zum Stillen bei Hepatitis-C-Infektion der Mutter werden an anderer Stelle diskutiert, daher hier der Verweis auf die derzeitige Empfehlung der Nationalen Stillkommission: „Die Nationale Stillkommission hatte sich zum Thema Hepatitis (‚HCV-positive Mütter und Stillen') bereits in ihrer Empfehlung vom 19. März 2001 [408] und in einer ergänzenden Empfehlung vom 8. Januar 2004 [409] geäußert. Die Haltung der Nationalen Stillkommission zum Stillen bei HCV-infizierten Müttern wurde seitdem kontrovers diskutiert. Nach der derzeitigen unveränderten Datenlage kann weiterhin davon ausgegangen werden, dass kein Fall einer Hepatitis-C-Infektion durch Stillen nachgewiesen wurde. Trotzdem besteht das theoretische Restrisiko, dass es bei hoher Viruslast über blutende Wunden (z. B. bei Verletzungen der Brustwarzen) zu einer Infektion des Säuglings kommen kann. In der Beratung von Müttern sollten daher folgende Aspekte berücksichtigt werden:

- Hepatitis-C-positive Mütter können nach entsprechender Beratung zum Stillen ermuntert werden.

- Hepatitis-C-positive Mütter sollten entsprechend professionell begleitet und unterstützt werden, um möglichst blutende Verletzungen der Brustwarzen zu vermeiden." [410]

Eine Hepatitis-B-Infektion stellt keine absolute Kontraindikation dar, wenn das Neugeborene postnatal aktiv und passiv immunisiert wird. Eine Infektion des Kindes bei hoher mütterlicher Viruslast kann aufgrund der derzeitigen Datenlage trotz Immunisierung nicht mit Sicherheit ausgeschlossen werden. Die entsprechende Leitlinie der AWMF wird derzeit geprüft, insbesondere zum Thema Senkung der Viruslast in der Schwangerschaft, gegebenenfalls aber auch zu den Stillempfehlungen ist eine Aktualisierung zu erwarten [411].

7.2   Methamphetamin-Konsum im Kontext Familie

Die Berücksichtigung der familiären Situation Methamphetamin-Konsumierender fokussiert sich besonders auf die Aspekte der Paarbeziehung und Elternschaft.

Zu diesem Thema wurde keine systematische Literaturecherche durchgeführt. Die Empfehlungen beruhen auf den Ergebnissen selektiv recherchierter Studien und klinischen Erfahrungen. Eine wichtige Quelle stellten zudem Ergebnisse des BMG-Projekts „Crystal Meth und Familie" dar, bei dem Informationen zur familiären Situation Methamphetamin-Konsumierender und zur psychosozialen Lebensumwelt der mitbetroffenen Kinder in Sachsen erhoben wurden. In diesem Rahmen wurden Fallakten der sächsischen Suchthilfe analysiert und qualitative Interviews mit (ehemals) konsumierenden Eltern durchgeführt. Zudem erfolgte eine standardisierte psychologische Diagnostik der Kinder [412].

7.2.1 Partnerschaft

Zur Gestaltung von Partnerschaften Methamphetamin-Konsumierender ist noch wenig bekannt, wobei davon auszugehen ist, dass es häufig zu wechselnden Partnerschaften und Sexualkontakten sowie gewaltsamen Auseinandersetzungen kommt [40; 412; 413]. Zudem konsumieren oftmals beide Partner/innen Methamphetamin [412].

Empfehlungen	Empfehlungs-grad
7-20 Bei Bedarf sollte eine Paarberatung insbesondere im Hinblick auf konsumassoziierte Partnerschaftskonflikte, Gewalt und Sexualität angeboten werden. Expertenkonsens Abstimmungsergebnis: 100%	⇑
7-21 Bei Verdacht auf häusliche Gewalt sollen Abklärung und Dokumentation erfolgen und gegebenenfalls Opferschutzmaßnahmen veranlasst werden. Expertenkonsens Abstimmungsergebnis: 100%	⇑⇑⇑

Regelmäßiger Methamphetamin-Konsum des Partners/der Partnerin kann als Motiv für den Konsumbeginn fungieren [28]. In einer Dokumentenanalyse der Klientel sächsischer Suchtberatungsstellen zeigte sich, dass über die Hälfte der dokumentierten Partner/innen ebenfalls einen problematischen Substanzkonsum aufwies, wobei in den meisten Fällen ebenfalls Methamphetamin konsumiert wurde [412]. Im Rahmen qualitativer Interviews im Projekt „Crystal Meth und Familie" wurden von Methamphetamin konsumierenden Elternteilen vor allem vermehrte Konflikte und Auseinandersetzungen als Auswirkungen des Konsums auf die Partnerschaft beschrieben [412]. Der Konsum von Methamphetamin ist oftmals assoziiert mit einem vermehrten Auftreten gewalttätiger Verhaltensweisen, vornehmlich interpersoneller Gewalt. Gerade häusliche Gewalt scheint eine zentrale Rolle zu spielen, so berichten 80% der Methamphetamin konsumierenden Frauen von Missbrauchs- oder Gewalterfahrungen, ausgehend von ihrem Partner. Männer hingegen berichten mehr erlebte Gewalt, die von Freunden oder Fremden ausgeht [414].

Die Richtung des Zusammenhangs zwischen interpersoneller Gewalt und Methamphetamin-Konsum ist jedoch unklar und nicht eindeutig [415]. So wird der Konsum von Methamphetamin als Risikofaktor für interpersonelle Gewalt diskutiert, ebenso wie auch Betroffene von interpersoneller Gewalt Substanzkonsum als eine Art des individuellen Copings entwickeln [416].

7.2.2 Elternschaft

Methamphetamin konsumierende Eltern sind als besondere Subgruppe der Methamphetamin-Konsumierenden identifiziert worden [1; 417]. Innerhalb Deutschlands handelt es sich oftmals um junge Familien oder alleinerziehende Elternteile mit multiplen Problemfeldern [412].

7.2.2.1 (Un-)Geplante Elternschaft

Empfehlungen	Empfehlungs-grad

7-22

Methamphetamin-Konsumierende sollen über die Zusammenhänge der Substanzwirkung mit Sexualität, die Risiken ungeplanter Schwangerschaften und einer pränatalen Substanzexposition für das Kind aufgeklärt werden.

Expertenkonsens
Abstimmungsergebnis: 100%

7-23

Methamphetamin konsumierenden Eltern sollen Elternkompetenztrainings angeboten werden.

Expertenkonsens
Abstimmungsergebnis: 100%

7-24

Methamphetamin konsumierende Eltern sollen über Angebote der Jugend- und Familienhilfe informiert werden.

Expertenkonsens
Abstimmungsergebnis: 100%

Die sexuell enthemmende Wirkung der Substanz und entsprechende Vernachlässigung von Verhütung bei einem hohen Anteil (junger) konsumierender Frauen kann zu ungeplanten Schwangerschaften und früher Elternschaft, bei einer gleichzeitig bereits vorhandenen herausfordernden Lebenssituation führen [1]. Durch unerkannte und ungeplante Schwangerschaften besteht ein erhebliches Risiko, dass der mütterliche Methamphetamin-Konsum trotz Schwangerschaft fortgesetzt wird. Eine pränatale Substanzexposition der Kinder stellt dabei ein Risiko für Gesundheit und Entwicklung des Kindes dar, über welches die werdenden Eltern aufgeklärt werden sollen (siehe Kapitel 7.1 Schwangere, junge Mütter und pränatale Schädigungen). Die Dokumentenanalyse im Projekt „Crystal Meth und Familie" zeigte, dass Schwangerschaften und leibliche Kinder für Methamphetamin-Konsumierende sehr bedeutsame Abstinenzmotive darstellten, was im Rahmen der Suchttherapie Berücksichtigung finden sollte [412].

Eine Erreichung und Stabilisierung der elterlichen Abstinenz, ebenso wie die Förderung der elterlichen (Erziehungs-)Kompetenzen sind sowohl für werdende Eltern als auch für eine bestehende Elternschaft zentral, unabhängig vom Unterbringungsort der Kinder. Dies kann beispielsweise über Trainingsangebote zur Erziehungskompetenz geschehen, wobei im Idealfall die substanzbezogenen Besonderheiten (z. B. Verhaltensänderungen durch Methamphetamin-Konsum) und suchttherapeutische Verläufe berücksichtigt werden. Ein entsprechendes Programm wird derzeit am Deutschen Institut für Sucht- und Präventionsforschung in Köln entwickelt.

7.2.2.2 Risiken für Kinder Methamphetamin-konsumierender Eltern

Empfehlungen	Empfehlungs-grad
7-25 Eine engmaschige Betreuung von Familien mit einem Methamphetamin-konsumierenden Elternteil sollte möglichst in Kooperation mit Einrichtungen der Familien-, Jugend- und Suchthilfe erfolgen. Expertenkonsens Abstimmungsergebnis: 91%	⇑
7-26 Bei ersten Anzeichen von Entwicklungs- oder Verhaltensauffälligkeiten von Kindern Methamphetamin-konsumierender Eltern soll eine fachgerechte Diagnostik und Risikoabklärung stattfinden. Expertenkonsens Abstimmungsergebnis: 100%	⇑⇑
7-27 Für Kinder Methamphetamin-konsumierender Eltern sollen angemessene Förder- bzw. Therapieangebote empfohlen und organisiert werden. Expertenkonsens Abstimmungsergebnis: 100%	⇑⇑

Kinder Methamphetamin-konsumierender und -abhängiger Eltern wachsen häufig in einem Umfeld auf, welches verschiedene potenzielle Risiken für die Entwicklung des Kindes birgt [412; 418]:

- Ambivalenz elterlichen Verhaltens;
- Vernachlässigung bzw. unzureichende Versorgung/Beaufsichtigung;
- Diskontinuität der Beziehung (Trennung durch Fremdunterbringung der Kinder, Krankenhaus/Reha-Aufenthalte, Inhaftierungen der Eltern);
- niedriger sozioökonomischer Status;
- psychische Komorbiditäten der Eltern (Depression, Persönlichkeitsstörungen, Psychosen);
- (frühe) Traumatisierungen;
- Exposition gegenüber konsumierenden Eltern und/oder Substanzen.

In einer US-amerikanischen Studie wurden 29 Kinder (im Alter zwischen 6 und 15 Jahren) Methamphetamin-abhängiger Eltern psychodiagnostisch untersucht. Bei den Kindern zeigten sich eine deutliche emotionale Belastung sowie Verhaltensprobleme, sowohl im Hinblick auf externalisierendes als auch auf internalisierendes Verhalten. Ebenso fanden sich bei einer Vielzahl der Kinder Hinweise auf Traumatisierungen [418]. In einer weiteren Untersuchung wurden bei Kindern aus Methamphetamin-konsumierenden Haushalten vergleichbare Ergebnisse gefunden. Hier traten im Vergleich zu einer Kontrollgruppe ebenfalls vermehrt Verhaltensprobleme und eine Vulnerabilität für psychische Probleme auf [419]. Die Ergebnisse des deutschen Projekts „Crystal Meth und Familie" sind kohärent mit diesen

© äzq 2016

Erkenntnissen. Auch hier zeigte etwa die Hälfte der Kinder emotionale Belastungen, Verhaltensauffälligkeiten und soziale Probleme. Einige Kinder wiesen darüber hinaus depressive Züge auf [412]. In den vorhandenen Studien ist die kleine Stichprobengröße einschränkend zu beachten. Ebenso könnten eventuelle Effekte, die sich z. B. aus einer pränatalen Substanzexposition ergeben und Langzeitauswirkungen auf das kindliche Verhalten haben, eine Rolle spielen [420].

Die Betreuung der Familien sollte entsprechend vorhandener Kooperationsvereinbarungen zwischen Jugend- und Suchthilfe stattfinden, wobei das Kinder- und Jugendhilfegesetz (KJHG) als Grundlage der Sicherung eines adäquaten Lebensumfeldes der mitbetroffenen Kinder dient. Grundsätzlich ist neben der Bereitstellung von Hilfen für konsumierende Eltern ein niedrigschwelliger Zugang der betroffenen Kinder zu Hilfsangeboten relevant. Beispielhaft können hier Selbsthilfegruppen oder Gruppenprogramme für Kinder suchtkranker Eltern genannt werden. Ziel dieser Gruppenprogramme, wie beispielsweise „Trampolin" [421], ist die Förderung von Ressourcen und Bewältigungskompetenzen der Kinder, damit der Entwicklung von psychischen oder eigenen Suchterkrankungen vorgebeugt werden kann (www.projekt-trampolin.de). Eine umfangreiche Psychodiagnostik und Risikoabklärung kann bei der Manifestation von seelischen Schwierigkeiten oder Verhaltensauffälligkeiten der Kinder sinnvoll sein, wobei im Bedarfsfall eine kinder- und jugendpsychotherapeutische Begleitung stattfinden kann.

7.3 Methamphetamin-Konsum bei Männern, die Sex mit Männern haben (MSM)

7.3.1 Prävalenz

Männer, die Sex mit Männern haben (MSM), sind eine Subgruppe mit hoher Prävalenz für Methamphetamin-Konsum [422; 423]. Methamphetamin wird unter MSM häufig im Kontext von sexueller Aktivität konsumiert [424].

Es liegen zahlreiche Belege vor, dass Methamphetamin-Konsum und sexuelles Risikoverhalten, z. B. für Erwerb oder Transmission des HI-Virus oder anderer sexuell übertragbarer Infektionen (STI), hoch korrelieren. Ein Review analysierte 61 Studien zum Gebrauch von Methamphetamin bei HIV-positiven und HIV-negativen MSM [104]. Insgesamt zeigte sich, dass Methamphetamin-Konsum unter HIV-positiven MSM signifikant häufiger war als unter HIV-negativen. HIV-positive Methamphetamin-Konsumierende zeigten signifikant mehr sexuelles Risikoverhalten. Sie hatten mit einer größeren Wahrscheinlichkeit ungeschützten Analverkehr mit serodiskordanten Partnern als nichtkonsumierende HIV-positive MSM. HIV-positive MSM, die Methamphetamin konsumierten, hatten im Vergleich zu Methamphetamin-abstinenten MSM signifikant häufiger Analverkehr ohne Kondom, mehr Sexualpartner, mehr über das Internet kennengelernte Sexualpartner, häufiger Sex mit intravenös Drogen konsumierenden Partnern und häufiger STI, hier vor allem Gonorrhoe, Syphillis und Chlamydien.

Eine Untersuchung an 475 HIV-positiven MSM in spezialisierter ambulanter Behandlung der Universitätskliniken Essen und Bochum zeigte eine Lebenszeitprävalenz von 2,9% für mindestens einmaligen Methamphetamin-Konsum. Die 12-Monats-Prävalenz für einen regelmäßigen, aber nicht mehr als dreimal wöchentlichen Konsum lag bei 0,6% [425].

Studien mit prospektivem Längsschnittdesign legen sogar einen kausalen Zusammenhang zwischen Methamphetamin-Konsum und sexuellem Risikoverhalten nahe. In einer prospektiven Kohortenstudie wurden 8.950 HIV-negative MSM mehrfach über zwölf Monate zu selbst berichtetem Methamphetamin-Konsum und sexuellem Risikoverhalten befragt [37]. Unter den Teilnehmern berichteten 8,5% Methamphetamin-Konsum. 82 Probanden nahmen ihren Konsum erst im Laufe der Befragung auf, in dieser Gruppe zeigte sich nach Konsumbeginn signifikant mehr riskantes Sexualverhalten. Methamphetamin-Konsum erwies sich im Vergleich zu allen anderen illegalen Suchtmitteln als stärkster Prädiktor für ungeschützten Geschlechtsverkehr mit einem Partner mit unbekanntem oder negativem HIV-Status [37]. Auch ältere Studien im Längsschnittdesign belegen, dass sowohl regelmäßiger als auch gelegentlicher Methamphetamin-Konsum mit einer Zunahme von sexuellem Risikoverhalten einhergeht [426].

7.3.2 Therapie

Empfehlungen	Empfehlungs-grad
7-28 Aufgrund der engen Verschränkung zwischen Methamphetamin-Konsum, sexueller Aktivität und Risikoverhalten in der Gruppe der MSM soll die Behandlung zielgruppenspezifisch und an der sexuellen Lebenswelt der Männer orientiert sein.	⇑⇑⇑

Expertenkonsens
Abstimmungsergebnis: 100%

Die Subgruppe der Methamphetamin-konsumierenden MSM ist eine Population mit multiplen Gesundheitsrisiken, besonders für HIV- und andere sexuell übertragbare Infektionen. Bei intravenös konsumierenden Personen potenzieren sich die Gesundheitsrisiken. Aufgrund des engen Zusammenhangs von Methamphetamin-Konsum und riskantem Sexualverhalten unter MSM fokussieren die vorhandenen Interventionen diesen Themenbereich. Die enge Verschränkung von Methamphetamin-Konsum, sexueller Aktivität und Risikoverhalten in der Gruppe der MSM erfordert einen zielgruppenspezifischen, an der sexuellen Lebenswelt der Männer orientierten Behandlungsansatz.

Evidenz

Im Rahmen der systematischen Recherche wurden alle ab dem Jahr 2000 verfügbaren Studien zur Therapie von MSM mit einer Methamphetamin-bezogenen Störung erfasst. Ein Review, der u. a. 15 Therapiestudien einschloss, weist erhebliche methodische Einschränkungen auf [104]. Die Literaturlage für evidenzbasierte Interventionen ist noch nicht sehr umfangreich. Viele Studien haben Pilotcharakter mit kleinen Fallzahlen, es fehlen randomisiert-kontrollierte Studien mit höheren Probandenzahlen. Bei der Entwicklung von Interventionen wurde auf etablierte Ansätze der Therapie substanzbezogener Störungen zurückgegriffen und an die Zielgruppe der MSM adaptiert. Einige Autoren raten dazu, MSM, die Methamphetamine konsumieren, als besondere Risikopopulation zu betrachten und ihnen die in den USA bereits zugelassene Präexpositionsprophylaxe mit antiretroviralen Medikamenten zur HIV-Prävention anzubieten [37].

7.3.2.1 Psychotherapeutische Interventionen

Evidenz

Die derzeitige Befundlage spricht dafür, dass Kontingenzmanagement in der Behandlung von MSM mit Methamphetamin-bezogener Störung nicht die Methode der ersten Wahl ist. Peergroup-basierte Ansätze und innovative onlinebasierte Interventionen zeigen erste positive Ergebnisse, es fehlen aber auch hier randomisiert-kontrollierte Studien.

Adaptiertes Motivational Interviewing

Zule et al. (2012) wählten im Rahmen einer Pilotstudie (n=39) den in der Suchttherapie bewährten Ansatz des Motivational Interviewing [427; 428]. Nach einer einmaligen Sitzung reduzierte sich die Anzahl der Konsumtage von neun auf drei Tage pro Monat. Zudem sank der Anteil ungeschützten Analverkehrs mit einem nichtprimären Partner von 81% auf 25%. Mimiaga et al. (2012) kombinierten über zehn Sitzungen eine verhaltensaktivierende Therapie zur Stimmungsstabilisierung und zum Aufbau positiver Aktivitäten mit einem motivierenden Beratungsgespräch zu sexuell riskanten Verhaltensweisen [429]. Nach drei Monaten reduzierten sich der Methamphetamin-Konsum, depressive Symptome und sexuell riskante Verhaltensweisen signifikant. Es handelte sich jedoch ebenfalls um eine Pilotstudie mit einer kleinen Teilnehmerzahl und ohne Kontrollgruppe.

Kontingenzmanagement

Kontingenzmanagement in der Therapie von substanzbezogenen Störungen ist eine evidenzbasierte verhaltenstherapeutische Intervention, die den Erhalt positiv bewerteter Verstärker (z. B. Warengutscheine, Take-Home-Rezepte in der Opiat-Substitution) an das Auftreten gewünschter Ereignisse geknüpft, z. B. durch Urinkontrollen belegte Suchtmittelabstinenz oder das regelmäßige Wahrnehmen von Behandlungsterminen [430]. Carrico et al. (2015) verglichen an einer kleinen Stichprobe (n=21) über zwölf Wochen ein reines Kontingenzmanagement gegen ein Kontingenzmanagement, das ergänzt wurde um ein Training zur Affektregulation [431]. Zwar verbesserte sich in beiden Bedingungen die Stimmung der Patienten, der Substanzkonsum reduzierte sich jedoch nicht signifikant. Shoptaw et al. (2005) wählten ebenfalls einen Kontingenzmanagement-Ansatz [432]. Sie untersuchten 143 MSM, hiervon 77% HIV-positiv, mit Methamphetamin-Konsum. Die Teilnehmer gaben über zwölf Wochen dreimal pro Woche eine Urinprobe ab. Für jede Urinprobe, in der sich kein Methamphetamin nachweisen ließ, gab es einen Warengutschein. Insgesamt waren 42% Urinkontrollen frei von Methamphetamin, lediglich 8% der Teilnehmer gaben 36 Methamphetamin-freie Urinkontrollen ab, 52% erreichten zwölf, weitere 17% 24 Urine ohne Nachweis von Methamphetamin. Menza et al. (2010) fanden in einer randomisiert-kontrollierten Studie mit 127 MSM keinen signifikanten Effekt des Kontingenzmanagements [433]. Probanden aus der Kontingenzmanagement-Bedingung gaben im Katamnesezeitraum sogar tendenziell mit einer höheren Wahrscheinlichkeit Urinproben ab, in denen Methamphetamin nachweisbar war. Zudem berichteten sie signifikant häufiger wöchentliche oder mehrmals wöchentliche Einnahme von Methamphetamin.

Peergroup-unterstützte Interventionen

In Thailand wurden im Rahmen einer staatlichen Kampagne gegen Drogenkonsum insgesamt 983 Methamphetamin-abhängige Probanden untersucht [253]. Der Methamphetamin-Konsum in Thailand wird von den Autoren als epidemisch beschrieben. Sie berichten eine Zunahme um das Dreifache zwischen 1999 und 2002 auf 2,5 Millionen Konsumierende. Die Vergleichbarkeit der Stichproben mit deutschen Populationen ist nicht gesichert. Eingeschlossen wurden sexuell aktive MSM mit Methamphetamin-Konsum, die mindestens einen weiteren Teilnehmer aus ihrem sexuellen Netzwerk oder einen anderen Drogen-Konsumierenden mit in die Studie einbringen konnten. Die „Netzwerkpartner" erhielten keine Intervention, lediglich die 415 „Indexteilnehmer". Diese erhielten sieben zweistündige peerbasierte Psychoedukationssitzungen zu den Themen „Methamphetamin-Konsum", „Sexualverhalten" und „Sexuell übertragbare Infektionen". In der Indexgruppe und der Netzwerkgruppe wurde gleichermaßen in den Follow-up-Untersuchungen ein signifikanter Rückgang des selbst berichteten Methamphetamin-Konsums beobachtet. In beiden Gruppen stieg der Kondomgebrauch zwischen der Baseline-Messung und dem Follow-up signifikant an. Beide Gruppen unterschieden sich hinsichtlich des Rückgang des Methamphetamin-Konsums und der Zunahme des Kondomgebrauchs nicht signifikant, was für einen multiplikativen Effekt der peerbasierten Intervention spricht.

Neue Perspektiven bieten interaktive Interventionen, die via Internet oder soziale Medien kommuniziert werden. Hierdurch werden insbesondere junge, technikaffine Zielgruppen erreicht. Reback et al. (2012) entwickelten auf Basis verschiedener gesundheitspsychologischer Modelle insgesamt 400 unterschiedliche Textnachrichten, die Probanden (n=52) per SMS geschickt bekamen [434]. Die Textnachrichten zielten auf die Reduktion von Substanzkonsum und sexuell riskanten Verhaltensweisen. Jeder Proband erstellte ein persönliches Profil. Anhand dieser Angaben (z. B. zu typischen Zeiten für sexuelle Kontakte oder Konsumsituationen) erhielten die Probanden möglichst passende Textnachrichten. Teilnehmer bekamen auch die Möglichkeit zu einer SMS-Kommunikation mit Studienmitarbeitern, wenn sie weiteren Austauschbedarf hatten. Hierfür standen im Rahmen der Studie geschulte Peers zur Verfügung. Die Teilnehmer berichteten signifikant weniger Methamphetamin-Einnahme, weniger intravenösen Konsum und seltener ungeschützten Analverkehr. Die Textnachrichten im Sinne der virtuellen sozialen Unterstützung in potenziellen Risikosituationen scheint ein geeigneter und innovativer Ansatz zu sein, um Personen zu erreichen, die nicht regelmäßig in persönlichem Kontakt zum Gesundheits- und Beratungssystem stehen.

MSM-zielgruppenspezifische Interventionen

Einige psychotherapeutische Interventionen ergänzten kognitiv-behaviorale Therapieansätze (CBT) um MSM-zielgruppenspezifische, subkulturelle Aspekte. Mit einem vierarmigen randomisiert-kontrollierten Design wurden 162 MSM mit Methamphetamin-bezogener Störung, hiervon 60% HIV-positiv, untersucht [432]. Die Teilnehmer erhielten entweder CBT oder Kontingenzmanagement oder CBT plus Kontingenzmanagement oder CBT plus MSM-zielgruppenspezifische Elemente. Zielvariablen waren die Reduktion des Methamphetamin-Konsums, getestet durch Urinkontrollen, und die Reduktion sexuellen Risikoverhaltens in einem Katamnesezeitraum von sechs und zwölf Monaten. Die Teilnahmequote an den vier Interventionen fiel sehr unterschiedlich aus: Kontingenzmanagement (32,4%) und CBT (40,8%) wiesen die niedrigsten Teilnehmerraten auf, MSM-spezifische CBT (55,8%) eine mittlere und Kontingenzmanagement plus CBT (73,8%) die höchste. Auch in Bezug auf die Haltequote in Wochen schnitt Kontingenzmanagement plus CBT (13,3%) am besten ab, gefolgt von Kontingenzmanagement (12,0%), MSM-spezifischer CBT (11,3%) und CBT (8,9%). Kontingenzmanagement plus CBT erwies sich überdies in weiteren Parametern als überlegen: längste Abstinenzdauer im Sinne negativer Urintests und berichteter Methamphetamin-Konsum innerhalb der letzten 30 Tage. Während der Interventionsphase schnitt CBT gegenüber allen anderen Interventionen signifikant schlechter ab. Dieses Ergebnis kehrte sich im 6- und 12-Monats-Follow jedoch um. Zu beiden Katamnesezeitpunkten wies CBT besonders hohe Raten negativer Urinproben und niedrige Konsumtage nach Selbstangaben auf.

Shoptaw et al. verglichen in einem zweiarmigen randomisiert-kontrollierten Design mit 128 Teilnehmern mit Methamphetamin-, Kokain- oder Alkohol-bezogener Störung eine MSM-zielgruppenorientierte CBT (*Gayspecific CTB, GCTB*) mit einem ebenfalls MSM-zielgruppenspezifischen Ansatz mit dem Schwerpunkt auf sozialer Unterstützung (*Gayspecific social support therapy, GSST*), die auch eine Gruppentherapie zu HIV-Risikoverhalten beinhaltete [435]. Beide Interventionen wurden dreimal wöchentlich über 16 Wochen durchgeführt. Als primäre Endpunkte wurden die Reduktion des Methamphetamin-Konsums, die Reduktion sexuellen Risikoverhaltens und die Teilnahmequote definiert. Die Teilnahmequote (16 Wochen vollendet) betrug für GCBT 62,5% und für GSST 50%, dieser Unterschied war nicht signifikant. In beiden Gruppen trat eine signifikante Reduktion des Methamphetamin-Konsums und des sexuellen Risikoverhaltens zwischen Baseline und dem Follow-up nach 52 Wochen ein.

7.3.2.2 Medikamentöse Interventionen

Empfehlungen	Empfehlungs-grad
7-29 Mirtazapin kann MSM zur Verringerung von Konsum und riskantem Sexualverhalten angeboten werden. LoE 2 [207] Abstimmungsergebnis: 83%	

Evidenz

Eine Studie untersuchte mit doppelblindem, randomisiert-kontrolliertem Design die Wirksamkeit von Mirtazapin vs. Placebo auf Methamphetamin-Konsum und riskantes Sexualverhalten [207]. Teilnehmer waren 60 sexuell aktive und Methamphetamin konsumierende MSM. Diese erhielten entweder pro Tag 30 mg Mirtazapin oder ein Placebo per oral und ein wöchentliches 30-minütiges Beratungsgespräch zu Substanzkonsum. Urinkontrollen erfolgten einmal wöchentlich. Das Vorliegen einer Major Depression sowie das einer schweren organischen Erkrankung waren Ausschlusskriterien. Mirtazapin wurde u. a. deshalb gewählt, da erektile Dysfunktionen nur selten (< 1%) auftreten, was die Akzeptanz im Vergleich zu anderen Wirkstoffgruppen in der männlichen Zielgruppe erhöhen sollte.

Die Anzahl Methamphetamin-positiver Urinkontrollen war nach zwölf Wochen im Vergleich zu Baseline im Mirtazapin-Arm signifikant geringer. Auch verschiedene sexuell riskante Verhaltensweisen wurden im Mirtazapin-Arm nach zwölf Wochen signifikant weniger berichtet (Zahl der Partner, mit denen Methamphetamin konsumiert wurde, ungeschützter Analverkehr mit HIV-serodiskordanten Partnern, insertiver Analverkehr mit HIV-serodiskordanten Partnern – ITT-Analyse). Die Adhärenz zur Medikamenteneinnahme wurde als gering bis moderat eingeschätzt (48,5% erfasst mit einem Monitoring-System zur Medikamenteneinnahme und 74,7% selbst berichtet). Die Autoren vermuten, dass bei einer höheren Adhärenz eine noch größere Wirksamkeit erreicht werden könnte.

8 Rückfallprophylaxe

Norbert Wittmann, Sascha Milin

8.1 Problematik, Definition, Ziele

Rückfallprophylaxe findet auf verschiedenen Ebenen statt und beinhaltet im Bereich der Drogenabhängigkeit eine Vielzahl von Einzel- und Gruppenangeboten, manualisierten Trainings, praktischen Einzelfallhilfen, medizinischen Interventionen, Strukturhilfeangeboten und Kriseninterventionsprogrammen. Studien hierzu wurden nicht systematisch recherchiert. Auf Basis klinischer und sozialarbeiterischer Erfahrungen bei anderen Substanzkonsumstörungen behandelt dieses Kapitel Methoden, die sich nach Einschätzung der Experten auch auf den Bereich der Methamphetamin-bezogenen Störungen übertragen lassen. Aufgrund der Vielfalt an Verfahren werden therapeutische, sozialarbeiterische, Selbsthilfe- sowie Einzel- bzw. Gruppeninterventionen zum besseren Verständnis jeweils exemplarisch anhand eines Praxisbeispiels vorgestellt. Dies impliziert, dass entsprechend der konkreten individuellen Situation immer auch andere Angebote zur Anwendung kommen können.

Empfehlungen	Empfehlungs-grad
8-1 Methamphetamin-Konsumierende sollen ermutigt werden, Unterstützungsangebote etablierter Akteure des Suchthilfesystems zur Rückfallprävention wahrzunehmen. Expertenkonsens Abstimmungsergebnis: 100%	⇑⇑⇑
8-2 Zur Auswahl geeigneter Angebote sollen die Klienten eine spezialisierte, individuelle Beratung erhalten oder in eine qualifizierte Anlaufstelle vermittelt werden. Expertenkonsens Abstimmungsergebnis: 100%	⇑⇑⇑

Die Rückfallprophylaxe bei Drogenabhängigkeit hat eine große Bedeutung für einen nachhaltigen Behandlungserfolg und auch im stationär-therapeutischen Setting einen festen Stellenwert [436]. Da Drogenabhängigkeit eine chronische Erkrankung ist, gestaltet sich der Therapieprozess komplex und langwierig; Rückfälle werden als Teil des Genesungsprozesses verstanden. Entsprechend lassen sich allgemeine und spezifische Angebote der *Rückfallvermeidung* bzw. des *Rückfallmanagements* unterscheiden. Die Bandbreite reicht von rückfallprophylaktischen Angeboten und Inhalten (noch) während einer (stationären) Therapie über Rückfallpräventionsprogramme im Anschluss an Therapien bis hin zu individuellen Maßnahmen und Gruppenangeboten im Zuge der Alltags- und Nachbegleitung von ehemals konsumierenden Personen. Professionelle therapeutische und sozialarbeiterische Maßnahmen gehören ebenso dazu wie strukturelle Hilfen und Angebote der Selbsthilfe. Passende Maßnahmen werden von etablierten Akteuren der Suchthilfe angeboten. Dabei handelt es sich um anerkannte Institutionen, die in der Regel in regionalen und überregionalen professionellen Hilfenetzwerken verankert sind und evaluierte und erprobte Methoden und Konzepte nutzen.

Die Empfehlungen in diesem Kapitel beziehen sich auf den Zeitraum nach dem Abschluss von medizinisch-therapeutischen Maßnahmen bzw. sozialarbeiterischen Interventionen hinsichtlich des Entzugs bzw. der Abstinenz von Methamphetamin.

Der Konsum von Methamphetamin bringt die besondere Problematik mit sich, dass die Gruppe der betroffenen Menschen besonders heterogen ist, sowohl hinsichtlich der Konsummotive (Bedürfnis/Funktion) als auch in Bezug auf soziodemographische Charakteristika. Für eine sinnvolle Rückfallprophylaxe ist es wichtig, die unterschiedlichen Personengruppen und Motivlagen zu beachten, wie diese etwa in der ZIS-Studie ermittelt wurden (siehe Kapitel 1 Epidemiologie) [1].

Anhand der Kategorisierung von Konsumentengruppen lassen sich Motive bzw. Bedürfnisbündel erkennen, auf deren Basis passgenaue Rückfallpräventionsangebote vorgeschlagen werden können. Im Einzelgespräch bzw. Beratungskontext werden diese Annahmen gemeinsam mit dem Betroffenen überprüft und verifiziert.

8.2 Therapeutische Angebote der Rückfallprävention

Empfehlungen	Empfehlungsgrad
8-3 Standardisierte, suchtspezifische Gruppen- oder Einzeltherapie von qualifizierten Akteuren des Suchthilfesystems sollen zur Rückfallprophylaxe angeboten und vermittelt werden. Expertenkonsens Abstimmungsergebnis: 100%	⇑⇑

Im Rahmen professioneller therapeutischer Angebote zur Rückfallprävention sind unterschiedliche Methoden und Konzepte vorstellbar. Es empfiehlt sich daher generell, sich an regional tätige Suchthilfe-Experten und Beratungsstellen zu wenden bzw. diese in den Behandlungsprozess einzubinden (siehe Anhang 4).

Weiterhin sollte geprüft werden, ob für den Patienten Gruppenangebote oder eher individualisierte Einzelangebote zielführend und praktisch annehmbar sind. Gruppenangebote geben in der Regel eine feste zeitliche und inhaltliche Struktur vor. Sie arbeiten gezielt mit gruppendynamischen Motivations- und Verstärkungstechniken und vermitteln soziale Kontakt- und Kommunikationsmöglichkeiten. Therapeutische Einzeltrainings hingegen bieten den Vorteil, dass die Anonymität gewahrt bleibt und die Behandlungsstruktur präzise an die individuelle Situation des Betroffenen angepasst werden kann.

8.2.1 Therapeutische Gruppen-Trainingsprogramme

Empfehlungen	Empfehlungs-grad

8-4

Gruppentherapeutische Angebote eignen sich besonders für Personen, bei denen ein Bedarf und Bedürfnis nach klaren Strukturen besteht.

Statement

Expertenkonsens
Abstimmungsergebnis: 82%

Beispiel: Rückfallpräventionstraining – RPT

RPT zielt darauf ab, während der Behandlung von Drogenabhängigen frühzeitig, systematisch und psychoedukativ einzuwirken und neben Rückfallvorbeugung und -management die Betroffenen zu Experten ihrer eigenen Erkrankung zu machen. Der Gruppenkontext schafft Verbindlichkeit und kann unterstützend und motivierend wirken, um kritische Phasen bewältigen zu können.

Das RPT-Manual bietet ein strukturiertes Trainingsprogramm zur Rückfallprophylaxe bei Drogenabhängigkeit (RPT). In 15 Gruppensitzungen werden methodisch zentrale Aspekte des Rückfallgeschehens aufgegriffen [437].

Tabelle 11: Hauptziele von RPT-Programmen

- drogenabhängige Menschen zu Experten ihrer eigenen Erkrankung machen;
- gezielte Rückfallvorbereitung und -vorbeugung;
- einen angemessenen Umgang mit Rückfällen entwickeln (Rückfallmanagement).

Darüber hinaus werden individuelle Aspekte wie das persönliche Risikoprofil, Bewältigungsstrategien und Ressourcen gemeinsam erarbeitet, um die Betroffenen auf drohende bzw. eintretende Rückfälle angemessen vorzubereiten. Neben der Wissensvermittlung und der Erarbeitung einer verbesserten Selbsteinschätzung zielt das Training darauf ab, eine realistische Selbstwirksamkeitserwartung zu formulieren, die Fähigkeit zur Antizipation zu verbessern, Abstinenzverletzungseffekte zu reduzieren sowie Bewältigungsstrategien einzuüben [437].

RPT und ähnliche modulare Trainingsprogramme (z. B. KISS, SKOLL, kT; siehe Anhang 4) kommen grundsätzlich für alle Personengruppen infrage. Gruppenangebote sind allerdings in der Regel wenig attraktiv für Menschen, denen Anonymität wichtig ist und/oder die in beruflichem oder familiärem Kontext eine flexible Angebotsstruktur benötigen.

8.2.2 Therapeutische Einzeltrainingsprogramme

Empfehlungen	Empfehlungs-grad

8-5

Therapeutische Angebote im Einzelsetting eignen sich besonders für Hilfesuchende, denen Anonymität wichtig ist oder die Gruppenangebote aus anderen Gründen nicht wahrnehmen können oder wollen.

Statement

Expertenkonsens
Abstimmungsergebnis: 82%

Beispiel: Mindfulness-Based Relapse Prevention – MBRP-Programm

Einzeltrainingsprogramme sind besonders geeignet für Menschen, die eine stationäre therapeutische Behandlung bereits abgeschlossen haben. Ziel ist es, die dort gewonnenen Sichtweisen und Ansätze zu vertiefen und beizubehalten. Als Beispiel für ein geeignetes Einzeltraining soll hier ein achtsamkeitsbasiertes Modell dargestellt werden.

MBRP ist ein vergleichsweise neuer Behandlungsansatz für ehemals Drogenabhängige, der 2010 am *Addictive Behaviors Research Center* der Universität Washington entwickelt wurde [438]. Ursprünglich kam dieses Verfahren in der Behandlung von Patienten mit Depressionen zum Einsatz.

Das Programm wurde adaptiert für Menschen, die unter den Folgen einer Abhängigkeit leiden. Es hilft dabei, die Betroffenen für persönliche Trigger zu sensibilisieren und zu erkennen, wo zerstörerische Mechanismen der Sucht wirken und automatisierte Verhaltensmuster das Leben einschränken. Mit Bewusstseinsübungen soll erlernt werden, in klassischen Herausforderungen innezuhalten, den Augenblick wahrzunehmen und ein Bewusstsein dafür zu entwickeln, welche verschiedenen Wahlmöglichkeiten es gibt, mit kritischen Situationen anders umzugehen. Es trägt dazu bei, geeignete Entscheidungen bewusst treffen zu können, anstatt mit automatisierten, schädlichen Reaktionsmustern zu reagieren. Letztlich ist das übergeordnete Ziel dieses Ansatzes, sich von oftmals tief verwurzelten Angewohnheiten und Verhaltensmustern zu befreien. Ebenso können die oben genannten modularen Trainingsprogramme (KISS, kT etc.) auch im Einzelsetting ergänzend oder begleitend zum Einsatz kommen. Der Vorteil im Einzelsetting liegt u. a. darin, dass Tempo und Inhalte der Module individuell angepasst und akzentuiert werden können.

Tabelle 12: Hauptziele des MBRP-Programms

- Entwicklung eines Bewusstseins für persönliche Trigger und automatisierte Verhaltensmuster;
- Techniken zum „Innehalten" in automatisierten Verhaltensabläufen;
- emotionale und physische Herausforderungen erkennen und bewältigen;
- Ausbildung von Wertschätzung gegenüber der eigenen Person;
- Entwicklung eines achtsamen und heilsamen Lebensstils.

Dieses Programm wird ebenso wie ähnliche Ansätze für ein breites Spektrum von unterschiedlichen Personengruppen als geeignet erachtet [438]. Es könnte auch für spezielle Methamphetamin-konsumierende Personengruppen wie etwa Alleinerziehende, junge Eltern oder auch Menschen mit vorrangig sexuellem Konsumkontext geeignet sein. Zudem können achtsamkeitsbasierte Modelle gut in die individuelle Tagesstruktur eingebunden werden.

8.3   Teilhabeorientierte Angebote

Empfehlungen	Empfehlungs-grad
8-6 Teilhabeorientierte Unterstützungs- und Begleitangebote wie ambulante Betreuung, Wohnangebote und ambulante Soziotherapie sollten immer dann erwogen werden, wenn sich struktur- und alltagsgestalterische Probleme erkennen lassen, deren Bewältigung alleine nicht möglich scheint. Expertenkonsens Abstimmungsergebnis: 91%	⇑
8-7 Sozialarbeiterische Unterstützung und Begleitung soll immer dann erwogen werden, wenn weitere Schutzbedürftige durch einen möglichen Rückfall betroffen sind. Expertenkonsens Abstimmungsergebnis: 100%	⇑⇑

Beispiel: „Betreutes Einzelwohnen" als Einzelintervention

„Betreutes Einzelwohnen" (BEW) stellt ein professionelles, individualisiertes sozialarbeiterisches Angebot dar, bei dem die Hilfesuchenden entsprechend ihrer Bedürfnisse im Lebensalltag begleitet und angeleitet werden. BEW wird nicht selten nach einer stationären Entwöhnungsbehandlung in Betracht gezogen, kann aber auch unabhängig davon von entsprechenden Fachstellen beantragt werden. Übergeordnete Ziele des BEW sind die Unterstützung einer autonomen Lebensgestaltung sowie das (Wieder-)Herstellen von Alltagsstruktur. BEW ist überall dort sinnvoll, wo individuelle Begleit- und Betreuungsbedarfe bestehen und die Lösung dieser Problemlagen alleine nicht möglich scheint. Insbesondere komplexe soziale und/oder alltägliche Belastungssituationen (wie z. B. Kinderpflege-/erziehung) sind Szenarien, die für BEW sprechen. Diese Unterstützungsform kann in der Regel nach festgestelltem Bedarf für einen individuellen Zeitraum beantragt und z. B. von den überregionalen Sozialhilfeträgern als Regelleistung finanziert werden. Hierfür ist es notwendig, regionale Hilfeträger zu vermitteln bzw. diese mit einzubeziehen. Darüber hinaus können regionale Hilfeträger auf weitere regional vorhandene Teilhabeangebote wie z. B. Beschäftigungs- und/oder Ausbildungsprojekte, indikative Gruppen- und Trainingsangebote, Selbsthilfeinitiativen, Freizeit- und Kulturinitiativen u. a. verweisen.

Tabelle 13: Wesentliche Wirkfaktoren des BEW

- Alltagsstruktur und sinnvolle Freizeitgestaltung;
- Unterstützung bei Wohnraumsuche und -erhalt, gesunde Ernährung;
- Unterstützung bei Behördenangelegenheiten, Finanz- und Schuldenmanagement;
- Aufbau und Wiederherstellung sozialer und familiärer Netzwerke;
- Unterstützung in Erziehungsfragen, Familien- und Schwangerschaftshilfen.

Entsprechend der dargestellten Heterogenität der Betroffenen können nach erreichter Abstinenz sehr unterschiedliche individuelle Problemfelder und Belastungsszenarien vorliegen. Dies sollte immer im Einzelfall ermittelt und mit dem Betroffenen offen diskutiert werden. Gegebenenfalls können auch andere Möglichkeiten, wie z. B. teilhabeorientierte Unterstützungs- und Begleitangebote wie ambulante Betreuung, Wohnangebote und ambulante Soziotherapie infrage kommen.

Bei bestimmten Konstellationen, in denen weitere Schutzbedürftige durch einen Rückfall betroffen sind, ist ein professioneller begleitender Kontakt zur Sozialarbeit dringend geboten (z. B. Familien mit jungen Kindern, Alleinerziehende, Schwangere; siehe Abschnitte 7.1 Schwangere, junge Mütter und pränatale Schädigungen und 7.2 Methamphetamin-Konsum im Kontext Familie).

8.4 Selbsthilfe

Empfehlungen	Empfehlungsgrad
8-8 Alle Konsumenten sollen auf die Selbsthilfegruppen der Region bzw. die Selbsthilfe hingewiesen werden. Expertenkonsens Abstimmungsergebnis: 100%	⇑⇑⇑
8-9 Online-basierte Selbsthilfeangebote wie „Breaking-Meth.de", die spezifisch für die Zielgruppe der Personen mit einer Methamphetamin-bezogenen Störung entwickelt wurden, sollten in der stationären Postakuttherapie vorgestellt und als mögliche Ressource für die Zeit nach der Behandlung empfohlen werden. Expertenkonsens Abstimmungsergebnis: 100%	⇑
8-10 Sportangebote, insbesondere erlebnisintensive gemeinschaftliche Aktivitäten, sollten zur Rückfallprävention empfohlen werden. Expertenkonsens (LoE 5) Abstimmungsergebnis: 100%	⇑

Selbsthilfeaktivitäten im Anschluss an eine Suchttherapie werden bei Methamphetamin-Abhängigkeit als besonders wichtig erachtet. Die Vorbereitung und Schulung von Patienten für den Übergang zur Selbsthilfe nach einer Therapie ist auch ein wesentlicher Baustein im US-amerikanischen MATRIX-Therapiemanual (siehe Abschnitt 5.2 Psychotherapeutische Interventionen) [194]. Sowohl 12-Schritte-Programme als auch alternative Formate der Selbsthilfe werden in diesem Manual berücksichtigt. Befunde aus der ZIS-Studie deuten darauf hin, dass auch Betroffene in Deutschland der Selbsthilfe einen großen Wert beimessen. Unter anderem wurden von den Befragten die Narcotics Anonymous (NA) benannt, die mit einem 12-Schritte-Programm arbeiten. Allerdings fanden sich auch robuste Hinweise auf Hindernisse bei der Inanspruchnahme von regionalen Selbsthilfegruppen. Dazu gehörten eine fehlende Akzeptanz des 12-Schritte-Ansatzes, zu lange Anfahrtswege und Furcht vor dem Verlust der Anonymität. Einige der Befragten waren überzeugt, in heterogenen Gruppen gemeinsam mit von Alkohol oder Heroin abhängigen Menschen nicht richtig aufgehoben zu sein [1].

Bezüglich der Selbsthilfe soll das online-basierte Angebot „Breaking-Meth.de" sowie als Beispiel für Selbsthilfe im Gruppenverbund der „Mountain Activity Club e.V." dargestellt werden. Es gilt hier, regionale Verfügbarkeiten zu beachten, sich entsprechende Kenntnisse anzueignen oder spezialisierte Anlaufstellen zu Rate zu ziehen.

Beispiel: „Breaking Meth" – Online-basierte Selbsthilfe für Methamphetamin-Konsumierende

Gefördert vom Bundesministerium für Gesundheit (BMG), wird ein Selbsthilfe-Portal für Menschen mit Methamphetamin-Erfahrung betrieben und weiterentwickelt, in das wissenschaftliche Erkenntnisse zu den Besonderheiten der unterschiedlichen Zielgruppen in Deutschland einfließen. „Breaking-Meth.de" versteht sich als angeleitete Selbsthilfe. Es wird wissenschaftlich begleitet und von einem szenenahen Präventionsprojekt supervidiert [21]. Das Portal ist über internetfähige Computer sowie über Mobilgeräte/Smartphones zugänglich und bedient sich ansprechender und lustiger grafischer Elemente. Moderatoren geben regelmäßig aktivierenden Input. Im anmeldepflichtigen Mitgliederbereich können in virtuellen Räumen unterschiedliche Zielgruppen miteinander kommunizieren. Neben bislang noch unauffällig Konsumierenden mit beginnender Problemwahrnehmung und ohne Kontakt zum Hilfesystem sollen besonders Menschen *während* und *nach* einer Suchttherapie oder im Rahmen der Nachsorge angesprochen werden, die im Anschluss an eine Behandlung oder auch komplementär die Online-Suchtselbsthilfe als Rückfallprophylaxe nutzen möchten. Beiträge, die Suchtdruck auslösen oder bei Menschen mit Gewalt- und Missbrauchserfahrungen zu Re-Traumatisierungen führen könnten, werden mittels einer speziellen Funktion („Triggerwarnung") im Kommunikationsfluss ausgeblendet. Eine Exposition erfolgt nur dann, wenn Mitglieder nach Kenntnisnahme des Warnhinweises den jeweiligen Beitrag bewusst auf „sichtbar" stellen. Aufgrund der speziellen Raumstruktur des Mitgliederbereichs (Tabelle 14) kann das Angebot sowohl für noch Konsumierende mit Abstinenzwunsch als auch für bereits abstinente Betroffene empfohlen werden.

Tabelle 14: Wesentliche Kommunikationsbereiche des Selbsthilfeportals „Breaking Meth" (breaking-meth.de) [439]

- Vorstellungsbereich („Eingangshalle");
- Möglichkeiten der Freizeitgestaltung („Erleben – Treffen – Sport");
- Unterstützung bei Rückfälligkeit;
- Austausch unter bereits längere Zeit Abstinenten („Clean und das bleibt so");
- Nutzung im Anschluss an eine stationäre Entgiftung/Suchttherapie („Raus aus der Klinik");
- Sexuelle Konsummotive als Rückfallgründe und angemessene Bewältigungsstrategien („Sex").

Beispiel: „Mountain Activity Club e. V."

Der Mountain Activity Club e. V. (MAC) in Nürnberg hat sich aus dem vom BMG geförderten Projekt „Spotting" entwickelt, dessen Ziel u. a. die Entwicklung eines peergestützten Hilfsangebotes für junge und jugendliche Drogen-Konsumierende ist. Die Einbindung von Peers (in diesem Fall: ehemalige Drogenabhängige) hat eine lange Tradition in der Selbsthilfe (vgl. Anonyme Alkoholiker, Narcotics Anonymus etc.) und ist in der Regel kennzeichnend für sie [194].

Der Mountain Activity Club e. V. stellt eine auf eher junge Betroffene ausgerichtete Selbsthilfegruppe dar, deren verbindendes Medium der Klettersport ist. Der Klettersport bietet ein individuelles wie gemeinschaftliches, extrem intensives Erlebnisspektrum, ein reiches Potenzial an „Kicks" und motivierender Kraft der Selbstwirksamkeitserfahrung [440]. Sport kann helfen, eine depressive Symptomatik bei abstinenten Methamphetamin-Abhängigen zu reduzieren [223]. Eine Studie am Uniklinikum Erlangen belegt den vielversprechenden Einsatz von „Bouldern" als therapeutische Intervention gegen Depressionen [441]. Unter Depressionen bzw. depressiven Verstimmungen leiden ehemals Konsumierende insbesondere nach dem Absetzen von Methamphetamin (siehe hierzu auch Abschnitt 6.4 Depressionen).

Erlebnisintensive Sportangebote können wesentlich dazu beitragen, die Sozial- und Selbstkompetenz zu stärken und zu entwickeln. So benennen die Teilnehmer am Bouldertraining des MAC die beiden Faktoren „Kicks" und „Gemeinschaft" als wichtigsten persönlichen Profit. Selbstwirksamkeit, Anerkennung und Stolz folgen als weitere Gewinnfaktoren, die dazu beitragen, das Leben nach der Abhängigkeit stabil und drogenfrei zu gestalten [442-444].

Tabelle 15: Wesentliche Wirkfaktoren des Selbsthilfeprojektes „Mountain Activity Club" (www.mountain-activity-club.de)

- drogenfreie „Kicks" (intensive Flow-Erlebnisse durch Klettern) und Lebensfreude;
- alternative drogenfreie Gemeinschaft (Freundschaften auf Basis gemeinsamer Erlebnisse und gegenseitigen Vertrauens);
- Selbstwirksamkeit (die direkte Auseinandersetzung zwischen objektivem Hindernis und persönlichem Können);
- Anerkennung (gegenseitiges Anfeuern, Motivieren und Feiern gemeisterter Kletterprobleme; Teil der Climbing-Community);
- Stolz (das gute Gefühl bleibt > Selbstvertrauen; Problemlösung durch eigenes Können);
- Gesundheit (sportliche Aktivität verschafft gutes Körpergefühl > Sinnhaftigkeit).

Anders als in anderen Selbsthilfekonzepten wird nicht die Problematik des Drogenkonsums in den Mittelpunkt der gemeinsamen Treffen gestellt. Vielmehr geht es darum, den gemeinschaftlichen Spaß am Klettern zu zelebrieren und soziale Kontakte zu pflegen. Die gemeinsam erlebten „Kicks", die intensiven Flow-Momente, die der Klettersport bietet, aber auch die gegenseitige Verantwortung beim Sichern, das „Sich-aufeinander-Verlassen", sind wesentliche Faktoren, um vertrauensvolle Beziehungen zu vertiefen. Dadurch bekommt die Gemeinschaft einen hohen unterstützenden Stellenwert, wenn es darum geht, das Leben drogenfrei zu gestalten. Die anleitenden Peerkräfte dienen dabei einerseits als Vorbilder, andererseits aber auch als vertraute Ansprechpartner mit eigener Konsum- und Suchterfahrung.

9 Schadensminimierung

Benjamin Löhner, Antje Kettner, Roland Härtel-Petri

9.1 Ziel

Das Ziel der Schadensminimierung („harm reduction") besteht darin, das Ausmaß möglicher gesundheitlicher und psychischer Schäden durch den Methamphetamin-Konsum zu begrenzen. Adressaten sind alle Personen, die ihren Methamphetamin-Konsum nicht dauerhaft beenden wollen oder können. Eine gute Aufklärung kann wesentlich dazu beitragen, ein Bewusstsein für die Ursachen unerwünschter Wirkungen und geeignete Maßnahmen zu schaffen. Sie sollte als Beratungsangebot verstanden und entsprechend sachlich und neutral formuliert werden.

9.2 Grundlagen der Empfehlungen

Die Fragestellung zu Schadensminimierung wurde nicht auf der Basis von Primärstudien systematisch recherchiert. Überwiegend handelt es sich um langjährige Erfahrungen aus der klinischen Praxis, die im Rahmen der Suchthilfe auch mit Konsumierenden anderer illegaler Drogen gewonnen wurden. Gestützt werden diese durch international verfügbare Literatur und Empfehlungen in den systematisch recherchierten Leitlinien zur Behandlung Metamphetamin-Abhängiger [445-447].

Empfehlungen	Empfehlungs-grad
9-1 Methamphetamin-Konsumierenden/-Abhängigen, die ihren Konsum nicht dauerhaft beenden wollen oder können, sollen geeignete Verhaltensweisen zur Schadensminimierung empfohlen werden. Expertenkonsens (LoE 5), basierend auf [445-447] Abstimmungsergebnis: 92%	⇑⇑⇑

Weiterführende Informationen zum Thema „Schadensminimierung bei Methamphetaminkonsum" sind u. a. auf folgenden Websites abrufbar:

- www.drugscouts.de
- www.mindzone.info

Generell gilt: Die folgenden Verhaltenshinweise können eine qualifizierte Drogenberatung nicht ersetzen. Eine Übersicht mit Ansprechpartnern, die Kontakte zu spezialisierten Drogenberatungsstellen vermitteln können, findet sich im Anhang 4.

Allgemein

- Methamphetamin-Konsumierende sollen dazu motiviert werden, bei anhaltenden bzw. wiederkehrenden psychischen oder körperlichen Gesundheitsstörungen einen (Fach-)Arzt aufzusuchen und von Versuchen, sich selbst zu behandeln, abzusehen.

- Es empfiehlt sich, adäquate Informationsmaterialien (z. B. Flyer, Broschüren, Poster) zu Methamphetamin-spezifischen Themen vorzuhalten (siehe Anhang 4).

Konsumformen

- Das Suchtpotenzial durch Methamphetamin nimmt entsprechend der Konsumform in folgender Reihenfolge zu: orale Einnahme Schnupfen, Rauchen, Injektion (i.v.).

- i.v.-Konsumierende sollen auf regionale Spritzenvergabe/-tausch-Programme hingewiesen werden.

- Bei der Injektion von Methamphetamin empfiehlt es sich, nur eigenes und möglichst steriles Spritzbesteck/Spritzubehör (Filter, Löffel usw.) zu verwenden, damit das Risiko einer Ansteckung mit Infektionskrankheiten minimiert werden kann. Um einer Schädigung der Venen durch häufiges Einstechen vorzubeugen, ist es angeraten, zwischen beiden Arm-/Bein- bzw. Beckenseiten zu wechseln.

- Die Applikation in den Anus ohne Kanüle („up your bum") erzeugt eine ähnliche Wirkstärke wie die i.v.-Injektion, ist jedoch venenschonender.

- Wenn Methamphetamin geraucht wird, sollten nur eigene Rauchgeräte benutzt werden, um eine Ansteckung mit Infektionskrankheiten zu verhindern. Es empfiehlt sich, ein Mundstück zu verwenden, damit es nicht zu Verbrennungen kommt.

- Bei nasalem Konsum soll jeder seine eigenen Schnupfröhrchen gebrauchen, um die Ansteckung mit Infektionskrankheiten zu verhindern. Damit das Risiko einer Verletzung der Nasenschleimhäute minimiert wird, empfiehlt es sich, die Methamphetamin-Kristalle vor dem Konsum bestmöglich zu zerkleinern. Darüber hinaus ist es günstig, die Nasenschleimhäute nach dem Konsum gründlich zu säubern und zu pflegen (z. B. mit Nasensalbe, Nasenspülung).

- Die orale Aufnahme von Methamphetamin gilt als die risikoärmste Konsumform.

Dosierung und Konsummuster

- Da kristallines Methamphetamin im Vergleich zu anderen illegalen Drogen, wie z. B. Amphetamin („Speed"), in der Regel eine hohe Potenz aufweist, soll die Substanz möglichst niedrig und planvoll („Wie lange möchte ich wach bleiben"?) dosiert werden.

- Um das Risiko einer Abhängigkeitsentwicklung zu vermindern, sollte Methamphetamin nicht mehrere Tage hintereinander konsumiert werden.

- Ein Konsumtagebuch kann helfen, den Überblick über das eigene Konsumverhalten zu behalten.

- Methamphetamin sollte nicht mit anderen psychoaktiven Substanzen (inkl. Alkohol) kombiniert werden, um unkalkulierbare Effekte und Nebenwirkungen möglichst zu vermeiden. Wird Methamphetamin trotzdem mit anderen Drogen kombiniert, sollten die Risikopotenziale unterschiedlicher Substanzkombinationen beachtet werden. Die Risikopotenziale unterschiedlicher Kombinationen sind beschrieben unter www.drugscouts.de.

- Bei der gleichzeitigen Einnahme von Methamphetamin mit ärztlich verordneten Medikamenten sollte aufgrund möglicher Wechselwirkungen unbedingt Rücksprache mit dem verschreibenden Arzt gehalten werden.

- Um ein lebensgefährliches Serotonin-Syndrom zu verhindern, soll Methamphetamin unter keinen Umständen zusammen mit Antidepressiva und MAO-Hemmern eingenommen werden [448]; (siehe Kapitel 5 Postakutbehandlung).

- Junge und sehr junge Menschen sollten besonders dringlich auf die möglichen Folgen des Methamphetamin-Konsums hingewiesen und zur Abstinenz ermutigt werden. Je früher mit einem Suchtmittelkonsum begonnen wird, desto höher ist das Risiko von Entwicklungsbeeinträchtigungen, Abhängigkeitsentwicklung bzw. andauernden Nach- und Nebenwirkungen.

Körperliche und psychische Vorbelastungen

- Personen mit Herz-Kreislauf-Problemen, Bluthochdruck, Epilepsie, Krampfleiden, Leber- und Nierenschäden, Schilddrüsenüberfunktionen und Herzerkrankungen sollen intensiv über die Gefahr lebensgefährlicher Komplikationen durch Methamphetamin-Konsum beraten und zur Abstinenz ermutigt werden.

- Personen mit psychischen Vorbelastungen sollen besonders dringlich auf die möglichen Folgen des Methamphetamin-Konsums hingewiesen und zur Abstinenz ermutigt werden (siehe Kapitel 6 Komorbide psychische und organische Erkrankungen).

Ernährung

- Durch Methamphetamin-Konsum werden dem Körper Flüssigkeit, wichtige Mineralstoffe und Vitamine entzogen, zudem wird das Hungergefühl unterdrückt. Nach dem Konsum kann es zu Heißhungerattacken kommen. Konsumierende sollten deshalb darauf achten, sich möglichst regelmäßig und ausgewogen zu ernähren sowie genügend alkoholfreie Getränke zu sich zu nehmen, um Mangelerscheinungen vorzubeugen bzw. auszugleichen.

- Methamphetamin ist kein geeignetes Diätmittel. Zwar lässt sich in kurzer Zeit (auf sehr ungesunde Weise) relativ viel Gewicht verlieren, allerdings ist nach Beendigung des Konsums das Risiko einer Gewichtszunahme stark erhöht. Dies kann leicht dazu führen, erneut zu konsumieren. Es wird empfohlen, gemeinsam über gesunde Ernährung zu sprechen und eventuell Ernährungspläne aufzustellen.

Zahngesundheit [44; 449]

- Um einer Mundtrockenheit (Xerostomie) entgegenzuwirken, sollten Methamphetamin-Konsumierende täglich 8–10 Gläser Wasser trinken. Zusätzlich bietet es sich an, häufig zuckerfreie Kaugummis zu kauen.

- Aufgrund des Risikos einer verminderten Pufferkapazität des Speichels und dem damit erhöhten Risiko für Erosionen sollte eine Einschränkung saurer Nahrungsmittel sowie die Nutzung von wenig abrasiver Zahnpasta mit geringem Putzdruck empfohlen werden.

- Zum Schutz der Zahnhartsubstanz, zur Prävention von Kiefergelenksbeschwerden und zur Entspannung der Kaumuskulatur können Zahnschienen hilfreich sein.

- Weitere Maßnahmen: Siehe Kapitel 6 Komorbide psychische und organische Erkrankungen.

Schwangerschaft/Stillzeit

- Konsumierende sollten sich mit Kondomen oder anderen nichthormonellen Verhütungsmitteln vor einer ungewollten Schwangerschaft schützen.
  - Methamphetamin-Konsum kann Menstruationsbeschwerden verstärken, den Monatszyklus durcheinanderbringen und die Fruchtbarkeit beeinträchtigen. Die Möglichkeit einer Schwangerschaft ist nicht auszuschließen [77; 78; 351].
  - Verhüten Konsumierende mit der Anti-Baby-Pille und konsumieren häufig Methamphetamin, kann die empfängnisverhütende Wirkung der Pille eventuell abgeschwächt werden. Beispielsweise kann es durch einen unregelmäßigen Schlafwach-Rhythmus und ein verändertes Zeitempfinden zu einer unregelmäßigen Einnahme der Anti-Baby-Pille kommen, sodass eine Empfängnisverhütung nicht mehr gewährleistet ist.
- Während der Schwangerschaft und der Stillzeit sollen Konsumentinnen in jedem Fall auf den Konsum von Methamphetamin verzichten (siehe Kapitel 7.1 Schwangere, junge Mütter und pränatale Schädigungen).

Sexualität

Konsumierende berichten sehr oft von starker sexueller Stimulation, großem Lustempfinden, lange andauerndem und zum Teil sehr enthemmtem Sex.

- Konsumierende sollten beim Sex Gleitmittel und Kondome dabei haben und benutzen [450].
  - Methamphetamin-Konsum trocknet die Schleimhäute aus, und das Schmerzempfinden wird unterdrückt. So können (vor allem bei Analverkehr) Verletzungen wie kleine Risse unbemerkt entstehen und somit Krankheitserreger leichter übertragen werden.
  - Es besteht eine erhöhte Bereitschaft für ungeschützten Sex und riskante sexuelle Praktiken. Beim „Slammen" (intravenöser Konsum), u. a. im Rahmen von Sex-Partys, wird auf Safer Sex mitunter auch (bewusst) verzichtet. Ist dies der Fall, sollte Konsumierenden empfohlen werden, sich häufiger auf HIV und andere sexuell übertragbare Krankheiten untersuchen zu lassen. Wird der Methamphetamin-Konsum vor dem festen Partner/der festen Partnerin geheim gehalten, sind Kondome auch in der Partnerschaft zu empfehlen.
- Es besteht das Risiko, durch häufigen Sex unter Methamphetamin-Einfluss eine Abhängigkeit zu entwickeln, zu verstärken oder vom Sex bei gleichzeitiger Drogeneinnahme abhängig zu werden. Nicht wenige Konsumierende, die häufig Sex unter Methamphetamin haben, berichten, dass sie mit der Zeit das Vergnügen an Sex in nüchternem Zustand verloren haben und später nur schwer lernen konnten, Sex ohne Methamphetamin wieder zu genießen und zu schätzen. Das kann sehr frustrierend und belastend sein und dazu führen, erneut zu konsumieren. Auch wenn dies für viele Konsumierende ein heikles Thema ist, empfiehlt es sich, dieses Thema anzusprechen, nachzufragen und bei Bedarf weiterführende Hilfen aufzuzeigen.

10 Forschungsbedarf

Im Rahmen der Arbeit an dieser Leitlinie hat sich gezeigt, dass aus Sicht der Experten relevante Fragen bislang nur unzureichend beantwortet werden konnten. Um zukünftig mehr Handlungssicherheit zu ermöglichen und passende therapeutische Angebote für bestimmte Konstellationen zu konzipieren, wäre nach Meinung der beteiligten Autoren Forschung zu folgenden Fragestellungen wünschenswert (Auflistung in Reihenfolge der Leitlinienkapitel):

Prävention:

- Einfluss der Darstellung von Methamphetamin als „leistungssteigernd" in Informations- oder Unterhaltungsmedien auf die Wahrnehmung und Konsumbereitschaft in der Bevölkerung
- Evaluation von Aufklärungskampagnen und Übertragbarkeit von Erkenntnissen aus der Nikotin-Aufklärung [451] bzw. Video- und Bildkampagnen wie „Montana Meth Project" auf deutsche Adressaten

Epidemiologie:

- Monitoring-Systeme zur Erfassung von schwer erreichbaren Konsumierenden (außerhalb des Suchthilfesystems)
- Prävalenz von niedrigdosiertem Methamphetamin-Konsum (z. B. Prüfungsvorbereitung bei Studenten, Doping im Amateursport, gelegentliches Party-„Befeuern" bei Jugendlichen)
- Psychometrische Erfassung von Persönlichkeitsmerkmalen von Methamphetamin-Konsumierenden im Vergleich zur Allgemeinbevölkerung bzw. Konsumierenden anderer Substanzen
- Langzeitbeobachtung und Dokumentation von Methamphetamin-Konsumierenden hinsichtlich Komorbidität und Konsumumständen

Versorgungsstrukturen:

- Nutzen und Machbarkeit von flexiblen Langzeittherapien mit ambulanten und stationären Anteilen
- Ermittlung von fachlichem Kenntnisstand und Informationsbedarfen von Hausärzten und primär hausärztlich tätigen Internisten hinsichtlich Awareness, Diagnostik, Behandlungsoptionen und Spezialisten zur Weiterbehandlung sowie von Ansprachekonzepten und möglichen Zugangsbarrieren

Therapieplanung:

- Stellenwert von integrierten Versorgungskonzepten und der Kombination unterschiedlicher Therapieansätze
- Entwicklung und Evaluation eines integrativen Methamphetamin-spezifischen Ansatzes auf Basis einer (kognitiven) Verhaltenstherapie

Medikamentöse Therapie:

- Stellenwert der ambulanten oralen Dopaminanaloga-Behandlung („Amphetamin-Substitution") in der Akut- und Postakutbehandlung (ideal: multizentrischer RCT mit mindestens einem Arm ohne intensive psychosoziale Betreuung)
- Stellenwert von Acetylcystein [120] und Naltrexon [122] zur Reduktion von Craving und als Rückfallprophylaxe in der Postakutbehandlung und Rehabilitation

Psychotherapie:

- Übertragbarkeit/Möglichkeiten und Barrieren für die Anwendung von Kontingenzmanagement in Deutschland („Belohnungen" in Form von Einkaufsgutscheinen/Vergünstigungen bei drogenfreien Urintests)

Psychosoziale Therapie:

- Nutzen von Ergotherapie und Arbeitstherapie in Entzug und Rehabilitation (Korrelation mit dem Arbeitsstatus des Betroffenen?)

Alternative Behandlungsansätze:

- Nutzen von Koffein (Kaffee) und Taurin-haltigen Getränken bzw. Guarana-Tabletten in Entzug und Rehabilitation
- Stellenwert der NADA-Akupunktur im Rahmen der Methamphetamin-Entgiftung

Selbsthilfe:

- Nutzen von intensiven Schulungen zur Online-Selbsthilfe während oder nach der stationären Postakuttherapie

Angehörige:

- Unterstützungsbedarf von Angehörigen und Wirksamkeit von Psychoedukation

Komorbidität:

- Komorbide Suchtstörungen: Motive für Konsum anderer Substanzen/Beikonsum
- Risikofaktoren für komorbide Spielsucht wie Alter, Geschlecht, ethnisch-kulturelle Herkunft, sozioökomische oder -demographische Variablen sowie (weitere) psychiatrische Erkrankungen [236]
- Psychosen: Zusammenhang der Diagnosestellung (F1x.5) mit dem Aufkommen von Methamphetamin in Deutschland seit 1990 (Versorgungsforschung)
- ADHS: Wirksamkeit von Methylphenidat vs. Placebo bzw. vs. Atomoxetin bei erwachsenen Methamphetamin-Abhängigen mit gesicherter ADHS-Diagnose jeweils im ambulanten Setting und mit Start einer stationärer Rehabilitation

Spätfolgen bei Kindern von Müttern mit Methamphetamin-Konsum während der Schwangerschaft:

- Zusammenhang zwischen einer pränatalen fetalen Exposition durch Methamphetamin und Spätfolgen bei den Kindern (Langzeitbeobachtung), mit dem Ziel, geeignete therapeutische Interventionen zu konzipieren

Tabellenverzeichnis

Glossar

Achse-I/II-Störung	Die multiaxiale Diagnostik im → DSM-IV erfolgt auf fünf Achsen (Ebenen): Achse I: alle klinischen Störungen (psychische Störung) und andere klinisch relevante Probleme außer den Persönlichkeitsstörungen und geistigen Behinderungen (Intelligenzminderung, geistige Behinderung) Achse II: Persönlichkeitsstörungen und geistige Behinderungen
Anosmie	hochgradige Minderung oder das völlige Fehlen der Geruchswahrnehmung
Azidifizierung	Ansäuerung
Binge	Exzess; kristallines Methamphetamin wird mehrere Tage hintereinander konsumiert, mit dem Ziel, das Hochgefühl zu erhalten
Body-Packer	Personen, die mehrfach verpackte Drogen in Körperhöhlen aufnehmen (Schlucken, vaginal, anal), um sie zu schmuggeln
Body-Stuffer	Personen, die bei akutem Zugriff durch die Polizei Drogenpäckchen in sich „hineinstopfen", d. h. herunterschlucken
Coping	Bewältigung
Craving	starkes Verlangen, Begierde; Suchtdruck
Diaphorese	Schwitzen
Dyskinesie	Störung des Bewegungsablaufs
Entaktogene	psychoaktive Substanzen, unter deren Einfluss die eigenen Emotionen intensiver wahrgenommen werden
G-AEP-Kriterien	German appropriate evaluation protocol; Grundlage für die Beurteilung der Notwendigkeit stationärer Behandlungen
Hyperexzitabilität	Übererregbarkeit des zentralen Nervensystems
Hyperthermie	Überwärmung des Körpers
hypotroph	minderwüchsig, schwach entwickelt
insertiv	einführend
Intrusion	Wiedererleben traumatischer Ereignisse
kT	kontrolliertes Trinken
Laparatomie	Bauchschnitt
Logorrhoe	krankhaft gesteigerter Rededrang
MAC	Mountain Activity Club e. V
monovalent	einwertig
MSM	Männer, die Sex mit Männern haben
Mydriasis	Weitstellung der Pupille
nozizeptiv	schmerzempfindlich
Peer	„Gleichaltrige" bzw. „Gleichgesinnte"
peripartal	Zeit um den Geburtstermin herum
polyvalent	mehrwertig
Prävalenz	Anzahl der Erkrankten in einer definierten Population zu einem definierten Zeitpunkt

promisk	sexuelle Kontakte mit häufig wechselnden verschiedenen Partnern oder parallel mit mehreren Partnern
Punding	Verhaltensstörung, die durch komplexe, nicht zielorientierte Handlungen gekennzeichnet ist
Rhabdomyolyse	gewebliche Auflösung der quergestreiften Muskulatur, Zerfall der Muskelfasern
serodiskordant	ein Partner ist HIV-positiv, einer HIV-negativ
sympathoadrenerges System	an der Regulation des Herz-Kreislauf-Systems und des Energiestoffwechsels beteiligt, die Wirkungen werden durch Adrenalin und Noradrenalin vermittelt
Tachykardie	beschleunigte Herzfrequenz
Tachyphylaxie	schnelle Form der Toleranzentwicklung
Teratogenität	Einwirken äußerer Faktoren, die Fehlbildungen beim Embryo hervorrufen
Toxidrom	toxisches Syndrom; vergiftungsbedingte Symptome

Anhang

Anhang 1: Erläuterungen und Kommentare zu den aus den „Forschungskriterien der ICD-10" entnommenen Diagnosekriterien

Stimulanzienabhängigkeit ICD-10, F15.2

Nach der Definition im ICD-10 wird die Diagnose **einer Stimulanzienabhängigkeit** gestellt, wenn **mindestens drei** der folgenden Kriterien **gleichzeitig** über **mehr als einen Monat** während des **letzten Jahres** vorhanden waren:

1. Ein **starker Wunsch** oder eine Art Zwang, die stimulierende Substanz zu konsumieren.

2. **Verminderte Kontrollfähigkeit** in Bezug auf den Beginn, die Beendigung oder die Menge des Konsums, anhaltende, aber erfolglose Versuche, den Substanzkonsum zu verringern oder zu kontrollieren. Konsum über längeren Zeitraum als geplant (z. B. *Binge/Speedrun mit mehrtägigem Konsum, Unfähigkeit, Vorräte unangetastet zu lassen, Konsum entgegen der Planung/Vorsätze*).

3. Ein **körperliches Entzugssyndrom** bei Beendigung oder Reduktion des Konsums, nachgewiesen durch substanzspezifische Entzugssymptome oder durch die Aufnahme der gleichen oder nahe verwandter Substanzen, um Entzugssymptome zu vermindern oder zu vermeiden.

4. Nachweis einer **Toleranz** gegenüber der Substanz, im Sinne von erhöhten Dosen, die erforderlich sind, um die ursprüngliche, durch niedrigere Dosen erreichte Wirkung hervorzurufen. *Es wird mehr als anfangs konsumiert, oder die gleiche Menge führt nicht mehr zur erwünschten Wirkung.*

5. **Einengung auf** den **Substanzgebrauch.** Fortschreitende **Vernachlässigung** anderer Vergnügungen oder Interessen zugunsten des Substanzkonsums sowie ein erhöhter Zeitaufwand, um die Substanz zu konsumieren, zu beschaffen oder sich von den Folgen des Konsums zu erholen.

6. **Anhaltender Substanzkonsum** trotz des Nachweises **eindeutig** schädlicher **Folgen**, obwohl der Betroffene sich über Ausmaß des Schadens bewusst ist oder bewusst sein könnte.

Akuter Rausch [akute Intoxikation] (ICD-10: F15.0)

Typischerweise führt ein Stimulanzienkonsum zu **einem** der folgenden Symptome:

- Euphorie und Gefühl gesteigerter Energie
- erhöhte Vigilanz
- grandiose Überzeugungen oder Aktionen
- beleidigendes Verhalten oder Aggressivität
- Streitlust
- Affektlabilität
- repetitives, stereotypes Verhalten
- beeinträchtigte persönliche Lebensumstände (Geselligkeit oder sozialer Rückzug)
- paranoide Vorstellungen
- akustische, optische oder taktile Halluzinationen, gewöhnlich bei erhaltener Orientierung

Körperlich sichtbare Symptome sind bei Konsum und vermehrt bei Überdosierung (**2 für Diagnose** erforderlich):

- beschleunigter (bei Intoxikation auch verlangsamter) Herzschlag
- Herzrhythmusstörungen
- erhöhter (bei Intoxikation auch erniedrigter) Blutdruck
- Schweißausbrüche und Kälteschauer
- Übelkeit/Erbrechen
- psychomotorische Unruhe (bzw. bei Intoxikation Verlangsamung)
- Muskelschwäche
- Schmerzen in der Brust
- epileptische Anfälle
- Appetitverlust (Gewichtsverlust)

Klinisch können Pupillenerweiterung, gesteigerte Eigenreflexe, Störungen von Bewegungsabläufen, Muskelverkrampfungen (bei Intoxikation auch Muskelschwäche) vorliegen. Bei schwererer Intoxikation kommt es auch zu Hyperthermie, Atemregulatonsstörungen mit Atemdepression, Herzrhythmusstörungen, Verwirrtheit und Bewusstseinsstörung mit Koma.

Schädlicher Gebrauch (Missbrauch) (ICD-10: F15.1)

Konsum von Psychostimulanzien, der zu Gesundheitsschädigung führt. Diese kann als körperliche Störung auftreten, z. B. *durch massive Gewichtsabnahme, Zahnverlust, Hautexkoriationen oder etwa in Form einer Hepatitis nach Selbstinjektion der Substanz oder als psychische Störung, z. B. als depressive Episode, psychotisches Erleben, Affektverflachung (Alexithymie), kognitiven Störungen, Gewalttätigkeit.*

*Das **Postkonsumsyndrom** nach Gelegenheitskonsum ist den ursprünglichen Wirkungen entgegengesetzt. Depressive Verstimmung mit Anhedonie, Müdigkeit, Motivationslosigkeit, Schwäche und Gereiztheit normalisieren sich innerhalb von 2–3 Tagen. Dieser Begriff ist nicht in den internationalen Klassifikationssystemen aufgenommen.*

Stimulanzienentzugssyndrom (ICD-10: F15.3)

Das Entzugssyndrom beginnt innerhalb weniger Stunden bis Tage nach dem Ende eines chronischen Konsums *und dauert länger als 3–4 Tage.*

Neben der

Affektstörung mit Anhedonie oder Traurigkeit liegen **zwei** der folgenden Symptome vor:

- psychomotorische Verlangsamung oder Agitiertheit
- Verlangen, Craving nach stimulierenden Substanzen
- gesteigerter Appetit
- Insomnie oder Hypersomnie
- bizarre, unangenehme Träume

Die Symptomatik dauert 4 Tage bis 3 Wochen an, in einzelnen Fällen mehrere Monate, dann ist eine Umklassifizierung in ICD-10: F15.7 zu erwägen.

Häufig sind im Entzug klinisch ein depressives Symptom mit Anhedonie und Suizidalität, Müdigkeit (Lethargie, „Mattigkeit"), Gereiztheit mit emotionaler Labilität, somatisch eine Bradykardie und eine Gewichtszunahme zu bemerken. Der Schlaf ist nach der „Crashphase" meist subjektiv unerholsam, typischerweise mit Drogenträumen durchsetzt. Die kognitiven Fähigkeiten sind zu Beginn des Entzuges subjektiv deutlich reduziert.

Psychotische Störung F15.5

Eine Gruppe psychotischer Phänomene, die während oder nach dem Substanzgebrauch auftreten, aber nicht durch eine akute Intoxikation erklärt werden können und auch nicht Teil eines Entzugssyndroms sind. Die Störung ist durch Wahnideen (häufig paranoide Gedanken oder Verfolgungsideen), Halluzinationen (typischerweise akustische, oft aber auf mehr als einem Sinnesgebiet) und andere Wahrnehmungsstörungen, psychomotorische Störungen (Erregung oder Stupor) sowie abnorme Affekte gekennzeichnet, die von intensiver Angst bis zur Ekstase reichen können. Das Sensorium ist üblicherweise klar, jedoch kann das Bewusstsein bis zu einem gewissen Grad eingeschränkt sein, wobei jedoch keine ausgeprägte Verwirrtheit auftritt.

Nur bei gesicherter Abstinenz auch von Cannabis und Persistenz der Symptome einer Methamphetamin-assoziierten Psychose (MAP) über ein halbes Jahr soll, bei ursprünglicher mit eindeutiger Stimulanzieneinnahme assoziierter Auslösung der psychotischen Symptomatik, die Diagnose von F15.5 in F20.x (Psychose aus dem schizophrenen Formenkreis) geändert werden.

F15.7 Restzustand und verzögert auftretende psychotische Störung

Eine Störung, bei der Veränderungen der kognitiven Fähigkeiten, des Affektes, der Persönlichkeit oder des Verhaltens **über** einen Zeitraum hinaus bestehen, in dem noch eine direkte Substanzwirkung ursächlich angenommen werden könnte.

Der Beginn dieser Störung sollte in unmittelbarem Zusammenhang mit dem Gebrauch der psychotropen Substanz stehen. Beginnt das Zustandsbild nach dem Substanzgebrauch, ist ein sicherer und genauer Nachweis notwendig, dass der Zustand auf Effekte der psychotropen Substanz zurückzuführen ist.

Dazugehörig:

- Demenz und andere leichtere Formen anhaltender Beeinträchtigung der kognitiven Fähigkeiten
- Residuale affektive Störung
- Residuale Störung der Persönlichkeit und des Verhaltens
- Verzögert auftretende psychotische Störung
- Nachhallzustände (Flashbacks)
- (Posthalluzinogene) Wahrnehmungsstörung (Hyperakusis)

Symptome wie flüchtige paranoide Ideen („jeder sieht, dass ich mal Drogen genommen habe", „die reden über mich"), eine erhöhte Geräuschempfindlichkeit sowie ein „180 Grad-Blick" (defokussiert) können bestehen bleiben und werden nur schambesetzt auf Nachfrage berichtet. Auch die aggressive, unempathische Veränderung auch bei gewonnener Abstinenz wird eher durch Angehörige auf Nachfrage berichtet. In der DSM-IV wurde eine stimulanzieninduzierte Angststörung unter dieser Diagnose subsumiert.

F19.2 Polytoxikomanie

Eine Polytoxikomanie (ICD-10 F19.2) wird nur verschlüsselt, wenn der Konsum von drei oder mehr Substanzen chaotisch und wahllos verläuft oder wenn Bestandteile verschiedener Substanzen untrennbar vermischt sind. Es ist keine Präferenzsubstanz zu bestimmen. Für alle Substanzen muss das Abhängigkeitskriterium erfüllt sein.

Viele Betroffene nehmen mehrere Substanzarten im Sinne einer Selbstmedikation der unerwünschten Wirkungen oder der Entzugssymptome zu sich. Gegenwärtig werden hierfür Benzodiazepine, synthetische Opioide, Opiate sowie Pregabalin genutzt.

Die Hauptdiagnose wird nach der Substanz oder Substanzklasse verschlüsselt, die das gegenwärtige klinische Bild bestimmt, bzw. die Präferenzsubstanz ist.

Nach der DSM-5 soll diese Diagnose nur noch bei unbekannten oder anderweitig nicht benannten Substanzen verwendet werden. Der aus der ICD-9-Zeit stammende Begriff der Polytoxikomanie (griech. „Raserei") bzw. der „polysubstance abuse" wird in der DSM-5 aufgegeben.

Literatur

- Dilling H, Mombour W, Schmidt MH, Schulte-Markwort E (Eds.). Internationale Klassifikation psychischer Störungen: ICD-10, Kapitel V (F); Forschungskriterien. Bern, Huber 1994.
- American Psychiatric Association (APA) (Ed.). Diagnostic and Statistical Manual of Mental Disorders, fifth edition. Washington, D.C: American Psychiatric Association; 2013.

Anhang 2: Checkliste/Fragenkatalog für ein ATS-Drogen-Basisassessment-Interview

1. Haben Sie folgende Substanzen schon mal eingenommen?

    Wenn ja: genauer erfragen, dabei abschätzen, ob relevant; nur wenn relevant bitte Weiteres in Tabelle eintragen:

Substanzeinnahme (nur bei relevantem Konsum rechts ausführlich)	Kein relevanter Konsum	Alter bei Erstkonsum	Tage mit Konsum in den letzten 30 Tagen	Überwiegende Konsumform oral, nasal, i.v., Rauchen, andere	Zeitspanne seit letztem Konsum: St, T, Wo, Mo, J	Jemals Entzugssyndrom? Ja
☐ Alkohol	☐			O		☐
☐ Cannabis	☐			O—R		☐
☐ Synthetische (Cannabinoide) Räuchermischungen (Spice etc.)	☐			O—R		☐
☐ Amphetamin (Speed)	☐			O—N—IV		☐
☐ Crystal Meth/(„C", „Crystal Speed")	☐			O-N-IV-R-A		☐
☐ MDMA, MDE, („XTC")	☐			O—N—IV		☐
☐ Neuere amphetaminartige Substanzen („Research Chemicals", „Badesalz", Bongreiniger wie Mephedron, MDPV etc.)	☐			O—N—IV--R		☐
☐ Kokain	☐			O—N—IV--R		☐
☐ Crack	☐			O—N—IV--R		☐
☐ Liquid Ecstasy (GBL, GHB)	☐			O—N—IV		☐
☐ Halluzinogene (LSD)	☐			O—N—IV		☐
☐ Schnüffelstoffe ☐ Feuerzeuggas	☐			N –Inh--A		☐
☐ biogene Substanzen (Stechapfel, Engelstrompete, Pilze, Muskat etc.)	☐			O—N—IV--R		☐
☐ Opioidanalgetika (Tramadol, Fentanyl, Codein)	☐			O—N—IV--R		☐
☐ Methadon, Buprenorphin u. a. Substitute	☐			O—N—IV--R		☐

Substanzeinnahme (nur bei relevantem Konsum rechts ausführlich)	Kein relevanter Konsum	Alter bei Erstkonsum	Tage mit Konsum in den letzten 30 Tagen	Überwiegende Konsumform oral, nasal, i.v., Rauchen, andere	Zeitspanne seit letztem Konsum: St, T, Wo, Mo, J	Jemals Entzugssyndrom? Ja
☐ Heroin	☐			O—N—IV--R		☐
☐ Benzodiazepine („Downers"/„Benzos") ☐ Barbiturate	☐			O—N—IV--R		☐
☐ Ketamin ☐ Poppers (Amylnitrit)	☐			O—N—IV--R		☐
☐ sonstige Substanzen (verordnet/nicht verordnet) (Freitext)	☐			O—N—IV--R		☐
	☐			O—N—IV--R		☐
	☐			O-R-A		☐
☐ ärztlich verordnet (Methylphenidat, Modafinil u. a. Psychostimulanzien)	☐					☐
☐ Nikotin	☐			O—N—IV--R		☐

2. Fühlen Sie sich **gegenwärtig** unter dem Einfluss einer Substanz?

☐ ja   ☐ nein   Welche?_____________________

3. Was ist Ihre **Haupt**substanz?   _______________________________

4. Bei welcher Substanz haben Sie jemals „**Suchtdruck**" (Craving) verspürt?

____

5. Bei welcher Substanz haben Sie **Entzugssymptome** bemerkt? (ausführlich unten)

____

6. Hatten Sie **körperliche** Konsumfolgen vom **Stimulanzienkonsum**?
z. B.: Zahnschäden, aufgekratzte Haut („Speedpickel"), Phasen der Abmagerung im Konsum bzw. unkontrollierbar gesteigerter Appetit mit unerwünschter Gewichtszunahme im Entzug über das „Idealgewicht" hinaus, Verlust des Geruchssinns, vermehrtes Nasebluten?

☐ ja   ☐ nein   ☐ keine Angabe

Sonstige?____

7. Hatten Sie unangenehme psychische Konsumfolgen beim Stimulanzienkonsum?
z. B.: Verfolgungsideen, Angstzustände, „Filme", Wutausbrüche, Depressionen etc.

☐ ja   ☐ nein   ☐ keine Angabe

Sonstige?____

Durch welche weiteren Substanzen? _______________________________

8. Hatten Sie psychotische Phasen (Paranoia/„Filme")?

☐ ja ☐ nein ☐ keine Angabe

z. B. Leute oder Dinge gesehen, die andere Menschen nicht sehen (Halluzinationen), oder Geräusche gehört und z. B. gedacht, dass Polizei o.Ä. bei Ihnen einsteigen will? Haben Sie das Gefühl, angestarrt zu werden, dass andere über Sie sprechen oder Sie abgehört werden?

Wenn ja, wann? Wie lange angehalten (nach 3 Tagen Abstinenz alles weg?), mit/ohne Behandlung? Welche Medikamente hilfreich, Nebenwirkungen?

9. Hatten Sie psychotische Phasen ohne Substanzkonsum?

☐ ja ☐ nein ☐ keine Angabe

Wenn ja, fakultativ: wann? Wie lange angehalten? Behandlung mit Medikamenten?

10. Haben Sie gegenwärtig solche Symptome?

☐ ja ☐ nein ☐ keine Angabe

Welche? _____________________

11. Sind Sie unter Drogeneinfluss schon mal aggressiv geworden?

☐ ja ☐ nein

Wenn ja, …

☐ gegen nahestehende Personen/Familienangehörige

☐ gegen Bekannte

☐ gegen Freunde

☐ gegen Unbekannte

☐ gegen mich selbst

Unter welchen Substanzen?

____

____

12. Waren Sie jemals so verzweifelt, dass Sie sich gewünscht haben, lieber tot zu sein?

☐ ja ☐ nein

13. Haben Sie je versucht, sich das Leben zu nehmen?

☐ ja ☐ nein

14. Hatten Sie in den letzten 30 Tagen Gedanken oder Pläne, sich das Leben zu nehmen, oder haben es versucht?

☐ ja ☐ nein

15. Haben Sie jetzt solche lebensmüden Gedanken? Konkrete Gedanken, konkrete Pläne, wie Sie sich töten könnten?

☐ ja ☐ nein

welche?____

16. Lebensbedrohliche Komplikationen sind unter (Substanz) _________________ aufgetreten

☐ nie ☐ ja __________ mehrfach ________ relevante Details ____________

Lebensbedrohliche Komplikationen unter _________________

☐ nie ☐ ja __________ mehrfach ________ relevante Details ____________

17. Ist es durch Ihren Konsum zu sozialen Problemen gekommen?

z. B.: Führerscheinverlust, Trennung, Jobverlust, Sorgerechtsentzug etc.

☐ ja ☐ nein ☐ keine Angabe

18. Gibt es gravierende aktuelle psychosoziale Probleme?

____

19. Gibt es gravierende körperliche Vorerkrankungen?

____

20. Wer lebt mit Ihnen zusammen? (schutzbedürftige Kinder?)

☐ ja, _______________ ☐ nein

21. Stehen Sie **bereits** in Kontakt mit einer Suchtberatungsstelle, Selbsthilfegruppe, Psychiater oder anderem suchtspezifischem Setting?

☐ ja, _____________________ ☐ nein (regelmäßig? N. Termin?)

22. Haben Sie schon mal erfolglos versucht, den Konsum zu reduzieren?

☐ ja ☐ nein (C)

23. Nervt es Sie, wenn Sie von Verwandten auf Ihren Konsum angesprochen werden? (Bei welcher Substanz? _______________)

☐ ja ☐ nein (A)

24. Haben Sie Schuldgefühle wegen Ihres Konsums? (Welche Substanz? _______________)

☐ ja ☐ nein (G)

25. Haben Sie die Stimulanzien (Speed, Kokain, Crystal Meth, d.h. nicht ärztlich verordnete, ohne Kaffee/Tee) morgens eingenommen, um „überhaupt zu funktionieren"? (Welche Substanz? _________)

☐ ja ☐ nein (E)

26. Beobachten

wirkt verwirrt, desorientiert, vergesslich   ☐ ja   ☐ nein

____

wirkt situationsverkennend ängstlich (Paranoia?)   ☐ ja   ☐ nein

____

wirkt gangunsicher, sturzgefährdet   ☐ ja   ☐ nein

____

wirkt körperlich verwahrlost, stark abgemagert o. Ä.   ☐ ja   ☐ nein

____

wirkt bedrohlich aufbrausend   ☐ ja   ☐ nein

____

macht bedrohliche Ankündigungen   ☐ ja   ☐ nein

____

Ab hier relevante Fragen zur Diagnosestellung/-sicherung

27. Bei welchen Substanzen Toleranzentwicklung, d. h. z. B.: Haben Sie bemerkt, mehr Methamphetamin zu benötigen für gleiche Wirkung oder nur noch geringere Wirkung bei gleicher Dosis? ___________________________

28. Bei Methamphetamin/Amphetamin Toleranzentwicklung?

☐ ja   ☐ nein (**ICD-10-Kriterium**)

typische Dosierung der aktuell im Vordergrund stehenden Substanz ___________

Dosis bei letzter Einnahme ___________

typische Dosierung der aktuell im Vordergrund stehenden Substanz II ___________

Dosis bei letzter Einnahme ___________

typische Dosierung der aktuell im Vordergrund stehenden Substanz III ___________

Dosis bei letzter Einnahme ___________

29. Typisches/aktuelles Konsummuster des Psychostimulans:

☐ episodisch ____ (Frequenz)

☐ Gelegenheitskonsum ☐ ja   ☐ nein

____

☐ „Binges" ___________ (Konsum, bis Vorräte erschöpft, oder völlige Erschöpfung mit nachfolgender kurzer Pause)

☐ chronisch ____
(tgl., mehrmals tgl.)

30. Ist es Ihnen in den letzten 12 Monaten passiert, dass Sie mehr oder länger Stimulanzien wie Crystal Meth (Speed, Kokain) eingenommen haben als geplant war?
☐ ja   ☐ nein (**ICD-10-Kriterium**)

          © äzq 2016

31. Haben Sie in den letzten 12 Monaten viel Zeit damit zugebracht zu konsumieren, sich Stimulanzien wie Crystal Meth zu beschaffen oder sich vom Konsum zu erholen? Haben Sie dafür andere wichtige Dinge vernachlässigt?

☐ ja ☐ nein (**ICD-10-Kriterium**)

32. Haben Sie in den letzten 12 Monaten erfolglos versucht, den Stimulanzienkonsum zu beenden oder einzuschränken?

☐ ja ☐ nein (**ICD 10 Kriterium**)

33. Haben Sie Stimulanzien wie Crystal Meth eingenommen, um die Entzugssymptome (das „Down") zu vermeiden?

☐ ja ☐ nein (**ICD-10-Kriterium**)

34. Welche Entzugssymptome waren das? (ICD-10-Kriterien abfragen, siehe Anhang)

35. Was waren Ihre anfänglichen, was die späteren Konsummotive für Psychostimulanzien? (z. B. Partyspaß, Sexualität, primäre Leistungssteigerung im Beruf, Gewichtsregulation, um den Alltag zu schaffen, weitere)

Anfangs ______________

Später ________________

36. Hinweise auf sonstige Funktionalität wie Selbstmedikation depressiver Störungen („gegen Depressionen genommen?")

☐ ja ☐ nein ____

37. Welche Substanzen haben Sie benutzt, um von Crystal Meth oder Speed „runterzukommen")

☐ keine

☐ folgende: ____

38. Wegen welcher Substanz haben Sie schon mal therapeutische Hilfe aufgesucht?

____

39. Wenn ☐ ja, welche Substanzen?

____

Welche Behandlung mit welchem Erfolg? (Ausführlichkeit je nach Setting! s.u.)

____

40. Ist es zu sexuelle Handlungen unter Substanzeinfluss gekommen, die Sie bereuen?

☐ ja ☐ nein ☐ keine Angabe

____

41. Haben Sie Freude an Sex? (Mehrfachnennung möglich!)

☐ nur mit Drogen

☐ auch ohne Drogen

☐ gar nicht

☐ nur ohne Kondom

☐ mit häufig wechselnden Partner/innen

42. War Sex für Sie schon mal Mittel zum Zweck, zur Beschaffung von **Drogen**?

☐ ja   ☐ nein

43. Schauen Sie sich regelmäßig Filme oder Internetseiten mit pornografischem Inhalt an?

☐ ja   ☐ nein

Wenn ja, wie viele Stunden pro Woche?   Stunden

44. Wie viel Zeit verbringen Sie pro Tag mit …   **Stunden**

    a.   Konsolen-Spielen (XBox, Playstation, Wii etc.)

    b.   allgemeinem Surfen im Internet (Nachrichten, Musik, Mails etc.)

    c.   Social Networks (Facebook, WhatsApp, Google+, Twitter etc.)

    d.   PC-Online-Spielen mit Wetteinsatz (Poker, Skat, Sportwetten …)

    e.   PC-Multiplayer-Spielen (WoW, EvE, Counter Strike, Modern Warfare …)

    f.   PC-Online/Smartphone-Browser-Games (Farmville, Aion …)

    g.   Besuchen von Spielotheken

    h.   TV-Serien (mehr als 2 Folgen am Stück)

45. Hat der Stimulanzienkonsum zu erhöhten Verlusten beim Glücksspiel geführt?

☐ ja   ☐ nein

46. Relevante Medikation?

____

47. Psychiatrische Mitbehandlung durch

____

48. Beschreiben Sie bitte Ihre aktuell wichtigsten Probleme **neben** der Abhängigkeit.

____

____

49. Wie kann ich/wir/Institution Ihnen helfen?

____

____

Zusatzfragen für Hilfs- (und Therapie-)Planung (eigene Doku – Freitext)

50. Besuche bei Suchtberatung? Wie regelmäßig? Aktuell?

51. Selbst-(hausärztliche) Entgiftungen? (Wie oft? Wie erfolgreich? Wie lange erfolgreich? Welche Rückfallgründe? Medikationsversuche?)

52. Stationäre Entgiftungen (Wo? Wann? Wie oft? Abgeschlossen? Beendigungsgründe? Wie erfolgreich? Wie lange erfolgreich? Welche Rückfallgründe? Medikationsversuche?)

53. Ambulante Therapie (Wo? Wann? Abgeschlossen? Beendigungsgründe? Wie erfolgreich? Wie lange erfolgreich? Welche Rückfallgründe?)

54. Stationäre Therapie (Wo? Wann? Abgeschlossen? Beendigungsgründe? Wie erfolgreich? Wie lange erfolgreich? Welche Rückfallgründe?)

Allgemeine Fragen für <u>ausführliche</u> Behandlungsplanung (eigene Dokumentation benutzen):

- aktuelle Abstinenzmotivation, Ziele, Pläne
- soziale Folgen (Führerscheinverlust, Jobverlust, Trennungen, Gerichtsverfahren, BTMG-Verfahren)
- Werden soziale Hilfen genutzt? Infobedarf? Anbahnung notwendig?
- soziale Situation, Berufsstand, Familienstatus, Partnerschaft, nicht konsumierenden Bekanntenkreis, unterstützendes Umfeld/gefährdendes Umfeld?
- betreuungsbedürftige Kinder/Angehörige?
- Werden somatische Folgeschäden adäquat behandelt?
- Werden psychiatrische Folgeschäden adäquat behandelt?
- psychiatrische Vorbehandlungen
- Dauer und Gründe für abstinente Phasen
- Gründe für die Beendigung solcher abstinenter Phasen
- Suchterkrankungen der Eltern?
- evtl. detailliert bei relevanten Substanzen:

  Geben Sie für die von Ihnen konsumierten Substanzen folgende Konsumzeiträume an:

Name der Substanz	**Im Alter von – bis**
	täglicher Konsum
	wöchentlicher Konsum
________________________	monatlicher Konsum

Literatur

- Scheurich A, Muller MJ, Wetzel H, et al. Reliability and validity of the German version of the European Addiction Severity Index (EuropASI). J Stud Alcohol 2000;61(6):916-9
  http://www.ncbi.nlm.nih.gov/pubmed/11188499

- Schippers GM., Broekman TG. MATE. Measurements in the Addictions for Triage and Evaluation. Development of an instrument assessing patient characteristics in substance abuse treatment. Final report. ZonMw/Resultaten Scoren-project nr 31000068. Amsterdam, AIAR, AMC-Amsterdam & Bureau Bêta, Nijmegen, 2007
  http://www.mateinfo.eu/pubs/31000068.pdf

- European Addiction Severity Index: http://www.emcdda.europa.eu/html.cfm/index3647EN.html

Measurements in the Addiction for Triage and Evaluation (MATE):

- Buchholz A, Friedrichs A. ICF in der Suchttherapie. Die Anwendung des MATE-ICN zur Erfassung von Leistungseinschränkungen und Hilfebedarf bei Patienten mit substanzbezogenen Störungen. Konturen Sucht soz Fragen 2013;27(2):27-31

- Handbuch und Leitfaden zur Anwendung des MATE :
  http://www.mateinfo.eu/pubs/MATE-de%202.1%20Manual%20and%20Protocol-D.pdf

- Erläuterung MATE in Deutsch:
  http://www.mateinfo.eu/german/index.html

- WHO ASSIST Working Group.The Alcohol, Smoking and Substance Involvement Screening Test (ASSIST): development, reliability and feasibility. Addiction 2002;97(9):1183-94

Anhang 3: G-AEP-Kriterien

(German appropriate evaluation protocol
= Grundlage für die Beurteilung der Notwendigkeit stationärer Behandlungen)
A Schwere der Erkrankung
A1 Plötzliche Bewusstlosigkeit oder akuter Verwirrtheitszustand (Koma oder Nichtansprechbarkeit)
A2 Pulsfrequenz: < 50 / min oder > 140 / min
A3 Blutdruck: systolisch < 90 oder > 200 mm Hg / diastolisch < 60 oder > 120 mm Hg
A4 Akuter Verlust der Seh- oder des Gleichgewichtssinnes
A5 Akuter Verlust der Hörfähigkeit
A6 Akute Lähmung oder progrediente Lähmung oder andere akute neurologische Symptomatik
A7 Lebensbedrohliche Infektion oder anhaltendes oder intermittierendes Fieber (> 38,0° C Kerntemperatur)
A8 Akute / subakute Blutung und/oder interventionsbedürftiger Hämoglobinabfall
A9 Schwere Elektrolytstörung oder Blutgasentgleisung oder aktuelle Entgleisung harnpflichtiger Substanzen
A10 Akute oder progrediente sensorische, motorische, funktionelle, zirkulatorische oder respiratorische oder dermatologische Störungen
sowie Schmerzzustände, die den Patienten nachdrücklich behindern oder gefährden
A11 Dringender Verdacht oder Nachweis einer myokardialen Ischämie
A12 Krankheit, die eine Behandlung mit onkologischen Chemotherapeutika oder anderen potenziell lebensbedrohlichen Substanzen
erfordert
B Intensität der Behandlung
B1 Kontinuierliche bzw. intermittierende intravenöse Medikation / Infusion (schließt Sondenernährung nicht ein)
B2 Operation, Intervention oder spezielle diagnostische Maßnahme innerhalb der nächsten 24 Stunden, die die besonderen Mittel und
Einrichtungen eines Krankenhauses erfordert
B3 Mehrfache Kontrolle der Vitalzeichen, auch mittels Monitor, mindestens alle 4 Stunden
B4 Behandlung auf einer Intensivstation ja
B5 Intermittierende, mehrmals tägliche oder kontinuierliche, assistierte oder kontrollierte Beatmung
C Operation / Invasive Maßnahme (außer Notfallmaßnahmen)
C1 Operation / Prozedur, die unstrittig nicht ambulant erbracht werden kann
C2 Leistungen, die gemäß des Vertrages nach § 115b bs. 1 SGB V in der Regel ambulant erbracht werden sollen (mit [*] Sternchen
gekennzeichnete Leistungen aus dem aktuellen Katalog ambulanter Operationen und stationsersetzender Eingriffe nach Anlage 1(und
ein Kriterium der allgemeinen Tatbestände gemäß § 3 Abs. 3 des Vertrages nach § 115b Abs. 1 SGB V erfüllen
D Komorbiditäten in Verbindung mit Operationen oder krankenhausspezifischen Maßnahmen
D1 Signifikant pathologische Lungenparameter
D2 Schlafapnoe-Syndrom: Anamnestisch bekanntes mittelschweres oder schweres Schlafapnoe-Syndrom
D3 Blutkrankheiten: Operationsrelevante Gerinnungsstörung; operationsrelevante, therapiepflichtige Blutkrankheit
D4 Manifeste Herzerkrankungen: Angina pectoris Grad III oder IV (NYHA); manifeste Herzinsuffizienz Grad III oder IV (NYHA)
D5 Maligne Hyperthermie in der Eigen- oder Familienanamnese
D6 Patienten, bei denen eine besonders überwachungspflichtige Behandlung der folgenden Erkrankungen dokumentiert ist:
   - endokrine Erkrankungen (z. B. Diabetes)
   - Obstruktive Lungenerkrankungen
   - Schlaganfall und/oder Herzinfarkt
   - Behandlungsrelevante Nieren-/Leberfunktionsstörung
   - schwere Immundefekte
   - Bluthochdruck mit Gefahr der Entgleisung
E Notwendigkeit intensiver Betreuung in Verbindung mit Operationen oder anderen krankenhausspezifischen
Maßnahmen
E1 Voraussichtliche postoperative Überwachungspflicht über 12 Stunden nach Narkose- oder Interventionsende
E2 Amputationen/Replantationen
E3 Gefäßchirurgische Operationen (arteriell und/oder zentral)
E4 Einsatz und Entfernung von stabilisierenden Implantaten, ausgenommen z. B. nach unkomplizierten Hand-, Handgelenks- sowie
Fuß- und Sprunggelenksoperationen
E5 Einsatz von Drainageschläuchen mit kontinuierlicher Funktionskontrolle
E6 Kathetergestützte Schmerztherapie
F Soziale Faktoren, aufgrund derer eine sofortige medizinische Versorgung des Patienten nicht möglich wäre, in
Verbindung mit Operationen oder krankenhausspezifischen Maßnahmen – geprüft und dokumentiert –
F1 Fehlende Kommunikationsmöglichkeit, da der Patient allein lebt und kein Telefon erreichen kann
F2 Keine Transportmöglichkeit oder schlechte Erreichbarkeit durch Stellen, die Notfallhilfe leisten könnten
F3 Mangelnde Einsichtsfähigkeit des Patienten
F4 Fehlende Versorgungsmöglichkeiten

Anhang 4: Weiterführende Adressen und Anlaufstellen[1]

Adressen

Bundeszentrale für gesundheitliche Aufklärung (BZgA)
Maarweg 149–161
50825 Köln
Tel. 0221/8992-0
Beratungstelefon: 0221/8920-31
Fax 0221/8992-300
E-Mail: poststelle@bzga.de
www.drugcom.de

Deutsche Hauptstelle für Suchtfragen (DHS) e.V.
Westenwall 4
59065 Hamm
Telefon: 02381/9015-0
Fax: 02381/9015-30
E-Mail: info@dhs.de
www.dhs.de

Die Drogenbeauftragte der Bundesregierung
im Bundesministerium für Gesundheit
Friedrichstraße 108
10117 Berlin
Telefon: 03018-441-1452
Telefax: 030-20640-4960
E-Mail: drogenbeauftragte@bmg.bund.de
www.drogenbeauftragte.de

Fachverband Sucht e. V.
Walramstr. 3
53175 Bonn
Tel.: 0228-26 15 55
Fax: 0228-21 58 85
E-Mail: Sucht@Sucht.de
www.sucht.de

Bundesverband für akzeptierende Dogenarbeit
akzept e.V.
Christine Kluge Haberkorn
Südwestkorso 14
12161 Berlin
Tel.: 030-827 06 946
E-Mail: akzeptbuero@yahoo.de
www.akzept.org

---

[1] Diese Übersicht erhebt keinen Anspruch auf Vollständigkeit und leistet keine Gewähr für die Richtigkeit der Angaben (Stand: Februar 2016).

Deutsche Gesellschaft für Suchtmedizin e.V.
c/o Zentrum für Interdisziplinäre Suchtforschung der Universität Hamburg (ZIS)
Universitätsklinikum Eppendorf
Klinik für Psychiatrie und Psychotherapie
Simone Mollenhauer
Martinistr. 52
20246 Hamburg
Tel.: 040-7410-54221
E-Mail: info@dgsuchtmedizin.de
www.dgsuchtmedizin.de

Deutsche Gesellschaft für Psychiatrie und Psychotherapie, Psychosomatik und Nervenheilkunde (DGPPN)
DGPPN-Geschäftsstelle
Reinhardtstr. 27 B
10117 Berlin
Tel.: 030-240 477 220
E-Mail: j.holzhausen@dgppn.de
www.dgppn.de

Deutsche AIDS-Hilfe e.V.
Wilhelmstr. 138
10963 Berlin
Tel.: 030-690087-0
Fax: 030-690087-42
E-Mail: dah@aidshilfe.de
www.aidshilfe.de

Hilfs-, Beratungs- und Therapieangebote

Ambulante und stationäre Suchthilfeeinrichtungen
Deutsche Hauptstelle für Suchtfragen e.V.
Datenbank mit über 1400 ambulanten Suchtberatungsstellen und 800 stationären Suchthilfeeinrichtungen
www.dhs.de/einrichtungssuche.html

Stationäre Therapieplätze
Bundesverband für stationäre Suchtkrankenhilfe e.V. (BUSS)
www.therapieplaetze.de

Beispiele für eine stationäre Therapie bei Methamphetamin-/Stimulanzienproblematik:

- www.ahg.de/AHG/Standorte/Mecklenburg/Service/Veroeffentlichungen/Flyer/FLyer_Stimulantien_2013.pdf

- www.bezirkskliniken-oberfranken.de/pages/html/hochstadt/behandlungsbereiche/stimulantien.html

Regionale Hilfs-, Beratungs- und Therapieeinrichtungen
über Deutsche Hauptstelle für Suchtfragen e.V.
www.dhs.de/dhs/landesstellen.html

Suchtberatungsstellen
Bundeszentrale für gesundheitliche Aufklärung
www.bzga.de/?uid=5df2624da5b3f7a9a202fab9df892d8a&id=Seite48&sid=-1

Suchtmedizinisch qualifizierte Ärzte und suchtmedizinische Schwerpunktpraxen
Arztsuche in Deutschland der Kassenärztlichen Bundesvereinigung
www.kbv.de/html/arztsuche.php

Arztsuche in Deutschland der Bundesärztekammer
www.bundesaerztekammer.de/page.asp?his=2.5511

Telefonische Beratung, überregional

Hotline der Bundeszentrale für gesundheitliche Aufklärung
bundesweite anonyme Beratung, 24 Stunden, kostenpflichtig: 01805-31 30 31
www.sucht-und-drogen-hotline.de

Crystal Hotline des Bayerischen Staatsministeriums für Gesundheit und Pflege
bundesweite anonyme Beratung, kostenfrei: 0941-56 95 82 901
Mo. bis Fr. 10.00 bis 16.00 Uhr, So. 18.00 bis 20.00 Uhr (Anrufbeantworter für Rückrufe)
www.drugstop.org/angebot/crystal-hotline

Informationen zu Beratungseinrichtungen in der Nähe: 0221-89 20 31

Telefonische Beratung, regional

Wenn nicht anders angegeben, sind die Angebote rund um die Uhr erreichbar.

Berlin: 030-19237
www.drogennotdienst.org

Essen: 0201-40 38 40
www.essen.de/location/locationdetailseite_156233.de.jsp

Frankfurt/M.: 069-6234 51
Montag bis Freitag von 8:00 Uhr bis 23:00, Sa und So 12:00 Uhr bis 24:00 Uhr
www.basis-ev.eu/beratung/telefonische-beratung

Hamburg: 040-41 92 38-10
täglich 8.00 bis 24.00 Uhr
www.jugendhilfe.de/drobinn.de/gz-8.html

Köln: 0221-19700
täglich 10.00 bis 24.00 Uhr
www.sucht-und-drogen-hotline.de/wirueberuns/suchtnotruf_koeln.html

Leipzig: 0341-211 22 10
Di. und Do., 13.00 bis 17.00
www.drugscouts.de

München: 089-28 28 22
www.suchthotline.info

Nürnberg: 0911-19237
täglich 8.00 bis 22.00 Uhr

Regensburg: 0941-56 95 82 901
Mo. bis Fr. 10.00 bis 16.00 Uhr, So. 18.00 bis 20.00 Uhr (Anrufbeantworter für Rückrufe)

Online-Beratung

Chat- und E-Mail-Beratung der Bundeszentrale für gesundheitliche Aufklärung
Chat-Beratung: Mo. Bis Fr. 15.00 bis 17.00 Uhr (außer an Feiertagen)
www.drugcom.de/beratung-finden

Onlineberatung von Mindzone
www.mindzone.info/beratung/onlineberatung

Online-Beratung von mudra – Alternative Jugend- und Drogenhilfe e.V.
mudra.beranet.info

Online Beratung von „Jugend hilft Jugend" in Hamburg
www.de.jugend-hilft-jugend.de/Online-Angebot/chat

Beratungsangebote nach Bundesländern

Baden-Württemberg
Beratungsstellen sowie Einrichtungen der Suchthilfe
www.suchtfragen.de/Suchthilfe.9.0.html

Bayern
Koordinierungsstelle der Suchthilfe Bayern
www.kbs-bayern.de

Berlin
Landesstelle Berlin für Suchtfragen
www.sucht-drogen-rat-hilfe.de/content

Brandenburg
Brandenburgische Landesstelle für Suchtfragen
www.blsev.de

Bremen
Beratungsführer Sucht des Gesundheitsamts Bremen (pdf, 126.7 KB)
www.gesundheitsamt.bremen.de/sixcms/media.php/13/2_Steu_Beratungsf%FChrer%20Sucht.pdf

Hamburg
Beratungs-, Selbsthilfe- und Therapieangebote
www.kursbuch-sucht.de/suchthilfe/amphetamine-und-speed/0/hamburg
Schwangerschaft – Kind – Sucht
www.lina-net.de/suchthilfe

Beratungsstellen und Selbsthilfe
www.rauschbarometer.de

Hessen
Hessische Landesstelle für Suchtfragen
www.hls-online.org

Mecklenburg-Vorpommern
Landeskoordinierungsstelle für Suchtvorbeugung Mecklenburg-Vorpommern (LAKOST)
www.lakost-mv.de

Niedersachsen
Niedersächsische Landesstelle für Suchtfragen
www.nls-online.de/home16/index.php/adressen

Nordrhein-Westfalen
Landesstelle Sucht NRW
www.landesstellesucht-nrw.de

Rheinland-Pfalz
Landesstelle für Suchtfragen Rheinland-Pfalz
www.liga-rlp.de/

Saarland
Saarländisches Landesstelle für Suchtfragen
www.landesstelle-sucht-saarland.de

Sachsen
Internetportal der sächsischen Suchthilfe
www.suchthilfe-sachsen.de

Sachsen-Anhalt
Landesstelle für Suchtfragen im Land Sachsen-Anhalt
www.ls-suchtfragen-lsa.de/start

Anonyme Crystalsprechstunde für (H)alle
www.checkpoint-c.de

Schleswig-Holstein
Landesstelle für Suchtfragen Schleswig-Holstein
www.lssh.de

Thüringen
Thüringer Landesstelle für Suchtfragen
www.tls-suchtfragen.de

Selbsthilfe

Breaking Meth
virtuelles Selbsthilfe-Angebot für Menschen mit Methamphetamin-/Crystal-Meth-Erfahrung (Zentrum für interdisziplinäre Suchtforschung der Universität Hamburg)
www.breaking-meth.de

JES
Selbsthilfenetzwerk für Junkies, Ehemalige und Substituierte
www.jes-bundesverband.de

Mountain Activity Club e. V.
Peer-gestützte Selbsthilfegruppe
www.mountain-activity-club.de

NA
Narcotics Anonymous Deutschland
www.narcotics-anonymous.de

Beratung für Angehörige und Freunde

Bundesverband der Eltern und Angehörige für akzeptierende Drogenarbeit e.V.
www.akzeptierende-eltern.de

BVEK
Bundesverband der Elternkreise suchtgefährdeter und suchtkranker Söhne und Töchter e. V.
Braunsbergstr. 23
48155 Münster
Tel.: 0251-142 07-33
Mobil: 0151-43 11 23 33
Fax: 0251-13 30 27 57
E-Mail: info@bvek.org
www.bvek.org

ELSA
Elternberatung bei Suchtgefährdung und Abhängigkeit von Kindern und Jugendlichen
www.elternberatung-sucht.de/ueber-uns

NACOA
Interessenvertretung für Kinder aus Suchtfamilien e. V.
Gierkezeile 39
10585 Berlin
Tel.: 030-35 12 24 30
E-Mail: info@nacoa.de
www.nacoa.de

Schadensminimierung

KISS
Selbstmanagementprogramm zur gezielten Reduktion des Konsums legaler und illegaler Drogen
www.kiss-heidelberg.de/

SKOLL
Selbstkontrolltraining für den verantwortungsbewussten Umgang mit Suchtstoffen und anderen
Suchtphänomenen (Angebot der Caritas)
www.skoll.de

Schadensminimierung im Partysetting
Vermittlung von Informationen, Strategien und Handlungsweisen zu Gesundheitsförderung und Risi-
kominimierung bei sozial unauffällig konsumieren Drogenkonsumenten:

Alice Project (Frankfurt/Main)
www.alice-project.de

Chillout (Potsdam)
www.chillout-pdm.de

Drug Scouts (Leipzig)
www.drugscouts.de

DroGenKult (Berlin)
www.drogenkult.net

Drogerie Projekt (Erfurt)
www.drogerie-projekt.de

Eclipse e. V. (Berlin)
www.eclipse-online.de

Fixpunkt Party-Team (Berlin)
www.fixpunkt-berlin.de

Mindzone (München)
www.mindzone.info

mudra enterprise (Nürnberg)
www.mudra-online.de

partypack.de (Köln)
www.partypack.de

Partyprojekt Odyssee (Kiel)
www.odyssee-kiel.de/partyprojekt

Remedy Berlyn (Berlin)
www.remedyberlyn.de

Infomaterial

Kostenfreies Infomaterial zu verschiedenen drogenbezogenen Themen erhalten Sie hier:

Deutsche Hauptstelle für Suchtfragen
www.dhs.de

Bundeszentrale für gesundheitliche Aufklärung
www.bzga.de

Broschüre „Crystal Meth" des Landespräventionsrats Sachsen
www.publikationen.sachsen.de/bdb/artikel/17190

Info-Booklet zu „Crystal-Meth" von Mindzone
www.mindzone.info/infomaterial/bestellungen

Anhang 5: Referenzierte Leitlinien

- Arbeitsgemeinschaft der Wissenschaftlichen Medizinischen Fachgesellschaften (AWMF), Deutsche Gesellschaft für Psychiatrie und Psychotherapie,Psychosomatik und Nervenheilkunde (DGPPN), Deutsche Gesellschaft für Suchtforschung und Suchttherapie (DG-Sucht), et al. S3-Leitlinie "Screening, Diagnostik und Behandlung des schädlichen und abhängigen Tabakkonsums". AWMF-Register Nr. 076-006. (Stand: 09.02.2015). 2014 [cited: 2015 Jun 17]. Available from: http://www.awmf.org/uploads/tx_szleitlinien/076-006l_S3_Tabak_2015-02.pdf

- Arbeitsgemeinschaft der Wissenschaftlichen Medizinischen Fachgesellschaften (AWMF), Heinen F, Landgraf M. S3-Leitlinie: Diagnostik des fetalen Alkoholsyndroms (FAS). AWMF-Register Nr. 022-025. (Stand: 10.12.2012). 2012 [cited: 2016 Mae 24]

- Arbeitsgemeinschaft der Wissenschaftlichen Medizinischen Fachgesellschaften (AWMF), Deutsche STI-Gesellschaft (DSTIG), Robert Koch Institut (RKI), et al. S1-Leitlinie "STI/STD-Beratung". AWMF-Register Nr. 059-006. (Stand: 15.07.2015). 2015 [cited: 2016 Mae 24]. Available from: http://www.awmf.org/uploads/tx_szleitlinien/059-006l_S1_STI_STD-Beratung_2015-07.pdf

- Deutsche AIDS-Gesellschaft (DAIG), Österreichische AIDS-Gesellschaft (ÖAIG), Deutsche Gesellschaft für Gynäkologie und Geburtshilfe (DGGG), et al. S2k-Leitlinie. Deutsch-Österreichische Leitlinie zur HIV-Therapie in der Schwangerschaft und bei HIV-exponierten Neugeborenen. AWMF-Register Nr 055-002. (Stand: 31.05.2014). 2014 [cited: 2016 Mar 24]. Available from: http://www.awmf.org/uploads/tx_szleitlinien/055-002l_S2k_HIV-Therapie_Schwangerschaft_Neugeborenen_2014-05.pdf

- Deutsche Gesellschaft für Psychiatrie und Psychotherapie,Psychosomatik und Nervenheilkunde (DGPPN). Behandlungsleitlinie Schizophrenie. Darmstadt: Steinkopff; 2006 (S3-Praxisleitlinien in Psychiatrie und Psychotherapie; 1).

- Deutsche Gesellschaft für Psychiatrie und Psychotherapie,Psychosomatik und Nervenheilkunde (DGPPN). S2-Leitlinien für Persönlichkeitsstörungen. Darmstadt: Steinkopff; 2009

- Deutsche Gesellschaft für Psychiatrie und Psychotherapie,Psychosomatik und Nervenheilkunde (DGPPN). S3-Leitlinie: Psychosoziale Therapien bei schweren psychischen Erkrankungen. 2013 [cited: 2016 Mae 01]. Available from: http://www.awmf.org/uploads/tx_szleitlinien/038-020l_S3_Psychosoziale_Therapien_10-2012.pdf

- Deutsche Gesellschaft für Psychiatrie und Psychotherapie,Psychosomatik und Nervenheilkunde (DGPPN), Bundesärztekammer (BÄK), Kassenärztliche Bundesvereinigung (KBV), et al. S3-Leitlinie/Nationale VersorgungsLeitlinie Unipolare Depression - Langfassung, 2. Auflage. Version 3. 2015 [cited: 2016 Apr 13]. Available from: http://www.leitlinien.de/mdb/downloads/nvl/depression/depression-2aufl-vers3-lang.pdf, DOI: 10.6101/AZQ/000277

- Deutsche Gesellschaft für Psychosomatische Medizin und Ärztliche Psychotherapie (DGPM). S3-Leitlinie: Angststörungen. 2014 [cited: 2016 Mae 02]. Available from: http://www.awmf.org/uploads/tx_szleitlinien/051-028l_S3_Angstst%C3%B6rungen_2014-05_2.pdf

- Deutsche Rentenversicherung (DRV-Bund). Leitlinien für die sozialmedizinische Begutachtung. Sozialmedizinische Beurteilung bei Abhängigkeitserkrankungen. 2010 [cited: 2016 Mae 02]. Available from: http://www.deutsche-rentenversicherung.de/Allgemein/de/Inhalt/3_Infos_fuer_Experten/01_sozialmedizin_forschung/downloads/sozmed/begutachtung/leitlinie_sozialmed_beurteilung_abhaengigkeitserkrankungen.pdf?__blob=publicationFile&v=4

- Drug & Alcohol Services South Australia (DASSA), McIver C, McGregor C, et al. Guidelines for the medical management of patients with methamphetamine-induced psychosis. Morphett Vale: DASSA Southern Service; 2006 Available from: http://www.sahealth.sa.gov.au/wps/wcm/connect/cbad29804178755b94d1ff67a94f09f9/Guideline s+methamphetamine-induced+psychosis-DASSA-Oct2013.pdf?MOD=AJPERES&CACHEID=cbad29804178755b94d1ff67a94f09f9

- Deutsche Geschellschaft für Suchtforschung und Suchttherapie (DG-Sucht). S3-Leitlinie: Alkoholbezogene Störungen: Screening, Diagnose und Behandlung. 2014 [cited: 2016 Mae 01]. Available from: http://www.awmf.org/uploads/tx_szleitlinien/076-001l_S3-Leitlinie_Alkohol_2016-02.pdf

- Ebert D, Krause J, Roth-Sackenheim C. ADHS im Erwachsenenalter – Leitlinien auf Basis eines Expertenkonsensus mit Unterstützung der DGPPN. Nervenarzt 2003;74(10):939-45 http://www.ncbi.nlm.nih.gov/pubmed/14655655

- Flatten G, Gast U, Hofmann A, et al. S3-Leitlinie Posttraumatische Belastungsstörung. Trauma & Gewalt 2011;5(3):202-10

- Gesellschaft für Neonatologie und pädiatrische Intensivmedizin, Deutsche Gesellschaft für Gynäkologie und Geburtshilfe (DGGG), Deutsche Gesellschaft für Kinderheilkunde und Jugendmedizin (DGKJ), et al. S2k-Leitlinie. Frühgeborene an der Grenze der Lebensfähigkeit. AWMF-Register Nr 024-019. (Stand: 30.04.2014). 2014 [cited: 2016 Apr 05]. Available from: http://www.awmf.org/leitlinien/detail/ll/024-019.html

- Golub M, Costa L, Crofton K, et al. NTP-CERHR Expert Panel Report on the reproductive and developmental toxicity of amphetamine and methamphetamine. Birth Defects Res B Dev Reprod Toxicol 2005;74(6):471-584 http://www.ncbi.nlm.nih.gov/pubmed/16167346, DOI: 10.1002/bdrb.20048

- Guidelines Development Working Party, Jenner J, Spain D, et al. Management of Patients with Psychostimulant Toxicity: Guidelines for Emergency Departments. Canberra: Australian Government Department of Health and Ageing; 2006 Available from: http://www.nationaldrugstrategy.gov.au/internet/drugstrategy/publishing.nsf/Content/9DFC79ECB 850641ECA2571F40016229F/$File/emergency-book.pdf

- National Institute for Health and Clinical Excellence (NICE). Attention deficit hyperactivity disorder: diagnosis and management. London: NICE; 2008 (NICE Clinical Guideline; 72). Available from: http://www.nice.org.uk/guidance/cg72/resources/attention-deficit-hyperactivity-disorder-diagnosis-and-management-975625063621

- Novel Psychoactive Treatment UK Network (NEPTUNE), Abdulrahim D, Bowden-Jones O. Guidance on the Clinical Management of Acute and Chronic Harms of Club Drugs and Novel Psychoactive Substances. 2015 [cited: 2015 Aug 31]. Available from: http://neptune-clinical-guidance.co.uk/wp-content/uploads/2015/03/NEPTUNE-Guidance-March-2015.pdf

- Substance Abuse and Mental Health Services Administration (SAMHSA). Counselor's Treatment Manual: Matrix Intensive Outpatient Treatment for People With Stimulant Use Disorders. Reprinted 2007. Rockville, MD: SAMHSA; 2006 (DHHS Publication No. (SMA) 07-4152). Available from: http://www.drugsandalcohol.ie/18687/1/matrixcounselortreatmentmanual.pdf

- Thomasius R, Gouzoulis-Mayfrank E. Psychische und verhaltensbezogene Störungen durch Kokain, Amphetamine, Ecstasy und Halluzinogene. In: Schmidt LG, Gastpar M, Falkai P, et al, editors. Evidenzbasierte Suchtmedizin. Behandlungsleitlinie Substanzbezogene Störungen. Köln: Dt. Ärzte-Verl.; 2006. p. 241-70

- Taylor E, Dopfner M, Sergeant J, et al. European clinical guidelines for hyperkinetic disorder -- first upgrade. Eur Child Adolesc Psychiatry 2004;13 Suppl 1:I7-30 http://www.ncbi.nlm.nih.gov/pubmed/15322953, DOI: 10.1007/s00787-004-1002-x

- Turning Point Alcohol and Drug Centre, Lee N, Johns L, et al. No 14: Methamphetamine dependence and treatment. Fitzroy, Victoria: Turning Point Alcohol and Drug Centre; 2007 (Clinical Treatment Guidelines for Alcohol and Drug Clinicians). Available from: http://www.turningpoint.org.au/Media-Centre/centrepubs/GetFile.axd?oid=ed69cdd3-30b8-421d-a603-a2981a59114f

- World Health Organization (WHO). Harm reduction and brief interventions for ATS users. Technical Briefs on amphetamine-type stimulants (ATS); 2. Geneva: WHO; 2011 [cited: 2015 Nov 14]. Available from: http://www.wpro.who.int/hiv/documents/docs/Brief2forweb_9CE8.pdf?ua=1&ua=1

- World Health Organization (WHO). Guidelines for identification and management of substance use and substance use disorders in pregnancy. Geneva: WHO; 2014 Available from: http://www.who.int/iris/bitstream/10665/107130/1/9789241548731_eng.pdf?ua=1

Literaturverzeichnis

1.   Milin S, Lotzin A, Degkwitz P, et al. Amphetamin und Methamphetamin - Personengruppen mit missbräuchlichem Konsum und Ansatzpunkte für präventive Maßnahmen. Sachbericht. 2014 [cited: 2015 Mai 14]. Available from: http://www.bmg.bund.de/fileadmin/dateien/Publikationen/Drogen_Sucht/Forschungsberichte/ATS-Bericht_final.pdf

2.   Darke S, Kaye S, McKetin R, et al. Major physical and psychological harms of methamphetamine use. Drug Alcohol Rev 2008;27(3):253-62 http://www.ncbi.nlm.nih.gov/pubmed/18368606, DOI: 10.1080/09595230801923702.

3.   Härtel-Petri R. Crystal-Meth als Herausforderung für das Suchthilfesystem - Klinische Empfehlungen. Suchttherapie 2015;17(01):10-6, DOI: 10.1055/s-0035-1559657.

4.   Wittchen H-U, Falkai P. Diagnostisches und Statistisches Manual Psychischer Störungen DSM-5. Bern: Hogrefe; 2015.

5.   Oxford Centre for Evidence-Based Medicine (OCEBM), OCEBM Levels of Evidence Working Group. The Oxford 2011 Levels of Evidence. 2011 [cited: 2016 Jan 04]. Available from: http://www.cebm.net/wp-content/uploads/2014/06/CEBM-Levels-of-Evidence-2.1.pdf

6.   Europarat, Verbindung der Schweizer Ärztinnen und Ärzte, Ärztliche Zentralstelle Qualitätssicherung (ÄZQ), et al. Entwicklung einer Methodik für die Ausarbeitung von Leitlinien für optimale medizinische Praxis. Empfehlung Rec (2001)13 des Europarates am 10. Oktober 2001 und Erläuterndes Memorandum. Deutschsprachige Ausgabe. Z Arztl Fortbild Qualitatssich 2002;96(Suppl III):3-60 http://www.leitlinien.de/mdb/edocs/pdf/literatur/europaratmethdt.pdf.

7.   Bundesärztekammer (BÄK), Kassenärztliche Bundesvereinigung (KBV). Beurteilungskriterien für Leitlinien in der medizinischen Versorgung - Beschlüsse der Vorstände der Bundesärztekammer und Kassenärztlicher Bundesvereinigung, Juni 1997. Dtsch Arztebl 1997;94(33):A-2154-5.

8.   Arbeitsgemeinschaft der Wissenschaftlichen Medizinischen Fachgesellschaften (AWMF), Ärztliche Zentralstelle Qualitätssicherung (ÄZQ). Das Leitlinien-Manual von AWMF und ÄZQ. Entwicklung und Implementierung von Leitlinien in der Medizin. Z Arztl Fortbild Qualitatssich 2001;95(Suppl I):4-84.

9.   Arbeitsgemeinschaft der Wissenschaftlichen Medizinischen Fachgesellschaften (AWMF). Das AWMF-Regelwerk Leitlinien. München: Zuckschwerdt; 2012 Available from: http://www.awmf.org/leitlinien/awmf-regelwerk.html.

10. Bundesärztekammer (BÄK), Kassenärztliche Bundesvereinigung (KBV). Das Leitlinien-Clearingverfahren von Bundesärztekammer und Kassenärztlicher Bundesvereinigung in Zusammenarbeit mit der Deutschen Krankenhausgesellschaft und den Spitzenverbänden der Gesetzlichen Krankenversicherungen, Ziele und Arbeitsplan. Dtsch Arztebl 1999;96(33):A-2105-6.

11. Ärztliches Zentrum für Qualität in der Medizin (ÄZQ). Das Deutsche Leitlinien-Clearingverfahren 1999-2005. Hintergrund, Zielsetzung, Ergebnisse. Abschlussbericht. Leitlinien-Clearingverfahren von Bundesärztekammer und Kassenärztlicher Bundesvereinigung in Kooperation mit Deutscher Krankenhausgesellschaft, Spitzenverbände der Krankenversicherungen und Gesetzlicher Rentenversicherung. Norderstedt: BoD, Books on Demand; 2006 (äzq Schriftenreihe; 24). Available from: http://www.leitlinienclearing.de.

12. Ärztliches Zentrum für Qualität in der Medizin (ÄZQ), Arbeitsgemeinschaft der Wissenschaftlichen Medizinischen Fachgesellschaften (AWMF). Deutsches Instrument zur methodischen Leitlinien-Bewertung (DELBI). Fassung 2005/2006. Z Arztl Fortbild Qualitatssich 2005;99(8):468-519.

13. Ärztliches Zentrum für Qualität in der Medizin (ÄZQ), Arbeitsgemeinschaft der Wissenschaftlichen Medizinischen Fachgesellschaften (AWMF). Deutsches Instrument zur

methodischen Leitlinien-Bewertung (DELBI). Fassung 2005/2006 + Domäne 8. 2008 [cited: 2016 Jan 04]. Available from: http://www.leitlinien.de/mdb/edocs/pdf/literatur/delbi-fassung-2005-2006-domaene-8-2008.pdf

14. Bundesärztekammer (BÄK), Kassenärztliche Bundesvereinigung (KBV), Arbeitsgemeinschaft der Wissenschaftlichen Medizinischen Fachgesellschaften (AWMF). Nationales Programm für VersorgungsLeitlinien. Methoden-Report 4. Auflage. 2010 [cited: 2015 Nov 17]. Available from: http://www.leitlinien.de/mdb/downloads/nvl/methodik/mr-aufl-4-version-1.pdf, DOI: 10.6101/AZQ/000061

15. Dunham RB. Nominal Group Technique: A Users' guide. Madison: Wisconsin School of Business; 1998.

16. Stinner B, Bauhofer A, Sitter H, et al. Nominaler Gruppenprozess als Konsensusinstrument zur Einschränkung der Therapieheterogenität in einer komplexen "outcome"-Studie. Intensivmed Notfallmed 2000;37 Suppl. 2:30.

17. Murphy MK, Black NA, Lamping DL, et al. Consensus development methods, and their use in clinical guideline development. Health Technol Assess 1998;2(3):i-88 http://www.ncbi.nlm.nih.gov/pubmed/9561895.

18. Kraus L, Papst A, Gomes de Matos E, et al. Kurzbericht Epidemiologischer Suchtsurvey 2012. Tabellenband: Prävalenz des Konsums illegaler Drogen, multipler Drogenerfahrung und drogenbezogener Störungen nach Geschlecht und Alter im Jahr 2012. 2014 [cited: 2015 Nov 17]. Available from: http://esa-survey.de/fileadmin/user_upload/Literatur/Berichte/ESA_2012_Drogen-Kurzbericht.pdf

19. Werse B, Morgenstern C, Sarvari L. MoSyD Jahresbericht 2013. Drogentrends in Frankfurt am Main. 2014 [cited: 2015 Nov 15].

20. Bundeskriminalamt (BKA). Rauschgiftkriminalität. Bundeslagebild 2014 - Tabellenanhang. Daten zur Rauschgiftkriminalität in der Bundesrepublik Deutschland. 2014 [cited: 2016 Feb 02]. Available from: https://www.bka.de/SharedDocs/Downloads/DE/Publikationen/JahresberichteUndLagebilder/Rauschgiftkriminalitaet/2014RauschgiftBundeslagebildTabellen.html

21. Drogenbeauftragte der Bundesregierung. Drogen- und Suchtbericht. 2015 [cited: 2015 Nov 15]. Available from: http://www.drogenbeauftragte.de/presse/pressemitteilungen/2015-02/drogen-und-suchtbericht-2015.html

22. Deutsche Suchthilfestatistik (DSHS), Institut für Therapieforschung (IFT), Bundesministerium für Gesundheit (BMG), et al. Suchthilfe in Deutschland 2014 - Jahresbericht der Deutschen Suchthilfestatistik (DSHS). 2015 [cited: 2016 Feb 01]. Available from: http://www.suchthilfestatistik.de/cms/images/dshs_jahresbericht_2014.pdf

23. Sächsische Landesstelle gegen die Suchtgefahren (SLS). Bericht der Suchtkrankenhilfe in Sachsen 2014. 2015 [cited: 2015 Nov 18]. Available from: http://www.slsev.de/Sucht2014.pdf

24. Robert Koch Institut (RKI). HIV, Hepatitis B und C bei injizierenden Drogengebrauchen- den in Deutschland – Ergebnisse der DRUCK-Studie des RKI. Epidemiol Bull RKI 2015;(22):191-200.

25. Herbeck DM, Brecht ML, Lovinger K. Mortality, causes of death, and health status among methamphetamine users. J Addict Dis 2015;34(1):88-100 http://www.ncbi.nlm.nih.gov/pubmed/25415384, DOI: 10.1080/10550887.2014.975610.

26. Dinger J, Erfurt C, Kaiser A. Steigender Crystal-Konsum in Sachsen - Risiken für das ungeborene Kind. Arztebl Sachsen 2014;25(11):463-5.

27. Dinger J. Steigender Konsum von Crystal meth in Sachsen und dessen Risiken für Schwangere und Neugeborene - Erfahrungen eines Level I Zentrums. Dtsch Arztebl 2015;112:in Druck.

28. Schäfer I, Lotzin A, Milin S. Ungedeckte psychotherapeutische Bedarfe bei Stimulanzienkonsumenten. Bedeutung komorbider Störungen und traumatischer Erfahrungen.

[Unmet psychotherapeutic needs of stimulant users. Role of comorbid disorders and traumatic experiences]. Psychotherapeut 2014;59(4):300-5.

29. Sächsische Landesstelle gegen die Suchtgefahren (SLS). Sucht 2014. Bericht der Suchtkrankenhilfe in Sachsen. 2015 [cited: 2016 Jan 20].

30. McKetin R, Kelly E, McLaren J. The relationship between crystalline methamphetamine use and methamphetamine dependence. Drug Alcohol Depend 2006;85(3):198-204 http://www.ncbi.nlm.nih.gov/pubmed/16723192, DOI: 10.1016/j.drugalcdep.2006.04.007.

31. American Psychiatric Association (APA). Diagnostic and statistical manual of mental disorders. 5th ed. Washington: APA; 2013.

32. Angrist B, Corwin J, Bartlik B, et al. Early pharmacokinetics and clinical effects of oral D-amphetamine in normal subjects. Biol Psychiatry 1987;22(11):1357-68 http://www.ncbi.nlm.nih.gov/pubmed/3663788.

33. Comer SD, Hart CL, Ward AS, et al. Effects of repeated oral methamphetamine administration in humans. Psychopharmacology (Berl) 2001;155(4):397-404 http://www.ncbi.nlm.nih.gov/pubmed/11441429.

34. Angrist B. Clinical effects of central nervous system stimulants: a selective update. In: Engel J, (eds.), editors. Brain Reward Systems and Abuse. New York: Raven Press; 1987. p. 109-27.

35. Bakhshaee M, Khadivi E, Naseri SM, et al. Nasal Septum Perforation due to Methamphetamine abuse. Iran J Otorhinolaryngol 2013;25(70):53-6 http://www.ncbi.nlm.nih.gov/pubmed/24303420.

36. McKetin R, Ross J, Kelly E, et al. Characteristics and harms associated with injecting versus smoking methamphetamine among methamphetamine treatment entrants. Drug Alcohol Rev 2008;27(3):277-85 http://www.ncbi.nlm.nih.gov/pubmed/18368609, DOI: 10.1080/09595230801919486.

37. Hoenigl M, Chaillon A, Moore DJ, et al. Clear Links between Starting Methamphetamine and Increasing Sexual Risk Behavior: a cohort study among Men who have Sex with Men. J Acquir Immune Defic Syndr 2015; http://www.ncbi.nlm.nih.gov/pubmed/26536321, DOI: 10.1097/QAI.0000000000000888.

38. Farabee D, Prendergast M, Cartier J. Methamphetamine use and HIV risk among substance-abusing offenders in California. J Psychoactive Drugs 2002;34(3):295-300 http://www.ncbi.nlm.nih.gov/pubmed/12422940, DOI: 10.1080/02791072.2002.10399966.

39. Lorvick J, Martinez A, Gee L, et al. Sexual and injection risk among women who inject methamphetamine in San Francisco. J Urban Health 2006;83(3):497-505 http://www.ncbi.nlm.nih.gov/pubmed/16739050, DOI: 10.1007/s11524-006-9039-4.

40. Molitor F, Truax SR, Ruiz JD, et al. Association of methamphetamine use during sex with risky sexual behaviors and HIV infection among non-injection drug users. West J Med 1998;168(2):93-7 http://www.ncbi.nlm.nih.gov/pubmed/9499742.

41. Flynn N, Anderson R. The Methamphetamine-HIV-Connection in Northern California. In: Klee H, editor. Amphetamine misuse: international perspectives on current trends. Amsterdam: Harwood Academic Publishers; 1997. p. 181-97.

42. Kiely E, Lee CJ, Marinetti L. A fatality from an oral ingestion of methamphetamine. J Anal Toxicol 2009;33(8):557-60 http://www.ncbi.nlm.nih.gov/pubmed/19874669.

43. Takekawa K, Ohmori T, Kido A, et al. Methamphetamine body packer: acute poisoning death due to massive leaking of methamphetamine. J Forensic Sci 2007;52(5):1219-22 http://www.ncbi.nlm.nih.gov/pubmed/17680794, DOI: 10.1111/j.1556-4029.2007.00518.x.

44. Rommel N, Rohleder NH, Wagenpfeil S, et al. The impact of the new scene drug "crystal meth" on oral health: a case-control study. Clin Oral Investig 2015; http://www.ncbi.nlm.nih.gov/pubmed/26174081, DOI: 10.1007/s00784-015-1527-z.

45. Rommel N, Rohleder NH, Wagenpfeil S, et al. Evaluation of methamphetamine-associated socioeconomic status and addictive behaviors, and their impact on oral health. Addict Behav 2015;50:182-7 http://www.ncbi.nlm.nih.gov/pubmed/26151583, DOI: 10.1016/j.addbeh.2015.06.040.

46. McCann UD, Kuwabara H, Kumar A, et al. Persistent cognitive and dopamine transporter deficits in abstinent methamphetamine users. Synapse 2008;62(2):91-100 http://www.ncbi.nlm.nih.gov/pubmed/17992686, DOI: 10.1002/syn.20471.

47. Wijetunga M, Seto T, Lindsay J, et al. Crystal methamphetamine-associated cardiomyopathy: tip of the iceberg? J Toxicol Clin Toxicol 2003;41(7):981-6 http://www.ncbi.nlm.nih.gov/pubmed/14705845.

48. Rothrock JF, Rubenstein R, Lyden PD. Ischemic stroke associated with methamphetamine inhalation. Neurology 1988;38(4):589-92 http://www.ncbi.nlm.nih.gov/pubmed/3352918.

49. Hong R, Matsuyama E, Nur K. Cardiomyopathy associated with the smoking of crystal methamphetamine. JAMA 1991;265(9):1152-4 http://www.ncbi.nlm.nih.gov/pubmed/1996001.

50. Kaye S, McKetin R, Duflou J, et al. Methamphetamine and cardiovascular pathology: a review of the evidence. Addiction 2007;102(8):1204-11 http://www.ncbi.nlm.nih.gov/pubmed/17565561, DOI: 10.1111/j.1360-0443.2007.01874.x.

51. McKetin R, Lubman DI, Najman JM, et al. Does methamphetamine use increase violent behaviour? Evidence from a prospective longitudinal study. Addiction 2014;109(5):798-806 www.ncbi.nlm.nih.gov/pubmed/24400972, DOI: 10.1111/add.12474.

52. Kalechstein AD, Newton TF, Green M. Methamphetamine dependence is associated with neurocognitive impairment in the initial phases of abstinence. J Neuropsychiatry Clin Neurosci 2003;15(2):215-20 https://www.ncbi.nlm.nih.gov/pubmed/12724464, DOI: 10.1176/jnp.15.2.215.

53. World Health Organization (WHO), Dilling H, Mombour W, et al. Internationale Klassifikation psychischer Störungen. ICD-10, Kapitel V (F). Klinisch-diagnostische Leitlinien. 8th ed. Bern: Hogrefe; 1994.

54. Wittchen H-U, Zaudig M, Fydrich T. SKID. Strukturiertes Klinisches Interview für DSM-IV. Achse I und II. Handanweisung. Göttigen: Hogrefe; 1997.

55. Hiller W, Zaudig M, Mombour W. IDCL - Internationale Diagnosen Checklisten für DSM-IV und ICD-10. (Manual, 31 Checklisten nach DSM-IV und Screening-Blatt). Göttingen: Hogrefe; 1997.

56. Wittchen H-U, Beloch E, Garczynski E, et al. Münchener Composite International Diagnostic Interview (M-CIDI) (Version 2.2 /2/95). München: Max-Planck-Institut für Psychiatrie; 1995.

57. Scheurich A, Muller MJ, Wetzel H, et al. Reliability and validity of the German version of the European Addiction Severity Index (EuropASI). J Stud Alcohol 2000;61(6):916-9 http://www.ncbi.nlm.nih.gov/pubmed/11188499.

58. Schep LJ, Slaughter RJ, Beasley DM. The clinical toxicology of metamfetamine. Clin Toxicol (Phila) 2010;48(7):675-94 http://www.ncbi.nlm.nih.gov/pubmed/20849327, DOI: 10.3109/15563650.2010.516752.

59. Kraemer T, Maurer HH. Determination of amphetamine, methamphetamine and amphetamine-derived designer drugs or medicaments in blood and urine. J Chromatogr B Biomed Sci Appl 1998;713(1):163-87 http://www.ncbi.nlm.nih.gov/pubmed/9700558.

60. Paul BD, Jemionek J, Lesser D, et al. Enantiomeric separation and quantitation of (+/-)-amphetamine, (+/-)-methamphetamine, (+/-)-MDA, (+/-)-MDMA, and (+/-)-MDEA in urine specimens by GC-EI-MS after derivatization with (R)-(-)- or (S)-(+)-alpha-methoxy-alpha-(trifluoromethy)phenylacetyl chloride (MTPA). J Anal Toxicol 2004;28(6):449-55 http://www.ncbi.nlm.nih.gov/pubmed/15516295.

61. Goldberger BA, Cone EJ. Confirmatory tests for drugs in the workplace by gas chromatography-mass spectrometry. J Chromatogr A 1994;674(1-2):73-86 http://www.ncbi.nlm.nih.gov/pubmed/8075776, DOI: 10.1016/0021-9673(94)85218-9.

62. Külpmann W-R. Nachweis von Drogen und Medikamenten im Urin mittels Schnelltests. Dtsch Arztebl 2003;100(17):A-1138-42.

63. Degel F. Immunchemische Tests im Urin zur Verlaufsbeurteilung von Drogenabusus. Dtsch Arztebl 2004;101(17):A-1168-70.

64. Tauber W. Immunchemische Tests im Urin zur Verlaufsbeurteilung von Drogenabusus: Hilfreiche Untersuchungsmethode. Dtsch Arztebl 2004;101(46):A-3116-8.

65. Jurado C, Gimenez MP, Soriano T, et al. Rapid analysis of amphetamine, methamphetamine, MDA, and MDMA in urine using solid-phase microextraction, direct on-fiber derivatization, and analysis by GC-MS. J Anal Toxicol 2000;24(1):11-6 http://www.ncbi.nlm.nih.gov/pubmed/10654563.

66. Suzuki O, Hattori H, Asano M. Detection of methamphetamine and amphetamine in a single human hair by gas chromatography/chemical ionization mass spectrometry. J Forensic Sci 1984;29(2):611-7 http://www.ncbi.nlm.nih.gov/pubmed/6726166.

67. Garcia-Bournissen F, Rokach B, Karaskov T, et al. Methamphetamine detection in maternal and neonatal hair: implications for fetal safety. Arch Dis Child Fetal Neonatal Ed 2007;92(5):F351-5 http://www.ncbi.nlm.nih.gov/pubmed/17077112, DOI: 10.1136/adc.2006.100156.

68. Reidy LJ, Junquera P, Van DK, et al. Underestimation of substance abuse in psychiatric patients by conventional hospital screening. J Psychiatr Res 2014;59:206-12 http://www.ncbi.nlm.nih.gov/pubmed/25262418, DOI: 10.1016/j.jpsychires.2014.08.020.

69. Mordal J, Holm B, Morland J, et al. Recent substance intake among patients admitted to acute psychiatric wards: physician's assessment and on-site urine testing compared with comprehensive laboratory analyses. J Clin Psychopharmacol 2010;30(4):455-9 http://www.ncbi.nlm.nih.gov/pubmed/20631563, DOI: 10.1097/JCP.0b013e3181e61923.

70. Regester LE, Chmiel JD, Holler JM, et al. Determination of designer drug cross-reactivity on five commercial immunoassay screening kits. J Anal Toxicol 2015;39(2):144-51 http://www.ncbi.nlm.nih.gov/pubmed/25492523, DOI: 10.1093/jat/bku133.

71. Deutsche Gesellschaft für Psychiatrie und Psychotherapie,Psychosomatik und Nervenheilkunde (DGPPN). S3-Leitlinie: Psychosoziale Therapien bei schweren psychischen Erkrankungen. 2013 [cited: 2016 Mae 01]. Available from: http://www.awmf.org/uploads/tx_szleitlinien/038-020l_S3_Psychosoziale_Therapien_10-2012.pdf

72. Prochaska JO, DiClemente CC. Stages of change in the modification of problem behaviors. Prog Behav Modif 1992;28:183-218 http://www.ncbi.nlm.nih.gov/pubmed/1620663.

73. Wang PS, Aguilar-Gaxiola S, Alonso J, et al. Use of mental health services for anxiety, mood, and substance disorders in 17 countries in the WHO world mental health surveys. Lancet 2007;370(9590):841-50 http://www.ncbi.nlm.nih.gov/pubmed/17826169, DOI: 10.1016/S0140-6736(07)61414-7.

74. Wodak A, McLeod L. The role of harm reduction in controlling HIV among injecting drug users. AIDS 2008;22(Suppl 2):S81-S92 http://www.ncbi.nlm.nih.gov/pubmed/18641473, DOI: 10.1097/01.aids.0000327439.20914.33.

75. Palmateer NE, Taylor A, Goldberg DJ, et al. Rapid decline in HCV incidence among people who inject drugs associated with national scale-up in coverage of a combination of harm reduction interventions. PLoS One 2014;9(8):e104515 http://www.ncbi.nlm.nih.gov/pubmed/25110927, DOI: 10.1371/journal.pone.0104515.

76. Fachverband Drogen- und Suchthilfe. Kernprozesse und Leistungsbeschreibungen der ambulanten Suchthilfe. 2015 (fdr+texte; 10).

© äzq 2016

77. Zapata LB, Hillis SD, Marchbanks PA, et al. Methamphetamine use is independently associated with recent risky sexual behaviors and adolescent pregnancy. J Sch Health 2008;78(12):641-8 http://www.ncbi.nlm.nih.gov/pubmed/19000240, DOI: 10.1111/j.1746-1561.2008.00360.x.

78. Steinberg JK, Grella CE, Boudov MR, et al. Methamphetamine use and high-risk sexual behaviors among incarcerated female adolescents with a diagnosed STD. J Urban Health 2011;88(2):352-64 http://www.ncbi.nlm.nih.gov/pubmed/21394658, DOI: 10.1007/s11524-011-9557-6.

79. Humeniuk R, Ali R, Babor T, et al. A randomized controlled trial of a brief intervention for illicit drugs linked to the Alcohol, Smoking and Substance Involvement Screening Test (ASSIST) in clients recruited from primary health-care settings in four countries. Addiction 2012;107(5):957-66 http://www.ncbi.nlm.nih.gov/pubmed/22126102, DOI: 10.1111/j.1360-0443.2011.03740.x.

80. WHO ASSISTS Working Group. The Alcohol, Smoking and Substance Involvement Screening Test (ASSIST): development, reliability and feasibility. Addiction 2002;97(9):1183-94 http://www.ncbi.nlm.nih.gov/pubmed/12199834.

81. Guidelines Development Working Party, Jenner J, Spain D, et al. Management of Patients with Psychostimulant Toxicity: Guidelines for Emergency Departments. Canberra: Australian Government Department of Health and Ageing; 2006 Available from: http://www.nationaldrugstrategy.gov.au/internet/drugstrategy/publishing.nsf/Content/9DFC79E CB850641ECA2571F40016229F/$File/emergency-book.pdf.

82. Gouzoulis-Mayfrank E, Koch-Stoecker S, Längle G. Kriterien stationärer psychiatrischer Behandlung: Leitfaden für die klinische Praxis. Stuttgart: Kohlhammer; 2016.

83. Thomasius R, Gouzoulis-Mayfrank E. Psychische und verhaltensbezogene Störungen durch Kokain, Amphetamine, Ecstasy und Halluzinogene. In: Schmidt LG, Gastpar M, Falkai P, et al, editors. Evidenzbasierte Suchtmedizin. Behandlungsleitlinie Substanzbezogene Störungen. Köln: Dt. Ärzte-Verl.; 2006. p. 241-70.

84. Gouzoulis-Mayfrank E, Scherbaum N. Drogenabhängigkeit. In: Voderholzer U, Hohagen F, editors. Therapie psychischer Erkrankungen. 11th ed. München: Elsevier; 2016. p. 39-53.

85. Deutsche Gesellschaft für Psychiatrie und Psychotherapie,Psychosomatik und Nervenheilkunde (DGPPN), Bundesärztekammer (BÄK), Kassenärztliche Bundesvereinigung (KBV), et al. S3-Leitlinie/Nationale VersorgungsLeitlinie Unipolare Depression - Langfassung, 2. Auflage. Version 3. 2015 [cited: 2016 Apr 13]. Available from: http://www.leitlinien.de/mdb/downloads/nvl/depression/depression-2aufl-vers3-lang.pdf, DOI: 10.6101/AZQ/000277

86. Turning Point Alcohol and Drug Centre, Lee N, Johns L, et al. No 14: Methamphetamine dependence and treatment. Fitzroy, Victoria: Turning Point Alcohol and Drug Centre; 2007 (Clinical Treatment Guidelines for Alcohol and Drug Clinicians). Available from: http://www.turningpoint.org.au/Media-Centre/centrepubs/GetFile.axd?oid=ed69cdd3-30b8-421d-a603-a2981a59114f.

87. Drug & Alcohol Services South Australia (DASSA), McIver C, McGregor C, et al. Guidelines for the medical management of patients with methamphetamine-induced psychosis. Morphett Vale: DASSA Southern Service; 2006 Available from: http://www.sahealth.sa.gov.au/wps/wcm/connect/cbad29804178755b94d1ff67a94f09f9/Guideli nes+methamphetamine-induced+psychosis-DASSA-Oct2013.pdf?MOD=AJPERES&CACHEID=cbad29804178755b94d1ff67a94f09f9.

88. Greene SL, Kerr F, Braitberg G. Review article: amphetamines and related drugs of abuse. Emerg Med Australas 2008;20(5):391-402 http://www.ncbi.nlm.nih.gov/pubmed/18973636, DOI: 10.1111/j.1742-6723.2008.01114.x.

89. Thanacoody R, Caravati EM, Troutman B, et al. Position paper update: whole bowel irrigation for gastrointestinal decontamination of overdose patients. Clin Toxicol (Phila) 2015;53(1):5-12 http://www.ncbi.nlm.nih.gov/pubmed/25511637, DOI: 10.3109/15563650.2014.989326.

90. Deutsche Geschellschaft für Suchtforschung und Suchttherapie (DG-Sucht). S3-Leitlinie: Alkoholbezogene Störungen: Screening, Diagnose und Behandlung. 2014 [cited: 2016 Mae 01]. Available from: http://www.awmf.org/uploads/tx_szleitlinien/076-001l_S3-Leitlinie_Alkohol_2016-02.pdf

91. McGregor C, Srisurapanont M, Jittiwutikarn J, et al. The nature, time course and severity of methamphetamine withdrawal. Addiction 2005;100(9):1320-9 http://www.ncbi.nlm.nih.gov/pubmed/16128721, DOI: 10.1111/j.1360-0443.2005.01160.x.

92. Zorick T, Nestor L, Miotto K, et al. Withdrawal symptoms in abstinent methamphetamine-dependent subjects. Addiction 2010;106(10):1809-18 http://www.ncbi.nlm.nih.gov/pubmed/20840201, DOI: 10.1111/j.1360-0443.2010.03066.x.

93. Galloway GP, Singleton EG. How long does craving predict use of methamphetamine? Assessment of use one to seven weeks after the assessment of craving: Craving and ongoing methamphetamine use. Subst Abuse 2009;1:63-79 http://www.ncbi.nlm.nih.gov/pubmed/19898674.

94. Hartz DT, Frederick-Osborne SL, Galloway GP. Craving predicts use during treatment for methamphetamine dependence: A prospective, repeated-measures, within-subject analysis. Drug Alcohol Depend 2001;63(3):269-76 http://www.ncbi.nlm.nih.gov/pubmed/11418231, DOI: 10.1016/S0376-8716%2800%2900217-9.

95. Sauter D, Abderhalden C, Needham I, et al. Lehrbuch psychiatrische Pflege. 3rd ed. Bern: Huber; 2011.

96. Schäfer M, Wodarz N, Bonnet U. Körperliche Entgiftung und Qualifizierte Entzugsbehandlung. In: Mann K, Hoch E, Batra A, editors. S3-Leitlinie Screening, Diagnose und Behandlung alkoholbezogener Störungen. Heidelberg: Springer; 2016. p. 40-9.

97. Newton TF, Roache JD, De La Garza R, et al. Bupropion reduces methamphetamine-induced subjective effects and cue-induced craving. Neuropsychopharmacology 2006;31(7):1537-44 http://www.ncbi.nlm.nih.gov/pubmed/16319910, DOI: 10.1038/sj.npp.1300979.

98. Brackins T, Brahm NC, Kissack JC. Treatments for methamphetamine abuse: A literature review for the clinician. J Pharm Pract 2011;24(6):541-50 http://www.ncbi.nlm.nih.gov/pubmed/22095579, DOI: 10.1177/0897190011426557.

99. Cruickshank CC, Montebello ME, Dyer KR, et al. A placebo-controlled trial of mirtazapine for the management of methamphetamine withdrawal. Drug Alcohol Rev 2008;27(3):326-33 http://www.ncbi.nlm.nih.gov/pubmed/18368615, DOI: 10.1080/09595230801935672.

100. Hellem TL, Lundberg KJ, Renshaw PF. A review of treatment options for co-occurring methamphetamine use disorders and depression. J Addict Nurs 2015;26(1):14-23 http://www.ncbi.nlm.nih.gov/pubmed/25761159, DOI: 10.1097/JAN.0000000000000058.

101. Shoptaw S, Huber A, Peck J, et al. Randomized, placebo-controlled trial of sertraline and contingency management for the treatment of methamphetamine dependence. Drug Alcohol Depend 2006;85(1):12-8 http://www.ncbi.nlm.nih.gov/pubmed/16621339, DOI: 10.1016/j.drugalcdep.2006.03.005.

102. Perez-Mana C, Castells X, Torrens M, et al. Efficacy of psychostimulant drugs for amphetamine abuse or dependence. Cochrane Database Syst Rev 2013;9:CD009695 http://www.ncbi.nlm.nih.gov/pubmed/23996457, DOI: 10.1002/14651858.CD009695.pub2.

103. Pani PP, Trogu E, Vecchi S, et al. Antidepressants for cocaine dependence and problematic cocaine use. Cochrane Database Syst Rev 2011;(12):CD002950 http://www.ncbi.nlm.nih.gov/pubmed/22161371, DOI: 10.1002/14651858.CD002950.pub3.

104. Rajasingham R, Mimiaga MJ, White JM, et al. A systematic review of behavioral and treatment outcome studies among HIV-infected men who have sex with men who abuse crystal

methamphetamine. AIDS Patient Care STDS 2012;26(1):36-52
http://www.ncbi.nlm.nih.gov/pubmed/22070609, DOI: 10.1089/apc.2011.0153.

105. Coffin PO, Santos GM, Das M, et al. Aripiprazole for the treatment of methamphetamine
dependence: a randomized, double-blind, placebo-controlled trial. Addiction 2013;108(4):751-
61 http://www.ncbi.nlm.nih.gov/pubmed/23186131, DOI: 10.1111/add.12073.

106. Kishi T, Matsuda Y, Iwata N, et al. Antipsychotics for cocaine or psychostimulant dependence:
systematic review and meta-analysis of randomized, placebo-controlled trials. J Clin
Psychiatry 2013;74(12):e1169-e1180 http://www.ncbi.nlm.nih.gov/pubmed/24434105, DOI:
10.4088/JCP.13r08525.

107. Newton TF, Reid MS, De La Garza R, et al. Evaluation of subjective effects of aripiprazole and
methamphetamine in methamphetamine-dependent volunteers. Int J Neuropsychopharmacol
2008;11(8):1037-45 http://www.ncbi.nlm.nih.gov/pubmed/18664303, DOI:
10.1017/S1461145708009097.

108. Leelahanaj T, Kongsakon R, Netrakom P. A 4-week, double-blind comparison of olanzapine
with haloperidol in the treatment of amphetamine psychosis. J Med Assoc Thai 2005;88(Suppl
3):S43-52 http://www.ncbi.nlm.nih.gov/pubmed/16858942.

109. Verachai V, Rukngan W, Chawanakrasaesin K, et al. Treatment of methamphetamine-induced
psychosis: a double-blind randomized controlled trial comparing haloperidol and quetiapine.
Psychopharmacology (Berl) 2014;231(16):3099-108
http://www.ncbi.nlm.nih.gov/pubmed/24535654, DOI: 10.1007/s00213-014-3485-6.

110. Farnia V, Shakeri J, Tatari F, et al. Randomized controlled trial of aripiprazole versus
risperidone for the treatment of amphetamine-induced psychosis. Am J Drug Alcohol Abuse
2014;40(1):10-5 http://www.ncbi.nlm.nih.gov/pubmed/24359506, DOI:
10.3109/00952990.2013.861843.

111. Wang G, Zhang Y, Zhang S, et al. Aripiprazole and Risperidone for Treatment of
Methamphetamine-Associated Psychosis in Chinese Patients. J Subst Abuse Treat
2016;62:84-8 http://www.ncbi.nlm.nih.gov/pubmed/26733277, DOI:
10.1016/j.jsat.2015.11.009.

112. Deutsche Gesellschaft für Psychiatrie und Psychotherapie,Psychosomatik und
Nervenheilkunde (DGPPN). Behandlungsleitlinie Schizophrenie. Darmstadt: Steinkopff; 2006
(S3-Praxisleitlinien in Psychiatrie und Psychotherapie; 1).

113. Longo M, Wickes W, Smout M, et al. Randomized controlled trial of dexamphetamine
maintenance for the treatment of methamphetamine dependence. Addiction 2010;105(1):146-
54 http://www.ncbi.nlm.nih.gov/pubmed/19839966, DOI: 10.1111/j.1360-0443.2009.02717.x.

114. Galloway GP, Buscemi R, Coyle JR, et al. A randomized, placebo-controlled trial of sustained-
release dextroamphetamine for treatment of methamphetamine addiction. Clin Pharmacol
Ther 2011;89(2):276-82 http://www.ncbi.nlm.nih.gov/pubmed/21178989, DOI:
10.1038/clpt.2010.307.

115. Lee N, Pennay A, Hester R, et al. A pilot randomised controlled trial of modafinil during acute
methamphetamine withdrawal: feasibility, tolerability and clinical outcomes. Drug Alcohol Rev
2013;32(1):88-95 http://www.ncbi.nlm.nih.gov/pubmed/22630616, DOI: 10.1111/j.1465-
3362.2012.00473.x.

116. Mahoney JJ, Jackson BJ, Kalechstein AD, et al. Acute modafinil exposure reduces daytime
sleepiness in abstinent methamphetamine-dependent volunteers. Int J
Neuropsychopharmacol 2012;15(9):1241-9 http://www.ncbi.nlm.nih.gov/pubmed/22214752,
DOI: 10.1017/S1461145711001805.

117. Dean AC, Sevak RJ, Monterosso JR, et al. Acute modafinil effects on attention and inhibitory
control in methamphetamine-dependent humans. J Stud Alcohol Drugs 2011;72(6):943-53
http://www.ncbi.nlm.nih.gov/pubmed/22051208.

118. Ghahremani DG, Tabibnia G, Monterosso J, et al. Effect of modafinil on learning and task-related brain activity in methamphetamine-dependent and healthy individuals. Neuropsychopharmacology 2011;36(5):950-9 http://www.ncbi.nlm.nih.gov/pubmed/21289606, DOI: 10.1038/npp.2010.233.

119. Hester R, Lee N, Pennay A, et al. The effects of modafinil treatment on neuropsychological and attentional bias performance during 7-day inpatient withdrawal from methamphetamine dependence. Exp Clin Psychopharmacol 2010;18(6):489-97 http://www.ncbi.nlm.nih.gov/pubmed/21186923, DOI: 10.1037/a0021791.

120. Mousavi SG, Sharbafchi MR, Salehi M, et al. The efficacy of N-acetylcysteine in the treatment of methamphetamine dependence: a double-blind controlled, crossover study. Arch Iran Med 2015;18(1):28-33 http://www.ncbi.nlm.nih.gov/pubmed/25556383.

121. Johnson BA, Roache JD, Ait-Daoud N, et al. Effects of isradipine on methamphetamine-induced changes in attentional and perceptual-motor skills of cognition. Psychopharmacology (Berl) 2005;178(2-3):296-302 http://www.ncbi.nlm.nih.gov/pubmed/15452681, DOI: 10.1007/s00213-004-1998-0.

122. Ray LA, Bujarski S, Courtney KE, et al. The Effects of Naltrexone on Subjective Response to Methamphetamine in a Clinical Sample: a Double-Blind, Placebo-Controlled Laboratory Study. Neuropsychopharmacology 2015;40(10):2347-56 http://www.ncbi.nlm.nih.gov/pubmed/25801501, DOI: 10.1038/npp.2015.83.

123. Rezaei F, Ghaderi E, Mardani R, et al. Topiramate for the management of methamphetamine dependence: a pilot randomized, double-blind, placebo-controlled trial. Fundam Clin Pharmacol 2016; http://www.ncbi.nlm.nih.gov/pubmed/26751259, DOI: 10.1111/fcp.12178.

124. Johnson BA, Ait-Daoud N, Elkashef AM, et al. A preliminary randomized, double-blind, placebo-controlled study of the safety and efficacy of ondansetron in the treatment of methamphetamine dependence. Int J Neuropsychopharmacol 2008;11(1):1-14 http://www.ncbi.nlm.nih.gov/pubmed/17470315, DOI: 10.1017/S1461145707007778.

125. Urschel HC, III, Hanselka LL, Baron M. A controlled trial of flumazenil and gabapentin for initial treatment of methylamphetamine dependence. J Psychopharmacol 2011;25(2):254-62 http://www.ncbi.nlm.nih.gov/pubmed/19939864, DOI: 10.1177/0269881109349837.

126. Grant JE, Odlaug BL, Kim SW. A double-blind, placebo-controlled study of N-acetyl cysteine plus naltrexone for methamphetamine dependence. Eur Neuropsychopharmacol 2010;20(11):823-8 http://www.ncbi.nlm.nih.gov/pubmed/20655182, DOI: 10.1016/j.euroneuro.2010.06.018.

127. Kalechstein AD, Mahoney JJ, III, Verrico CD, et al. Short-term, low-dose varenicline administration enhances information processing speed in methamphetamine-dependent users. Neuropharmacology 2014;85:493-8 http://www.ncbi.nlm.nih.gov/pubmed/24930359, DOI: 10.1016/j.neuropharm.2014.05.045.

128. Verrico CD, Mahoney JJ, III, Thompson-Lake DG, et al. Safety and efficacy of varenicline to reduce positive subjective effects produced by methamphetamine in methamphetamine-dependent volunteers. Int J Neuropsychopharmacol 2014;17(2):223-33 http://www.ncbi.nlm.nih.gov/pubmed/24393456, DOI: 10.1017/S146114571300134X.

129. Kalechstein AD, Yoon JH, Croft DE, et al. Low dose, short-term rivastigmine administration does not affect neurocognition in methamphetamine dependent individuals. Pharmacol Biochem Behav 2011;99(3):423-7 http://www.ncbi.nlm.nih.gov/pubmed/21624391, DOI: 10.1016/j.pbb.2011.05.013.

130. De La Garza R, Mahoney JJ, III, Culbertson C, et al. The acetylcholinesterase inhibitor rivastigmine does not alter total choices for methamphetamine, but may reduce positive subjective effects, in a laboratory model of intravenous self-administration in human volunteers. Pharmacol Biochem Behav 2008;89(2):200-8 http://www.ncbi.nlm.nih.gov/pubmed/18207225, DOI: 10.1016/j.pbb.2007.12.010.

131. LaRowe SD, Kalivas PW, Nicholas JS, et al. A double-blind placebo-controlled trial of N-acetylcysteine in the treatment of cocaine dependence. Am J Addict 2013;22(5):443-52 http://www.ncbi.nlm.nih.gov/pubmed/23952889, DOI: 10.1111/j.1521-0391.2013.12034.x.

132. Lin SK. Pharmacological means of reducing human drug dependence: a selective and narrative review of the clinical literature. Br J Clin Pharmacol 2014;77(2):242-52 http://www.ncbi.nlm.nih.gov/pubmed/23701272, DOI: 10.1111/bcp.12163.

133. Balter RE, Cooper ZD, Haney M. Novel Pharmacologic Approaches to Treating Cannabis Use Disorder. Curr Addict Rep 2014;1(2):137-43 http://www.ncbi.nlm.nih.gov/pubmed/24955304, DOI: 10.1007/s40429-014-0011-1.

134. Marshall K, Gowing L, Ali R, et al. Pharmacotherapies for cannabis dependence. Cochrane Database Syst Rev 2014;(12):CD008940 http://www.ncbi.nlm.nih.gov/pubmed/25515775, DOI: 10.1002/14651858.CD008940.pub2.

135. Uys JD, LaLumiere RT. Glutamate: the new frontier in pharmacotherapy for cocaine addiction. CNS Neurol Disord Drug Targets 2008;7(5):482-91 http://www.ncbi.nlm.nih.gov/pubmed/19128205.

136. Wobrock T, D'Amelio R, Behrendt B. Psychoedukation - Schizophrenie und Sucht. Manual zur Leitung von Patienten- und Angehörigengruppen. München: Elsevier; 2006.

137. Miller WR, Rollnick S. Motivierende Gesprächsführung. Motivational Interviewing. 4th ed. Freiburg: Lambertus; 2015.

138. Deutsche Rentenversicherung (DRV-Bund). Leitlinien für die sozialmedizinische Begutachtung. Sozialmedizinische Beurteilung bei Abhängigkeitserkrankungen. 2010 [cited: 2016 Mae 02]. Available from: http://www.deutsche-rentenversicherung.de/Allgemein/de/Inhalt/3_Infos_fuer_Experten/01_sozialmedizin_forschung/downloads/sozmed/begutachtung/leitlinie_sozialmed_beurteilung_abhaengigkeitserkrankungen.pdf?__blob=publicationFile&v=4

139. Fischer M, Garbe D, Weissinger V, et al. Effektivität der stationären abstinenzorientierten Drogenrehabilitation. FVS-Katamnese des Entlassjahrgangs 2009 von Fachkliniken für Drogenrehabilitation. Sucht Aktuell 2012;19(3):42-5.

140. Deutsche Rentenversicherung (DRV-Bund). Entwöhnungsbehandlung – ein Weg aus der Sucht. 2015 [cited: 2016 Mae 02]. Available from: http://www.deutsche-rentenversicherung.de/cae/servlet/contentblob/232574/publicationFile/51584/entwoehnungsbehandlung.pdf

141. Hamdorf W, Susemihl I, Schacht-Jablonowsky M. Katamneseergebnisse der Entwöhnungsbehandlung bei methamphetaminabhängigen Patienten. Sucht Aktuell 2015;22(2):43-6.

142. Deutsche Rentenversicherung (DRV-Bund), Berufliche Orientierung in der medizinischen Rehabilitation Abhängigkeitskranker (BORA). Empfehlungen zur Stärkung des Erwerbsbezugs in der medizinischen Rehabilitation Abhängigkeitskranker. 2014 [cited: 2016 Mae 02]. Available from: http://www.deutsche-rentenversicherung.de/Allgemein/de/Inhalt/3_Infos_fuer_Experten/01_sozialmedizin_forschung/downloads/konzepte_systemfragen/konzepte/gemeinsame_empfehlung_BORA_2014.pdf?__blob=publicationFile&v=3

143. Kreutler A, Weissinger V. Zur Behandlung von Crystal-Abhängigkeit in der Drogenrehabilitation: Ein aktueller Einblick. Sucht Aktuell 2015;22(1):94-6.

144. Fischer M, Kemmann D, Weissinger V, et al. Effektivität der stationären abstinenzorientierten Drogenrehabilitation. FVS- Katamnese des Entlassjahrgangs 2012 von Fachkliniken für Drogenrehabilitation. Sucht Aktuell 2015;22(1):68-75.

145. Hamdorf W, Susemihl I, Dommert A, et al. Crystal und Speed: Herausforderung für die Entwöhnungsbehanndlung drogenabhängiger Menschen. Sucht Aktuell 2014;21(2):46-8.

146. Deutsche Geschellschaft für Suchtforschung und Suchttherapie (DG-Sucht). Dokumentationsstandards 2 für die Behandlung von Abhängigen. Freiburg: Lambertus; 1992.

147. Perngparn U, Limanonda B, Aramrattana A, et al. Methamphetamine dependence treatment rehabilitation in Thailand: a model assessment. J Med Assoc Thai 2011;94(1):110-7 http://www.ncbi.nlm.nih.gov/pubmed/21425736.

148. Brecht ML, Herbeck D. Time to relapse following treatment for methamphetamine use: A long-term perspective on patterns and predictors. Drug Alcohol Depend 2014;139:18-25 http://www.ncbi.nlm.nih.gov/pubmed/24685563, DOI: 10.1016/j.drugalcdep.2014.02.702.

149. Bundeskriminalamt (BKA). Rauschgiftkriminalität. Bundeslagebild 2013 - Tabellenanhang. Daten zur Rauschgiftkriminalität in der Bundesrepublik Deutschland. 2013 [cited: 2016 Mae 03]. Available from: https://www.bka.de/SharedDocs/Downloads/DE/Publikationen/JahresberichteUndLagebilder/Rauschgiftkriminalitaet/2013RauschgiftBundeslagebildTabellen.html

150. Arbeitsgemeinschaft der Wissenschaftlichen Medizinischen Fachgesellschaften (AWMF), Deutsche Gesellschaft für Psychiatrie und Psychotherapie,Psychosomatik und Nervenheilkunde (DGPPN), Deutsche Gesellschaft für Suchtforschung und Suchttherapie (DG-Sucht), et al. S3-Leitlinie "Screening, Diagnostik und Behandlung des schädlichen und abhängigen Tabakkonsums". AWMF-Register Nr. 076-006. (Stand: 09.02.2015). 2014 [cited: 2015 Jun 17]. Available from: http://www.awmf.org/uploads/tx_szleitlinien/076-006l_S3_Tabak_2015-02.pdf

151. Rodi MS, Killian CM, Breitenbucher P, et al. New Approaches for Working with Children and Families Involved in Family Treatment Drug Courts: Findings from the Children Affected by Methamphetamine Program. Child Welfare 2015;94(4):205-32 http://www.ncbi.nlm.nih.gov/pubmed/26827483.

152. Ghasemi A, Rahimi FA, Kheibar N, et al. Effects of family-centered empowerment model based education program on quality of life in methamphetamine users and their families. Iran Red Crescent Med J 2014;16(3):e13375 http://www.ncbi.nlm.nih.gov/pubmed/24829765, DOI: 10.5812/ircmj.13375.

153. Lloyd MH, Akin BA. The disparate impact of alcohol, methamphetamine, and other drugs on family reunification. Child Youth Serv Rev 2014;44:72-81.

154. Sugaya N, Haraguchi A, Ogai Y, et al. Family dysfunction differentially affects alcohol and methamphetamine dependence: a view from the Addiction Severity Index in Japan. Int J Environ Res Public Health 2011;8(10):3922-37 http://www.ncbi.nlm.nih.gov/pubmed/22073020, DOI: 10.3390/ijerph8103922.

155. Sheridan K, Haight WL, Cleeland L. The role of grandparents in preventing aggressive and other externalizing behavior problems in children from rural, methamphetamine-involved families. Child Youth Serv Rev 2011;33(9):1583-91 http://www.ncbi.nlm.nih.gov/pubmed/21804680, DOI: 10.1016/j.childyouth.2011.03.023.

156. Katz G, Durst R, Shufman E, et al. A comparative study of psychiatric inpatients in a general hospital and a psychiatric hospital in Israel: demographics, psychopathological aspects and drug abuse patterns. Isr Med Assoc J 2011;13(6):329-32 http://www.ncbi.nlm.nih.gov/pubmed/21809727.

157. McKetin R, Dunlop AJ, Holland RM, et al. Treatment outcomes for methamphetamine users receiving outpatient counselling from the Stimulant Treatment Program in Australia. Drug Alcohol Rev 2013;32(1):80-7 http://www.ncbi.nlm.nih.gov/pubmed/22642414, DOI: 10.1111/j.1465-3362.2012.00471.x.

158. Smout MF, Longo M, Harrison S, et al. Psychosocial treatment for methamphetamine use disorders: a preliminary randomized controlled trial of cognitive behavior therapy and Acceptance and Commitment Therapy. Subst Abus 2010;31(2):98-107 http://www.ncbi.nlm.nih.gov/pubmed/20408061, DOI: 10.1080/08897071003641578.

© äzq 2016

159. Rawson RA, Marinelli-Casey P, Anglin MD, et al. A multi-site comparison of psychosocial approaches for the treatment of methamphetamine dependence. Addiction 2004;99(6):708-17 http://www.ncbi.nlm.nih.gov/pubmed/15139869, DOI: 10.1111/j.1360-0443.2004.00707.x.

160. Bäuml J, Pitschel-Walz G. Psychoedukation bei schizophrenen Erkrankungen. München: Schattauer; 2003.

161. Mühlig S, Jacobi F. Psychoedukation. In: Wittchen H-U, Hoyer J, editors. Klinische Psychologie & Psychotherapie. 2nd ed. Berlin: Springer; 2011. p. 477-90.

162. Ghasemi A, Estebsari F, Bastaminia A, et al. Effects of Educational Intervention on Health-Promoting Lifestyle and Health-Related Life quality of Methamphetamine Users and Their Families: a Randomized Clinical Trial. Iran Red Crescent Med J 2014;16(11):e20024 http://www.ncbi.nlm.nih.gov/pubmed/25763220, DOI: 10.5812/ircmj.20024.

163. Galloway GP, Polcin D, Kielstein A, et al. A nine session manual of motivational enhancement therapy for methamphetamine dependence: Adherence and efficacy. J Psychoactive Drugs 2007;(Suppl 4):393-400 http://www.ncbi.nlm.nih.gov/pubmed/18286727, DOI: http://dx.doi.org/10.1080/02791072.2007.10399900.

164. Polcin DL, Bond J, Korcha R, et al. Randomized trial of intensive motivational interviewing for methamphetamine dependence. J Addict Dis 2014;33(3):253-65 http://www.ncbi.nlm.nih.gov/pubmed/25115166, DOI: 10.1080/10550887.2014.950029.

165. Srisurapanont M, Sombatmai S, Boripuntakul T. Brief intervention for students with methamphetamine use disorders: a randomized controlled trial. Am J Addict 2007;16(2):111-6 http://www.ncbi.nlm.nih.gov/pubmed/17453612, DOI: 10.1080/10550490601184431.

166. Farabee D, Cousins SJ, Brecht ML, et al. A comparison of four telephone-based counseling styles for recovering stimulant users. Psychol Addict Behav 2013;27(1):223-9 http://www.ncbi.nlm.nih.gov/pubmed/22867295, DOI: 10.1037/a0029572.

167. Huang YS, Tang TC, Lin CH, et al. Effects of motivational enhancement therapy on readiness to change MDMA and methamphetamine use behaviors in Taiwanese adolescents. Subst Use Misuse 2011;46(4):411-6 http://www.ncbi.nlm.nih.gov/pubmed/20735217, DOI: http://dx.doi.org/10.3109/10826084.2010.501664.

168. Specka M, Boning A, Scherbaum N. Contingency management in opioid substitution treatment. Fortschr Neurol Psychiatr 2011;79(7):395-403 http://www.ncbi.nlm.nih.gov/pubmed/21108163, DOI: 10.1055/s-0029-1245810.

169. Roll JM, Petry NM, Stitzer ML, et al. Contingency management for the treatment of methamphetamine use disorders. Am J Psychiatry 2006;163(11):1993-9 http://www.ncbi.nlm.nih.gov/pubmed/17074952, DOI: 10.1176/ajp.2006.163.11.1993.

170. Roll JM, Chudzynski J, Cameron JM, et al. Duration effects in contingency management treatment of methamphetamine disorders. Addict Behav 2013;38(9):2455-62 http://www.ncbi.nlm.nih.gov/pubmed/23708468, DOI: 10.1016/j.addbeh.2013.03.018.

171. Roll JM, Shoptaw S. Contingency management: schedule effects. Psychiatry Res 2006;144(1):91-3 http://www.ncbi.nlm.nih.gov/pubmed/16905197, DOI: 10.1016/j.psychres.2005.12.003.

172. Roll JM, Huber A, Sodano R, et al. A comparison of five reinforcement schedules for use in contingency management-based treatment of methamphetamine abuse. The Psychological Record 2006;(1):67-81.

173. Higgins ST, Budney AJ, Bickel WK, et al. Incentives improve outcome in outpatient behavioral treatment of cocaine dependence. Arch Gen Psychiatry 1994;51(7):568-76 http://www.ncbi.nlm.nih.gov/pubmed/8031230/8031230.

174. Mühlig S, Poldrack A. Kognitive Therapieverfahren. In: Wittchen H-U, Hoyer J, (eds.), editors. Klinische Psychologie & Psychotherapie. 2nd ed. Berlin: Springer; 2011. p. 543-64.

175. Shinohara K, Honyashiki M, Imai H, et al. Behavioural therapies versus other psychological therapies for depression. Cochrane Database Syst Rev 2013;10:CD008696 http://www.ncbi.nlm.nih.gov/pubmed/24129886, DOI: 10.1002/14651858.CD008696.pub2.

176. Churchill R, Moore TH, Caldwell D, et al. Cognitive behavioural therapies versus other psychological therapies for depression. Cochrane Database Syst Rev 2010;(9) http://www.ncbi.nlm.nih.gov/pubmed/25411559, DOI: 10.1002/14651858.CD008698.

177. Jones C, Hacker D, Cormac I, et al. Cognitive behaviour therapy versus other psychosocial treatments for schizophrenia. Cochrane Database Syst Rev 2012;4:CD008712 http://www.ncbi.nlm.nih.gov/pubmed/22513966, DOI: 10.1002/14651858.CD008712.pub2.

178. Churchill R, Moore TH, Furukawa TA, et al. 'Third wave' cognitive and behavioural therapies versus treatment as usual for depression. Cochrane Database Syst Rev 2013;(10):CD008705, DOI: 10.1002/14651858.CD008705.pub2.

179. Hunot V, Moore TH, Caldwell DM, et al. 'Third wave' cognitive and behavioural therapies versus other psychological therapies for depression. Cochrane Database Syst Rev 2013;10:CD008704 http://www.ncbi.nlm.nih.gov/pubmed/24142844, DOI: 10.1002/14651858.CD008704.pub2.

180. Hay PP, Bacaltchuk J, Stefano S, et al. Psychological treatments for bulimia nervosa and binging. Cochrane Database Syst Rev 2009;(4):CD000562 http://www.ncbi.nlm.nih.gov/pubmed/19821271, DOI: 10.1002/14651858.CD000562.pub3.

181. Darker CD, Sweeney BP, Barry JM, et al. Psychosocial interventions for benzodiazepine harmful use, abuse or dependence. Cochrane Database Syst Rev 2015;(5):CD009652 http://www.ncbi.nlm.nih.gov/pubmed/26106751, DOI: 10.1002/14651858.CD009652.pub2.

182. Stoffers JM, Vollm BA, Rucker G, et al. Psychological therapies for people with borderline personality disorder. Cochrane Database Syst Rev 2012;8:CD005652 http://www.ncbi.nlm.nih.gov/pubmed/22895952, DOI: 10.1002/14651858.CD005652.pub2.

183. Hunt GE, Siegfried N, Morley K, et al. Psychosocial interventions for people with both severe mental illness and substance misuse. Cochrane Database Syst Rev 2013;10:CD001088 http://www.ncbi.nlm.nih.gov/pubmed/24092525, DOI: 10.1002/14651858.CD001088.pub3.

184. Bisson JI, Roberts NP, Andrew M, et al. Psychological therapies for chronic post-traumatic stress disorder (PTSD) in adults. Cochrane Database Syst Rev 2013;12:CD003388 http://www.ncbi.nlm.nih.gov/pubmed/24338345, DOI: 10.1002/14651858.CD003388.pub4.

185. Guaiana G, Morelli AC, Chiodo D. Cognitive behaviour therapy (group) for schizophrenia. Cochrane Database Syst Rev 2012;2:CD009608, DOI: 10.1002/14651858.CD009608.

186. Brown AP, Marquis A, Giuffrida DA. Mindfulness-Based Interventions in Counseling. Journal of Counseling & Development 2013;91(1):96-104.

187. Heidenreich T. Achtsamkeit und Akzeptanz in der Psychotherapie: ein Handbuch. 3rd ed. Tübingen: DGVT; 2009.

188. Hofmann SG, Sawyer AT, Witt AA, et al. The effect of mindfulness-based therapy on anxiety and depression: A meta-analytic review. J Consult Clin Psychol 2010;78(2):169-83 http://www.ncbi.nlm.nih.gov/pubmed/20350028, DOI: 10.1037/a0018555.

189. Kenny MA, Williams JM. Treatment-resistant depressed patients show a good response to Mindfulness-based Cognitive Therapy. Behav Res Ther 2007;45(3):617-25 http://www.ncbi.nlm.nih.gov/pubmed/16797486, DOI: 10.1016/j.brat.2006.04.008.

190. Khoury B, Lecomte T, Fortin G, et al. Mindfulness-based therapy: a comprehensive meta-analysis. Clin Psychol Rev 2013;33(6):763-71 http://www.ncbi.nlm.nih.gov/pubmed/23796855, DOI: 10.1016/j.cpr.2013.05.005.

191. Forman EM, Herbert JD, Moitra E, et al. A randomized controlled effectiveness trial of acceptance and commitment therapy and cognitive therapy for anxiety and depression. Behav

Modif 2007;31(6):772-99 http://www.ncbi.nlm.nih.gov/pubmed/17932235, DOI: 10.1177/0145445507302202.

192. Gratz KL, Gunderson JG. Preliminary data on an acceptance-based emotion regulation group intervention for deliberate self-harm among women with borderline personality disorder. Behav Ther 2006;37(1):25-35 http://www.ncbi.nlm.nih.gov/pubmed/16942958, DOI: 10.1016/j.beth.2005.03.002.

193. Gregg JA, Callaghan GM, Hayes SC, et al. Improving diabetes self-management through acceptance, mindfulness, and values: a randomized controlled trial. J Consult Clin Psychol 2007;75(2):336-43 http://www.ncbi.nlm.nih.gov/pubmed/17469891, DOI: 10.1037/0022-006X.75.2.336.

194. Substance Abuse and Mental Health Services Administration (SAMHSA). Counselor's Treatment Manual: Matrix Intensive Outpatient Treatment for People With Stimulant Use Disorders. Reprinted 2007. Rockville, MD: SAMHSA; 2006 (DHHS Publication No. (SMA) 07-4152). Available from: http://www.drugsandalcohol.ie/18687/1/matrixcounselortreatmentmanual.pdf.

195. Obert JL, McCann MJ, Marinelli-Casey P, et al. The matrix model of outpatient stimulant abuse treatment: history and description. J Psychoactive Drugs 2000;32(2):157-64 http://www.ncbi.nlm.nih.gov/pubmed/10908003, DOI: 10.1080/02791072.2000.10400224.

196. Kay-Lambkin FJ, Baker AL, McKetin R, et al. Stepping through treatment: reflections on an adaptive treatment strategy among methamphetamine users with depression. Drug Alcohol Rev 2010;29(5):475-82 http://www.ncbi.nlm.nih.gov/pubmed/20887570, DOI: 10.1111/j.1465-3362.2010.00203.x.

197. McKetin R, Najman JM, Baker AL, et al. Evaluating the impact of community-based treatment options on methamphetamine use: findings from the Methamphetamine Treatment Evaluation Study (MATES). Addiction 2012;107(11):1998-2008 http://www.ncbi.nlm.nih.gov/pubmed/22564065, DOI: 10.1111/j.1360-0443.2012.03933.x.

198. Elkashef AM, Rawson RA, Anderson AL, et al. Bupropion for the treatment of methamphetamine dependence. Neuropsychopharmacology 2008;33(5):1162-70 http://www.ncbi.nlm.nih.gov/pubmed/17581531, DOI: 10.1038/sj.npp.1301481.

199. Shoptaw S, Heinzerling KG, Rotheram-Fuller E, et al. Randomized, placebo-controlled trial of bupropion for the treatment of methamphetamine dependence. Drug Alcohol Depend 2008;96(3):222-32 http://www.ncbi.nlm.nih.gov/pubmed/18468815, DOI: 10.1016/j.drugalcdep.2008.03.010.

200. Anderson AL, Li SH, Markova D, et al. Bupropion for the treatment of methamphetamine dependence in non-daily users: a randomized, double-blind, placebo-controlled trial. Drug Alcohol Depend 2015;150:170-4 http://www.ncbi.nlm.nih.gov/pubmed/25818061, DOI: 10.1016/j.drugalcdep.2015.01.036.

201. Heinzerling KG, Swanson AN, Hall TM, et al. Randomized, placebo-controlled trial of bupropion in methamphetamine-dependent participants with less than daily methamphetamine use. Addiction 2014;109(11):1878-86 http://www.ncbi.nlm.nih.gov/pubmed/24894963, DOI: 10.1111/add.12636.

202. McCann DJ, Li SH. A novel, nonbinary evaluation of success and failure reveals bupropion efficacy versus methamphetamine dependence: reanalysis of a multisite trial. CNS Neurosci Ther 2012;18(5):414-8 http://www.ncbi.nlm.nih.gov/pubmed/22070720, DOI: 10.1111/j.1755-5949.2011.00263.x.

203. Brensilver M, Heinzerling KG, Swanson AN, et al. A retrospective analysis of two randomized trials of bupropion for methamphetamine dependence: suggested guidelines for treatment discontinuation/augmentation. Drug Alcohol Depend 2012;125(1-2):169-72 http://www.ncbi.nlm.nih.gov/pubmed/22534658, DOI: 10.1016/j.drugalcdep.2012.03.027.

204. Galloway GP, Newmeyer J, Knapp T, et al. Imipramine for the treatment of cocaine and methamphetamine dependence. J Addict Dis 1994;13(4):201-16 http://www.ncbi.nlm.nih.gov/pubmed/7734470.

205. Galloway GP, Newmeyer J, Knapp T, et al. A controlled trial of imipramine for the treatment of methamphetamine dependence. J Subst Abuse Treat 1996;13(6):493-7 http://www.ncbi.nlm.nih.gov/pubmed/9219147.

206. Piasecki MP, Steinagel GM, Thienhaus OJ, et al. An exploratory study: the use of paroxetine for methamphetamine craving. J Psychoactive Drugs 2002;34(3):301-4 http://www.ncbi.nlm.nih.gov/pubmed/12422941, DOI: 10.1080/02791072.2002.10399967.

207. Colfax GN, Santos GM, Das M, et al. Mirtazapine to reduce methamphetamine use: a randomized controlled trial. Arch Gen Psychiatry 2011;68(11):1168-75 http://www.ncbi.nlm.nih.gov/pubmed/22065532, DOI: 10.1001/archgenpsychiatry.2011.124.

208. Sulaiman AH, Gill JS, Said MA, et al. A randomized, placebo-controlled trial of aripiprazole for the treatment of methamphetamine dependence and associated psychosis. Int J Psychiatry Clin Pract 2012;17(2):131-8 http://www.ncbi.nlm.nih.gov/pubmed/22486597, DOI: 10.3109/13651501.2012.667116.

209. Tiihonen J, Kuoppasalmi K, Fohr J, et al. A comparison of aripiprazole, methylphenidate, and placebo for amphetamine dependence. Am J Psychiatry 2007;164(1):160-2 http://www.ncbi.nlm.nih.gov/pubmed/17202560, DOI: 10.1176/ajp.2007.164.1.160.

210. Meredith CW, Jaffe C, Cherrier M, et al. Open trial of injectable risperidone for methamphetamine dependence. J Addict Med 2009;3(2):55-65 http://www.ncbi.nlm.nih.gov/pubmed/21769001, DOI: 10.1097/ADM.0b013e31818e2185.

211. Dore G, Sweeting M. Drug-induced psychosis associated with crystalline methamphetamine. Australas Psychiatry 2006;14(1):86-9 http://www.ncbi.nlm.nih.gov/pubmed/16630206, DOI: 10.1111/j.1440-1665.2006.02252.x.

212. Misra LK, Kofoed L, Oesterheld JR, et al. Olanzapine treatment of methamphetamine psychosis. J Clin Psychopharmacol 2000;20(3):393-4 http://www.ncbi.nlm.nih.gov/pubmed/10831035.

213. Heinzerling KG, Shoptaw S, Peck JA, et al. Randomized, placebo-controlled trial of baclofen and gabapentin for the treatment of methamphetamine dependence. Drug Alcohol Depend 2006;85(3):177-84 http://www.ncbi.nlm.nih.gov/pubmed/16740370, DOI: 10.1016/j.drugalcdep.2006.03.019.

214. Rezaei F, Emami M, Zahed S, et al. Sustained-release methylphenidate in methamphetamine dependence treatment: a double-blind and placebo-controlled trial. Daru 2015;23(1):2 http://www.ncbi.nlm.nih.gov/pubmed/25588930, DOI: 10.1186/s40199-015-0092-y.

215. Ling W, Chang L, Hillhouse M, et al. Sustained-release methylphenidate in a randomized trial of treatment of methamphetamine use disorder. Addiction 2014;109(9):1489-500 http://www.ncbi.nlm.nih.gov/pubmed/24825486, DOI: 10.1111/add.12608.

216. Kalechstein AD, De La Garza R, Newton TF. Modafinil administration improves working memory in methamphetamine-dependent individuals who demonstrate baseline impairment. Am J Addict 2010;19(4):340-4 http://www.ncbi.nlm.nih.gov/pubmed/20653641, DOI: 10.1111/j.1521-0391.2010.00052.x.

217. Anderson AL, Li SH, Biswas K, et al. Modafinil for the treatment of methamphetamine dependence. Drug Alcohol Depend 2012;120(1-3):135-41 http://www.ncbi.nlm.nih.gov/pubmed/21840138, DOI: 10.1016/j.drugalcdep.2011.07.007.

218. Elkashef A, Kahn R, Yu E, et al. Topiramate for the treatment of methamphetamine addiction: a multi-center placebo-controlled trial. Addiction 2012;107(7):1297-306 http://www.ncbi.nlm.nih.gov/pubmed/22221594, DOI: 10.1111/j.1360-0443.2011.03771.x.

219. Ma JZ, Johnson BA, Yu E, et al. Fine-grain analysis of the treatment effect of topiramate on methamphetamine addiction with latent variable analysis. Drug Alcohol Depend 2013;130(1-

3):45-51 http://www.ncbi.nlm.nih.gov/pubmed/23142494, DOI: 10.1016/j.drugalcdep.2012.10.009.

220. Ling W, Shoptaw S, Hillhouse M, et al. Double-blind placebo-controlled evaluation of the PROMETA protocol for methamphetamine dependence. Addiction 2012;107(2):361-9 http://www.ncbi.nlm.nih.gov/pubmed/22082089, DOI: 10.1111/j.1360-0443.2011.03619.x.

221. Dolezal BA, Chudzynski J, Storer TW, et al. Eight weeks of exercise training improves fitness measures in methamphetamine-dependent individuals in residential treatment. J Addict Med 2013;7(2):122-8 http://www.ncbi.nlm.nih.gov/pubmed/23552821, DOI: 10.1097/ADM.0b013e318282475e.

222. Wang D, Zhou C, Chang YK. Acute exercise ameliorates craving and inhibitory deficits in methamphetamine: An ERP study. Physiol Behav 2015;147:38-46 http://www.ncbi.nlm.nih.gov/pubmed/25846839, DOI: 10.1016/j.physbeh.2015.04.008.

223. Rawson RA, Chudzynski J, Gonzales R, et al. The impact of exercise on depression and anxiety symptoms among abstinent methamphetamine-dependent individuals in a residential treatment setting. J Subst Abuse Treat 2015;57:36-40 http://www.ncbi.nlm.nih.gov/pubmed/25934458, DOI: 10.1016/j.jsat.2015.04.007.

224. Rostami R, Dehghani-Arani F. Neurofeedback Training as a New Method in Treatment of Crystal Methamphetamine Dependent Patients: A Preliminary Study. Appl Psychophysiol Biofeedback 2015;40(3):151-61 http://www.ncbi.nlm.nih.gov/pubmed/25894106, DOI: 10.1007/s10484-015-9281-1.

225. Smith MO, Khan I. An acupuncture programme for the treatment of drug-addicted persons. Bull Narc 1988;40(1):35-41 http://www.ncbi.nlm.nih.gov/pubmed/3219455.

226. von Mayrhauser C, Brecht ML, Anglin MD. Use ecology and drug use motivations of methamphetamine users admitted to substance abuse treatment facilities in Los Angeles: an emerging profile. J Addict Dis 2002;21(1):45-60 http://www.ncbi.nlm.nih.gov/pubmed/11831499.

227. Salo R, Flower K, Kielstein A, et al. Psychiatric comorbidity in methamphetamine dependence. Psychiatry Res 2011;186(2-3):356-61 http://www.ncbi.nlm.nih.gov/pubmed/21055832, DOI: 10.1016/j.psychres.2010.09.014.

228. Zweben JE, Cohen JB, Christian D, et al. Psychiatric symptoms in methamphetamine users. Am J Addict 2004;13(2):181-90 http://www.ncbi.nlm.nih.gov/pubmed/15204668, DOI: 10.1080/10550490490436055.

229. Glasner-Edwards S, Mooney LJ, Marinelli-Casey P, et al. Risk factors for suicide attempts in methamphetamine-dependent patients. Am J Addict 2008;17(1):24-7 http://www.ncbi.nlm.nih.gov/pubmed/18214719, DOI: 10.1080/10550490701756070.

230. Moos RH, Nichol AC, Moos BS. Risk factors for symptom exacerbation among treated patients with substance use disorders. Addiction 2002;97(1):75-85 http://www.ncbi.nlm.nih.gov/pubmed/11895273.

231. White N, Vial R, Ali R. Gambling practices among regular ecstasy users in South Australia. EDRS Drug Trends Bulletin, April 2009. 2009 [cited: 2016 Apr 05]. Available from: http://ndarc.med.unsw.edu.au/sites/default/files/ndarc/resources/EDRS%20Bulletin%20April09.pdf

232. van der Plas EA, Crone EA, van den Wildenberg WP, et al. Executive control deficits in substance-dependent individuals: a comparison of alcohol, cocaine, and methamphetamine and of men and women. J Clin Exp Neuropsychol 2009;31(6):706-19 http://www.ncbi.nlm.nih.gov/pubmed/19037812, DOI: 10.1080/13803390802484797.

233. Drogenbeauftragte der Bundesregierung. Drogen- und Suchtbericht. 2011 [cited: 2016 Apr 06]. Available from: http://www.drogenbeauftragte.de/fileadmin/dateien-dba/Service/Publikationen/Drogen_und_Suchtbericht_2011_110517_Drogenbeauftragte.pdf

234. Drogenbeauftragte der Bundesregierung. Drogen- und Suchtbericht. 2013 [cited: 2016 Apr 06]. Available from: http://www.drogenbeauftragte.de/fileadmin/dateien-dba/Service/Publikationen/BMG_Drogen-_und_Suchtbericht_2013_WEB_Gesamt.pdf

235. Rawson RA, Gonzales R, Pearce V, et al. Methamphetamine dependence and human immunodeficiency virus risk behavior. J Subst Abuse Treat 2008;35(3):279-84 http://www.ncbi.nlm.nih.gov/pubmed/18329225, DOI: 10.1016/j.jsat.2007.11.003.

236. Bruner TL, Moore DS, Diedra LC, et al. A Comparative Study of Methamphetamine Abuse among Pathological Gamblers. AU J Technol 2010;14(2):97-105.

237. Hayer T. Jugendliche und glücksspielbezogene Probleme: Risikobedingungen, Entwicklungsmodelle und Implikationen für präventive Handlungsstrategien. Frankfurt/Main: Lang; 2012 (Schriftenreihe zur Glücksspielforschung; 9).

238. Wang G, Shi J, Chen N, et al. Effects of length of abstinence on decision-making and craving in methamphetamine abusers. PLoS One 2013;8(7):e68791 http://www.ncbi.nlm.nih.gov/pubmed/23894345, DOI: 10.1371/journal.pone.0068791.

239. Bramness JG, Gundersen OH, Guterstam J, et al. Amphetamine-induced psychosis--a separate diagnostic entity or primary psychosis triggered in the vulnerable? BMC Psychiatry 2012;12:221 http://www.ncbi.nlm.nih.gov/pubmed/23216941, DOI: 10.1186/1471-244X-12-221.

240. Klosterkötter J. Das Vulnerabilitätskonzept bei schizophrenen Erkrankungen. In: Möller H-J, Deister A, (eds.), editors. Vulnerabilität für affektive und schizophrene Erkrankungen. Wien: Springer; 1996. p. 11-22.

241. Iwanami A, Sugiyama A, Kuroki N, et al. Patients with methamphetamine psychosis admitted to a psychiatric hospital in Japan. A preliminary report. Acta Psychiatr Scand 1994;89(6):428-32 http://www.ncbi.nlm.nih.gov/pubmed/8085475.

242. Volkow ND, Chang L, Wang GJ, et al. Low level of brain dopamine D2 receptors in methamphetamine abusers: association with metabolism in the orbitofrontal cortex. Am J Psychiatry 2001;158(12):2015-21 http://www.ncbi.nlm.nih.gov/pubmed/11729018, DOI: 10.1176/appi.ajp.158.12.2015.

243. Moratalla R, Ares-Santos S, Granado N. Neurotoxicity of Methamphetamine. In: Kostrzewa R, editor. Handbook of Neurotoxicity. New York: Springer; 2014. p. 2207-30.

244. Sulaiman AH, Gill JS, Said MA, et al. An open-label study of aripiprazole for methamphetamine induced psychosis. Klinik Psikofarmakoloji Bulteni / Bulletin of Clinical Psychopharmacology 2012;(2):121-9.

245. Seddigh R, Keshavarz-Akhlaghi AA, Shariati B. Treating methamphetamine-induced resistant psychosis with clozapine. Case Rep Psychiatry 2014;2014:845145 http://www.ncbi.nlm.nih.gov/pubmed/25530901, DOI: 10.1155/2014/845145.

246. Grelotti DJ, Kanayama G, Pope HG, Jr. Remission of persistent methamphetamine-induced psychosis after electroconvulsive therapy: presentation of a case and review of the literature. Am J Psychiatry 2010;167(1):17-23 http://www.ncbi.nlm.nih.gov/pubmed/20068123, DOI: 10.1176/appi.ajp.2009.08111695.

247. Ahmadi J, Ekramzadeh S, Pridmore S. Improvement of methamphetamine-induced psychosis, retardation and craving after few sessions of ECT. J Psychiatry 2014;17(3):114, DOI: 10.4172/Psychiatry.1000114.

248. Ahmadi J, Pridmore S, Ekramzadeh S. Successful Use Of Electro Convulsive Therapy In The Management Of Methamphetamine Induced Psychosis With Onset During Intoxication. J Addict Depend 2015;1(1):1-2.

249. Nejtek VA, Avila M, Chen LA, et al. Do atypical antipsychotics effectively treat co-occurring bipolar disorder and stimulant dependence? A randomized, double-blind trial. J Clin Psychiatry 2008;69(8):1257-66 http://www.ncbi.nlm.nih.gov/pubmed/18681757.

© äzq 2016

250. Hellem TL, Sung YH, Shi XF, et al. Creatine as a Novel Treatment for Depression in Females Using Methamphetamine: A Pilot Study. J Dual Diagn 2015; http://www.ncbi.nlm.nih.gov/pubmed/26457568, DOI: 10.1080/15504263.2015.1100471.

251. Brown ES, Gabrielson B. A randomized, double-blind, placebo-controlled trial of citicoline for bipolar and unipolar depression and methamphetamine dependence. J Affect Disord 2012;143(1-3):257-60 http://www.ncbi.nlm.nih.gov/pubmed/22974472, DOI: 10.1016/j.jad.2012.05.006.

252. Peck JA, Reback CJ, Yang X, et al. Sustained reductions in drug use and depression symptoms from treatment for drug abuse in methamphetamine-dependent gay and bisexual men. J Urban Health 2005;82(1 Suppl 1):i100-i108 http://www.ncbi.nlm.nih.gov/pubmed/15738315, DOI: 10.1093/jurban/jti029.

253. Sherman SG, Sutcliffe C, Srirojn B, et al. Evaluation of a peer network intervention trial among young methamphetamine users in Chiang Mai, Thailand. Soc Sci Med 2009;68(1):69-79 http://www.ncbi.nlm.nih.gov/pubmed/18986746, DOI: 10.1016/j.socscimed.2008.09.061.

254. Glasner-Edwards S, Mooney LJ, Marinelli-Casey P, et al. Anxiety disorders among methamphetamine dependent adults: association with post-treatment functioning. Am J Addict 2010;19(5):385-90 http://www.ncbi.nlm.nih.gov/pubmed/20716300, DOI: 10.1111/j.1521-0391.2010.00061.x.

255. Eslami-Shahrbabaki M, Fekrat A, Mazhari S. A Study of the Prevalence of Psychiatric Disorders in Patients with Methamphetamine-Induced Psychosis. Addict Health 2015;7(1-2):37-46 http://www.ncbi.nlm.nih.gov/pubmed/26322209.

256. Rawson RA, Huber A, Brethen P, et al. Status of methamphetamine users 2-5 years after outpatient treatment. J Addict Dis 2002;21(1):107-19 http://www.ncbi.nlm.nih.gov/pubmed/11831496.

257. Yu S, Zhu L, Shen Q, et al. Recent advances in methamphetamine neurotoxicity mechanisms and its molecular pathophysiology. Behav Neurol 2015;2015:103969 http://www.ncbi.nlm.nih.gov/pubmed/25861156, DOI: 10.1155/2015/103969.

258. Glasner-Edwards S, Mooney LJ, Marinelli-Casey P, et al. Psychopathology in methamphetamine-dependent adults 3 years after treatment. Drug Alcohol Rev 2010;29(1):12-20 http://www.ncbi.nlm.nih.gov/pubmed/20078677, DOI: 10.1111/j.1465-3362.2009.00081.x.

259. Samer CF, Lorenzini KI, Rollason V, et al. Applications of CYP450 testing in the clinical setting. Mol Diagn Ther 2013;17(3):165-84 http://www.ncbi.nlm.nih.gov/pubmed/23588782, DOI: 10.1007/s40291-013-0028-5.

260. Christian DR, Huber A, Brecht ML, et al. Methamphetamine users entering treatment: characteristics of the methamphetamine treatment project sample. Subst Use Misuse 2007;42(14):2207-22 http://www.ncbi.nlm.nih.gov/pubmed/18098001, DOI: 10.1080/10826080701209341.

261. Hysek CM, Simmler LD, Nicola VG, et al. Duloxetine inhibits effects of MDMA ("ecstasy") in vitro and in humans in a randomized placebo-controlled laboratory study. PLoS One 2012;7(5):e36476 http://www.ncbi.nlm.nih.gov/pubmed/22574166, DOI: 10.1371/journal.pone.0036476.

262. Zorick T, Sugar CA, Hellemann G, et al. Poor response to sertraline in methamphetamine dependence is associated with sustained craving for methamphetamine. Drug Alcohol Depend 2011;118(2-3):500-3 http://www.ncbi.nlm.nih.gov/pubmed/21592681, DOI: 10.1016/j.drugalcdep.2011.04.015.

263. Heinzerling KG, Swanson AN, Kim S, et al. Randomized, double-blind, placebo-controlled trial of modafinil for the treatment of methamphetamine dependence. Drug Alcohol Depend 2010;109(1-3):20-9 http://www.ncbi.nlm.nih.gov/pubmed/20092966, DOI: 10.1016/j.drugalcdep.2009.11.023.

264. McElhiney MC, Rabkin JG, Rabkin R, et al. Provigil (modafinil) plus cognitive behavioral therapy for methamphetamine use in HIV+ gay men: A pilot study. Am J Drug Alcohol Abuse 2009;35(1):34-7 http://www.ncbi.nlm.nih.gov/pubmed/19152204, DOI: 10.1080/00952990802342907.

265. De La Garza R, Shoptaw S, Newton TF. Evaluation of the cardiovascular and subjective effects of rivastigmine in combination with methamphetamine in methamphetamine-dependent human volunteers. Int J Neuropsychopharmacol 2008;11(6):729-41 http://www.ncbi.nlm.nih.gov/pubmed/18248689, DOI: 10.1017/S1461145708008456.

266. Sung YH, Yurgelun-Todd DA, Shi XF, et al. Decreased frontal lobe phosphocreatine levels in methamphetamine users. Drug Alcohol Depend 2013;129(1-2):102-9 http://www.ncbi.nlm.nih.gov/pubmed/23084413, DOI: 10.1016/j.drugalcdep.2012.09.015.

267. Fioravanti M, Yanagi M. Cytidinediphosphocholine (CDP-choline) for cognitive and behavioural disturbances associated with chronic cerebral disorders in the elderly. Cochrane Database Syst Rev 2005;(2):CD000269 http://www.ncbi.nlm.nih.gov/pubmed/15846601, DOI: 10.1002/14651858.CD000269.pub3.

268. Adibhatla RM, Hatcher JF. Cytidine 5'-diphosphocholine (CDP-choline) in stroke and other CNS disorders. Neurochem Res 2005;30(1):15-23 http://www.ncbi.nlm.nih.gov/pubmed/15756928.

269. Sulaiman AH, Said MA, Gill JS, et al. Non-psychotic psychiatric co-morbidities in patients with methamphetamine dependence in Malaysia. International Medical Journal 2013;(4):425-8.

270. Bizzarri JV, Sbrana A, Rucci P, et al. The spectrum of substance abuse in bipolar disorder: reasons for use, sensation seeking and substance sensitivity. Bipolar Disord 2007;9(3):213-20 http://www.ncbi.nlm.nih.gov/pubmed/17430295, DOI: 10.1111/j.1399-5618.2007.00383.x.

271. Weiss RD. Treating patients with bipolar disorder and substance dependence: lessons learned. J Subst Abuse Treat 2004;27(4):307-12 http://www.ncbi.nlm.nih.gov/pubmed/15610832, DOI: 10.1016/j.jsat.2004.10.001.

272. Weiss RD, Kolodziej ME, Najavits LM, et al. Utilization of psychosocial treatments by patients diagnosed with bipolar disorder and substance dependence. Am J Addict 2000;9(4):314-20 http://www.ncbi.nlm.nih.gov/pubmed/11256355.

273. Weiss RD, Griffin ML, Greenfield SF, et al. Group therapy for patients with bipolar disorder and substance dependence: results of a pilot study. J Clin Psychiatry 2000;61(5):361-7 http://www.ncbi.nlm.nih.gov/pubmed/10847311.

274. Weiss RD, Griffin ML, Kolodziej ME, et al. A randomized trial of integrated group therapy versus group drug counseling for patients with bipolar disorder and substance dependence. Am J Psychiatry 2007;164(1):100-7 http://www.ncbi.nlm.nih.gov/pubmed/17202550, DOI: 10.1176/ajp.2007.164.1.100.

275. Deutsche Gesellschaft für Psychosomatische Medizin und Ärztliche Psychotherapie (DGPM). S3-Leitlinie: Angststörungen. 2014 [cited: 2016 Mae 02]. Available from: http://www.awmf.org/uploads/tx_szleitlinien/051-028l_S3_Angstst%C3%B6rungen_2014-05_2.pdf

276. Zweben JE, Cohen JB, Christian D, et al. Psychiatric Symptoms in Methamphetamine Users. Am J Addict 2004;13(2):181-90 http://www.ncbi.nlm.nih.gov/pubmed/15204668, DOI: 10.1080/10550490490436055.

277. Shoptaw S, Peck J, Reback CJ, et al. Psychiatric and substance dependence comorbidities, sexually transmitted diseases, and risk behaviors among methamphetamine-dependent gay and bisexual men seeking outpatient drug abuse treatment. J Psychoactive Drugs 2003;35(Suppl 1):161-8 http://www.ncbi.nlm.nih.gov/pubmed/12825759, DOI: 10.1080/02791072.2003.10400511.

278. Akindipe T, Wilson D, Stein DJ. Psychiatric disorders in individuals with methamphetamine dependence: prevalence and risk factors. Metab Brain Dis 2014;29(2):351-7 http://www.ncbi.nlm.nih.gov/pubmed/24532047, DOI: 10.1007/s11011-014-9496-5.

279. Bagheri M, Mokri A, Khosravi A, et al. Effect of Abstinence on Depression, Anxiety, and Quality of Life in Chronic Methamphetamine Users in a Therapeutic Community. Int J High Risk Behav Addict 2015;4(3):e23903 http://www.ncbi.nlm.nih.gov/pubmed/26495258, DOI: 10.5812/ijhrba.23903.

280. Lopez-Patton M, Kumar M, Jones D, et al. Childhood trauma and METH abuse among men who have sex with men: Implications for intervention. J Psychiatr Res 2016;72:1-5 http://www.ncbi.nlm.nih.gov/pubmed/26519763, DOI: 10.1016/j.jpsychires.2015.09.009.

281. Schäfer I, Najavits LM. Clinical challenges in the treatment of patients with posttraumatic stress disorder and substance abuse. Curr Opin Psychiatry 2007;20(6):614-8 http://www.ncbi.nlm.nih.gov/pubmed/26123068, DOI: 10.1097/YCO.0b013e3282f0ffd9.

282. Mills KL, Teesson M, Ross J, et al. Trauma, PTSD, and substance use disorders: findings from the Australian National Survey of Mental Health and Well-Being. Am J Psychiatry 2006;163(4):652-8 http://www.ncbi.nlm.nih.gov/pubmed/16585440, DOI: 10.1176/appi.ajp.163.4.652.

283. Driessen M, Schulte S, Luedecke C, et al. Trauma and PTSD in patients with alcohol, drug, or dual dependence: a multi-center study. Alcohol Clin Exp Res 2008;32(3):481-8 http://www.ncbi.nlm.nih.gov/pubmed/18215214, DOI: 10.1111/j.1530-0277.2007.00591.x.

284. Langeland W, Draijer N, van den Brink W. Psychiatric comorbidity in treatment-seeking alcoholics: the role of childhood trauma and perceived parental dysfunction. Alcohol Clin Exp Res 2004;28(3):441-7 http://www.ncbi.nlm.nih.gov/pubmed/15084902.

285. Schumacher JA, Coffey SF, Stasiewicz PR. Symptom severity, alcohol craving, and age of trauma onset in childhood and adolescent trauma survivors with comorbid alcohol dependence and posttraumatic stress disorder. Am J Addict 2006;15(6):422-5 http://www.ncbi.nlm.nih.gov/pubmed/17182443, DOI: 10.1080/10550490600996355.

286. Smith RC, Blumenthal H, Badour C, et al. An investigation of relations between crystal methamphetamine use and posttraumatic stress disorder. Addict Behav 2010;35(6):625-7 http://www.ncbi.nlm.nih.gov/pubmed/20153121, DOI: 10.1016/j.addbeh.2010.01.010.

287. Glasner-Edwards S, Mooney LJ, Ang A, et al. Does posttraumatic stress disorder affect post-treatment methamphetamine use? J Dual Diagn 2013;9(2):123-8 http://www.ncbi.nlm.nih.gov/pubmed/24065875, DOI: 10.1080/15504263.2013.779157.

288. Glasner-Edwards S, Mooney LJ, Ang A, et al. Does Posttraumatic Stress Disorder (PTSD) Affect Post-Treatment Methamphetamine Use? J Dual Diagn 2013;9(2):123-8 http://www.ncbi.nlm.nih.gov/pubmed/24065875, DOI: 10.1080/15504263.2013.779157.

289. Messina N, Calhoun S, Braithwaite J. Trauma-informed treatment decreases posttraumatic stress disorder among women offenders. J Trauma Dissociation 2014;15(1):6-23 http://www.ncbi.nlm.nih.gov/pubmed/24377969, DOI: 10.1080/15299732.2013.818609.

290. Ouimette P, Moos RH, Finney JW. PTSD treatment and 5-year remission among patients with substance use and posttraumatic stress disorders. J Consult Clin Psychol 2003;71(2):410-4 http://www.ncbi.nlm.nih.gov/pubmed/12699036.

291. Flatten G, Gast U, Hofmann A, et al. S3-Leitlinie Posttraumatische Belastungsstörung. Trauma & Gewalt 2011;5(3):202-10.

292. Mills KL, Teesson M, Back SE, et al. Integrated exposure-based therapy for co-occurring posttraumatic stress disorder and substance dependence: a randomized controlled trial. JAMA 2012;308(7):690-9 http://www.ncbi.nlm.nih.gov/pubmed/22893166, DOI: 10.1001/jama.2012.9071.

293. Hien DA, Jiang H, Campbell AN, et al. Do treatment improvements in PTSD severity affect substance use outcomes? A secondary analysis from a randomized clinical trial in NIDA's

Clinical Trials Network. Am J Psychiatry 2010;167(1):95-101
http://www.ncbi.nlm.nih.gov/pubmed/19917596, DOI: 10.1176/appi.ajp.2009.09091261.

294. Ruglass LM, Hien DA, Hu MC, et al. Associations between post-traumatic stress symptoms, stimulant use, and treatment outcomes: a secondary analysis of NIDA's Women and Trauma study. Am J Addict 2014;23(1):90-5 http://www.ncbi.nlm.nih.gov/pubmed/24313246, DOI: 10.1111/j.1521-0391.2013.12068.x.

295. Najavits L, Schäfer I. Posttraumatische Belastungsstörung und Substanzmissbrauch:das Therapieprogramm "Sicherheit finden". Bern: Hogrefe; 2009.

296. Verheul R. Co-morbidity of personality disorders in individuals with substance use disorders. Eur Psychiatry 2001;16(5):274-82 http://www.ncbi.nlm.nih.gov/pubmed/11514129.

297. Grant BF, Stinson FS, Dawson DA, et al. Prevalence and co-occurrence of substance use disorders and independent mood and anxiety disorders: results from the National Epidemiologic Survey on Alcohol and Related Conditions. Arch Gen Psychiatry 2004;61(8):807-16 http://www.ncbi.nlm.nih.gov/pubmed/15289279.

298. Kranzler HR, Satel S, Apter A. Personality disorders and associated features in cocaine-dependent inpatients. Compr Psychiatry 1994;35(5):335-40 http://www.ncbi.nlm.nih.gov/pubmed/7995024.

299. Casadio P, Olivoni D, Ferrari B, et al. Personality disorders in addiction outpatients: prevalence and effects on psychosocial functioning. Subst Abuse 2014;8:17-24 http://www.ncbi.nlm.nih.gov/pubmed/24701119, DOI: 10.4137/SART.S13764.

300. Langas AM, Malt UF, Opjordsmoen S. In-depth study of personality disorders in first-admission patients with substance use disorders. BMC Psychiatry 2012;12:180 http://www.ncbi.nlm.nih.gov/pubmed/23107025, DOI: 10.1186/1471-244X-12-180.

301. Samuel DB, LaPaglia DM, Maccarelli LM, et al. Personality disorders and retention in a therapeutic community for substance dependence. Am J Addict 2011;20(6):555-62 http://www.ncbi.nlm.nih.gov/pubmed/21999502, DOI: 10.1111/j.1521-0391.2011.00174.x.

302. Chapman AL, Cellucci T. The role of antisocial and borderline personality features in substance dependence among incarcerated females. Addict Behav 2007;32(6):1131-45 http://www.ncbi.nlm.nih.gov/pubmed/16962249, DOI: 10.1016/j.addbeh.2006.08.001.

303. Carpenter RW, Wood PK, Trull TJ. Comorbidity of Borderline Personality Disorder and Lifetime Substance Use Disorders in a Nationally Representative Sample. J Pers Disord 2015;1-15 http://www.ncbi.nlm.nih.gov/pubmed/25893556, DOI: 10.1521/pedi_2015_29_197.

304. Tull MT, Gratz KL. The impact of borderline personality disorder on residential substance abuse treatment dropout among men. Drug Alcohol Depend 2012;121(1-2):97-102 http://www.ncbi.nlm.nih.gov/pubmed/21907503, DOI: 10.1016/j.drugalcdep.2011.08.014.

305. Ross S, Dermatis H, Levounis P, et al. A comparison between dually diagnosed inpatients with and without Axis II comorbidity and the relationship to treatment outcome. Am J Drug Alcohol Abuse 2003;29(2):263-79 http://www.ncbi.nlm.nih.gov/pubmed/12765206.

306. Solomon TM, Kiang MV, Halkitis PN, et al. Personality traits and mental health states of methamphetamine-dependent and methamphetamine non-using MSM. Addict Behav 2010;35(2):161-3 http://www.ncbi.nlm.nih.gov/pubmed/19786324, DOI: 10.1016/j.addbeh.2009.09.002.

307. Hojjat SK, Golmakani E, Bayazi MH, et al. Personality Traits and Identity Styles in Methamphetamine-Dependent Women: A Comparative Study. Glob J Health Sci 2016;8(1):14-20 http://www.ncbi.nlm.nih.gov/pubmed/26234975, DOI: 10.5539/gjhs.v8n1p14.

308. Mitchell MR, Potenza MN. Addictions and Personality Traits: Impulsivity and Related Constructs. Curr Behav Neurosci Rep 2014;1(1):1-12 http://www.ncbi.nlm.nih.gov/pubmed/24772382, DOI: 10.1007/s40473-013-0001-y.

© äzq 2016

309. Deutsche Gesellschaft für Psychiatrie und Psychotherapie,Psychosomatik und Nervenheilkunde (DGPPN). S2-Leitlinien für Persönlichkeitsstörungen. Darmstadt: Steinkopff; 2009.

310. Euler S, Sollberger D, Bader K, et al. Persönlichkeitsstörungen und Sucht: Systematische Literaturübersicht zu Epidemiologie, Verlauf und Behandlung. Fortschr Neurol Psychiatr 2015;83(10):544-54 http://www.ncbi.nlm.nih.gov/pubmed/26588717, DOI: 10.1055/s-0041-107984.

311. National Institute for Health and Clinical Excellence (NICE). Attention deficit hyperactivity disorder: diagnosis and management. London: NICE; 2008 (NICE Clinical Guideline; 72). Available from: http://www.nice.org.uk/guidance/cg72/resources/attention-deficit-hyperactivity-disorder-diagnosis-and-management-975625063621.

312. Taylor E, Dopfner M, Sergeant J, et al. European clinical guidelines for hyperkinetic disorder -- first upgrade. Eur Child Adolesc Psychiatry 2004;13 Suppl 1:I7-30 http://www.ncbi.nlm.nih.gov/pubmed/15322953, DOI: 10.1007/s00787-004-1002-x.

313. de Zwaan M, Gruss B, Muller A, et al. The estimated prevalence and correlates of adult ADHD in a German community sample. Eur Arch Psychiatry Clin Neurosci 2012;262(1):79-86 http://www.ncbi.nlm.nih.gov/pubmed/21499942, DOI: 10.1007/s00406-011-0211-9.

314. Kessler RC, Adler LA, Barkley R, et al. Patterns and predictors of attention-deficit/hyperactivity disorder persistence into adulthood: results from the national comorbidity survey replication. Biol Psychiatry 2005;57(11):1442-51 http://www.ncbi.nlm.nih.gov/pubmed/15950019, DOI: 10.1016/j.biopsych.2005.04.001.

315. Pitts M, Mangle L, Asherson P. Impairments, diagnosis and treatments associated with attention-deficit/hyperactivity disorder (ADHD) in UK adults: results from the lifetime impairment survey. Arch Psychiatr Nurs 2015;29(1):56-63 http://www.ncbi.nlm.nih.gov/pubmed/25634876, DOI: 10.1016/j.apnu.2014.10.001.

316. Obermeit LC, Cattie JE, Bolden KA, et al. Attention-deficit/hyperactivity disorder among chronic methamphetamine users: frequency, persistence, and adverse effects on everyday functioning. Addict Behav 2013;38(12):2874-8 http://www.ncbi.nlm.nih.gov/pubmed/24018233, DOI: 10.1016/j.addbeh.2013.08.010.

317. Rush CR, Stoops WW, Lile JA, et al. Physiological and subjective effects of acute intranasal methamphetamine during atomoxetine maintenance. Pharmacol Biochem Behav 2011;100(1):40-7 http://www.ncbi.nlm.nih.gov/pubmed/21802442, DOI: 10.1016/j.pbb.2011.06.024.

318. Ebert D, Krause J, Roth-Sackenheim C. ADHS im Erwachsenenalter – Leitlinien auf Basis eines Expertenkonsensus mit Unterstützung der DGPPN. Nervenarzt 2003;74(10):939-45 http://www.ncbi.nlm.nih.gov/pubmed/14655655.

319. Barkla XM, McArdle PA, Newbury-Birch D. Are there any potentially dangerous pharmacological effects of combining ADHD medication with alcohol and drugs of abuse? A systematic review of the literature. BMC Psychiatry 2015;15:270 http://www.ncbi.nlm.nih.gov/pubmed/26517983, DOI: 10.1186/s12888-015-0657-9.

320. Tang J, Liao Y, He H, et al. Sleeping problems in Chinese illicit drug dependent subjects. BMC Psychiatry 2015;15:28 http://www.ncbi.nlm.nih.gov/pubmed/25884573, DOI: 10.1186/s12888-015-0409-x.

321. Perez AY, Kirkpatrick MG, Gunderson EW, et al. Residual effects of intranasal methamphetamine on sleep, mood, and performance. Drug Alcohol Depend 2008;94(1-3):258-62 http://www.ncbi.nlm.nih.gov/pubmed/18078723, DOI: 10.1016/j.drugalcdep.2007.10.011.

322. Brower KJ, Perron BE. Sleep disturbance as a universal risk factor for relapse in addictions to psychoactive substances. Med Hypotheses 2010;74(5):928-33 http://www.ncbi.nlm.nih.gov/pubmed/19910125, DOI: 10.1016/j.mehy.2009.10.020.

323. Schierenbeck T, Riemann D, Berger M, et al. Effect of illicit recreational drugs upon sleep: cocaine, ecstasy and marijuana. Sleep Med Rev 2008;12(5):381-9 http://www.ncbi.nlm.nih.gov/pubmed/18313952, DOI: 10.1016/j.smrv.2007.12.004.

324. Brower KJ, Aldrich MS, Robinson EA, et al. Insomnia, self-medication, and relapse to alcoholism. Am J Psychiatry 2001;158(3):399-404 http://www.ncbi.nlm.nih.gov/pubmed/11229980, DOI: 10.1176/appi.ajp.158.3.399.

325. Brower KJ. Insomnia, alcoholism and relapse. Sleep Med Rev 2003;7(6):523-39 http://www.ncbi.nlm.nih.gov/pubmed/15018094.

326. McGregor C, Srisurapanont M, Mitchell A, et al. Symptoms and sleep patterns during inpatient treatment of methamphetamine withdrawal: a comparison of mirtazapine and modafinil with treatment as usual. J Subst Abuse Treat 2008;35(3):334-42 http://www.ncbi.nlm.nih.gov/pubmed/18329221, DOI: 10.1016/j.jsat.2007.12.003.

327. Watson R, Bakos L, Compton P, et al. Cocaine use and withdrawal: the effect on sleep and mood. Am J Drug Alcohol Abuse 1992;18(1):21-8 http://www.ncbi.nlm.nih.gov/pubmed/1562006.

328. Jovanovski D, Erb S, Zakzanis KK. Neurocognitive deficits in cocaine users: a quantitative review of the evidence. J Clin Exp Neuropsychol 2005;27(2):189-204 http://www.ncbi.nlm.nih.gov/pubmed/15903150, DOI: 10.1080/13803390490515694.

329. Scott JC, Woods SP, Matt GE, et al. Neurocognitive effects of methamphetamine: a critical review and meta-analysis. Neuropsychol Rev 2007;17(3):275-97 http://www.ncbi.nlm.nih.gov/pubmed/17694436, DOI: 10.1007/s11065-007-9031-0.

330. Sofuoglu M, DeVito EE, Waters AJ, et al. Cognitive enhancement as a treatment for drug addictions. Neuropharmacology 2013;64:452-63 http://www.ncbi.nlm.nih.gov/pubmed/22735770, DOI: 10.1016/j.neuropharm.2012.06.021.

331. Mahoney JJ, III, De La Garza R, Jackson BJ, et al. The relationship between sleep and drug use characteristics in participants with cocaine or methamphetamine use disorders. Psychiatry Res 2014;219(2):367-71 http://www.ncbi.nlm.nih.gov/pubmed/24951161, DOI: 10.1016/j.psychres.2014.05.026.

332. Jovanovski D, Zakzanis KK. Donepezil in a chronic drug user--a potential treatment? Hum Psychopharmacol 2003;18(7):561-4 http://www.ncbi.nlm.nih.gov/pubmed/14533139, DOI: 10.1002/hup.530.

333. Dean AC, Groman SM, Morales AM, et al. An evaluation of the evidence that methamphetamine abuse causes cognitive decline in humans. Neuropsychopharmacology 2013;38(2):259-74 http://www.ncbi.nlm.nih.gov/pubmed/22948978, DOI: 10.1038/npp.2012.179.

334. Hart CL, Marvin CB, Silver R, et al. Is cognitive functioning impaired in methamphetamine users? A critical review. Neuropsychopharmacology 2012;37(3):586-608 http://www.ncbi.nlm.nih.gov/pubmed/22089317, DOI: 10.1038/npp.2011.276.

335. Weber E, Blackstone K, Iudicello JE, et al. Neurocognitive deficits are associated with unemployment in chronic methamphetamine users. Drug Alcohol Depend 2012;125(1-2):146-53 http://www.ncbi.nlm.nih.gov/pubmed/22560676, DOI: 10.1016/j.drugalcdep.2012.04.002.

336. Tarter RE, Kirisci L, Mezzich A, et al. Neurobehavioral disinhibition in childhood predicts early age at onset of substance use disorder. Am J Psychiatry 2003;160(6):1078-85 http://www.ncbi.nlm.nih.gov/pubmed/12777265, DOI: 10.1176/appi.ajp.160.6.1078.

337. Tarter RE, Kirisci L, Reynolds M, et al. Neurobehavior disinhibition in childhood predicts suicide potential and substance use disorder by young adulthood. Drug Alcohol Depend 2004;76 Suppl:S45-S52 http://www.ncbi.nlm.nih.gov/pubmed/15555816, DOI: 10.1016/j.drugalcdep.2004.08.006.

338. Cherner M, Suarez P, Casey C, et al. Methamphetamine use parameters do not predict neuropsychological impairment in currently abstinent dependent adults. Drug Alcohol Depend

2010;106(2-3):154-63 http://www.ncbi.nlm.nih.gov/pubmed/19815352, DOI: 10.1016/j.drugalcdep.2009.08.010.

339. Iudicello JE, Woods SP, Vigil O, et al. Longer term improvement in neurocognitive functioning and affective distress among methamphetamine users who achieve stable abstinence. J Clin Exp Neuropsychol 2010;32(7):704-18 http://www.ncbi.nlm.nih.gov/pubmed/20198527, DOI: 10.1080/13803390903512637.

340. Simon SL, Dean AC, Cordova X, et al. Methamphetamine dependence and neuropsychological functioning: evaluating change during early abstinence. J Stud Alcohol Drugs 2010;71(3):335-44 http://www.ncbi.nlm.nih.gov/pubmed/20409426.

341. Rezapour T, DeVito EE, Sofuoglu M, et al. Perspectives on neurocognitive rehabilitation as an adjunct treatment for addictive disorders: From cognitive improvement to relapse prevention. Prog Brain Res 2016;224:345-69 http://www.ncbi.nlm.nih.gov/pubmed/26822366, DOI: 10.1016/bs.pbr.2015.07.022.

342. Rhodus NL, Little JW. Methamphetamine abuse and "meth mouth". Northwest Dent 2005;84(5):29, 31, 33-29, 31, 37 http://www.ncbi.nlm.nih.gov/pubmed/16317979.

343. Hamamoto DT, Rhodus NL. Methamphetamine abuse and dentistry. Oral Dis 2009;15(1):27-37 http://www.ncbi.nlm.nih.gov/pubmed/18992021, DOI: 10.1111/j.1601-0825.2008.01459.x.

344. Padilla R, Ritter AV. Meth mouth: methamphetamine and oral health. J Esthet Restor Dent 2008;20(2):148-9 http://www.ncbi.nlm.nih.gov/pubmed/18380848, DOI: 10.1111/j.1708-8240.2008.00167.x.

345. Klasser GD, Epstein J. Methamphetamine and its impact on dental care. J Can Dent Assoc 2005;71(10):759-62 http://www.ncbi.nlm.nih.gov/pubmed/16324229.

346. Heng CK, Badner VM, Schiop LA. Meth mouth. Hawaii Dent J 2009;40(3):15-6 http://www.ncbi.nlm.nih.gov/pubmed/19743598.

347. Konstantinovic VS, Lazic V. Occlusion splint therapy in patients with craniomandibular disorders (CMD). J Craniofac Surg 2006;17(3):572-8 http://www.ncbi.nlm.nih.gov/pubmed/16770202.

348. Deutsche Gesellschaft für Funktionsdiagnostik und Therapie (DGFDT), Deutsche Gesellschaft für Kieferorthopädie (DGKFO), Deutsche Gesellschaft für Mund-, Kiefer- und Gesichtschirurgie (DGMKG), et al. Zur Therapie der funktionellen Erkrankungen des kraniomandibulären Systems. 2005 [cited: 2016 Apr 07]. Available from: http://www.dgzmk.de/uploads/tx_szdgzmkdocuments/Zur_Therapie_der_funktionellen_Erkran kungen_des_kraniomandibulaeren_Systems_2005.pdf

349. Abdul-Khabir W, Hall T, Swanson AN, et al. Intimate partner violence and reproductive health among methamphetamine-using women in los angeles: a qualitative pilot study. J Psychoactive Drugs 2014;46(4):310-6 http://www.ncbi.nlm.nih.gov/pubmed/25188701, DOI: 10.1080/02791072.2014.934978.

350. Cheng T, Johnston C, Kerr T, et al. Substance use patterns and unprotected sex among street-involved youth in a Canadian setting: a prospective cohort study. BMC Public Health 2016;16(1):4 http://www.ncbi.nlm.nih.gov/pubmed/26728877, DOI: 10.1186/s12889-015-2627-z;10.1186/s12889-015-2627-z.

351. Kurzweg V. Modedrogen. In: Vagts DA, editor. Suchtmittel in der AINS. Berlin: Springer; 2007. p. 129-56.

352. Mühlig S, Haarig F, Gusakova A, et al. Auswirkungen pränatalen Crystal Meth Konsums auf das Kind – eine systematische Literaturrecherche. Suchttherapie 2015;16(S 01):S 31_03, DOI: 10.1055/s-0035-1557616.

353. McKnight S, Coo H, Davies G, et al. Rooming-in for Infants at Risk of Neonatal Abstinence Syndrome. Am J Perinatol 2016;33(5):495-501 http://www.ncbi.nlm.nih.gov/pubmed/26588259, DOI: 10.1055/s-0035-1566295.

354. Kocherlakota P. Neonatal abstinence syndrome. Pediatrics 2014;134(2):e547-e561
http://www.ncbi.nlm.nih.gov/pubmed/25070299, DOI: 10.1542/peds.2013-3524.

355. Siu A, Robinson CA. Neonatal abstinence syndrome: essentials for the practitioner. J Pediatr
Pharmacol Ther 2014;19(3):147-55 http://www.ncbi.nlm.nih.gov/pubmed/25309144, DOI:
10.5863/1551-6776-19.3.147.

356. Arbeitsgemeinschaft der Wissenschaftlichen Medizinischen Fachgesellschaften (AWMF),
Heinen F, Landgraf M. S3-Leitlinie: Diagnostik des fetalen Alkoholsyndroms (FAS). AWMF-
Register Nr. 022-025. (Stand: 10.12.2012). 2012 [cited: 2016 Mae 24].

357. Rambousek L, Kacer P, Syslova K, et al. Sex differences in methamphetamine
pharmacokinetics in adult rats and its transfer to pups through the placental membrane and
breast milk. Drug Alcohol Depend 2014;139:138-44
http://www.ncbi.nlm.nih.gov/pubmed/24726427, DOI: 10.1016/j.drugalcdep.2014.03.023.

358. Garcia-Bournissen F, Rokach B, Karaskov T, et al. Detection of stimulant drugs of abuse in
maternal and neonatal hair. Forensic Sci Med Pathol 2007;3(2):115-8
http://www.ncbi.nlm.nih.gov/pubmed/25869042, DOI: 10.1007/s12024-007-0007-4.

359. Arbeitsgemeinschaft der Wissenschaftlichen Medizinischen Fachgesellschaften (AWMF),
Deutsche STI-Gesellschaft (DSTIG), Robert Koch Institut (RKI), et al. S1-Leitlinie "STI/STD-
Beratung". AWMF-Register Nr. 059-006. (Stand: 15.07.2015). 2015 [cited: 2016 Mae 24].
Available from: http://www.awmf.org/uploads/tx_szleitlinien/059-006l_S1_STI_STD-
Beratung_2015-07.pdf

360. Deutsche AIDS-Gesellschaft (DAIG), Österreichische AIDS-Gesellschaft (ÖAIG), Deutsche
Gesellschaft für Gynäkologie und Geburtshilfe (DGGG), et al. S2k-Leitlinie. Deutsch-
Österreichische Leitlinie zur HIV-Therapie in der Schwangerschaft und bei HIV-exponierten
Neugeborenen. AWMF-Register Nr 055-002. (Stand: 31.05.2014). 2014 [cited: 2016 Mar 24].
Available from: http://www.awmf.org/uploads/tx_szleitlinien/055-002l_S2k_HIV-
Therapie_Schwangerschaft_Neugeborenen_2014-05.pdf

361. Rohrmeister K, Weninger M. Neugeborene drogenabhängiger Mütter. Monatsschr
Kinderheilkd 2006;154(1):79-89.

362. Good MM, Solt I, Acuna JG, et al. Methamphetamine use during pregnancy: maternal and
neonatal implications. Obstet Gynecol 2010;116(2 Pt 1):330-4
http://www.ncbi.nlm.nih.gov/pubmed/20664393, DOI: 10.1097/AOG.0b013e3181e67094.

363. Gorman MC, Orme KS, Nguyen NT, et al. Outcomes in pregnancies complicated by
methamphetamine use. Am J Obstet Gynecol 2014;211(4):429-7
http://www.ncbi.nlm.nih.gov/pubmed/24905417, DOI: 10.1016/j.ajog.2014.06.005.

364. Diaz SD, Smith LM, LaGasse LL, et al. Effects of prenatal methamphetamine exposure on
behavioral and cognitive findings at 7.5 years of age. J Pediatr 2014;164(6):1333-8
http://www.ncbi.nlm.nih.gov/pubmed/24630350, DOI: 10.1016/j.jpeds.2014.01.053.

365. Derauf C, LaGasse LL, Smith LM, et al. Prenatal methamphetamine exposure and inhibitory
control among young school-age children. J Pediatr 2012;161(3):452-9
http://www.ncbi.nlm.nih.gov/pubmed/22424953, DOI: 10.1016/j.jpeds.2012.02.002.

366. Smith L, Yonekura ML, Wallace T, et al. Effects of prenatal methamphetamine exposure on
fetal growth and drug withdrawal symptoms in infants born at term. J Dev Behav Pediatr
2003;24(1):17-23 http://www.ncbi.nlm.nih.gov/pubmed/12584481.

367. Nguyen D, Smith LM, LaGasse LL, et al. Intrauterine growth of infants exposed to prenatal
methamphetamine: results from the infant development, environment, and lifestyle study. J
Pediatr 2010;157(2):337-9 http://www.ncbi.nlm.nih.gov/pubmed/20570284, DOI:
10.1016/j.jpeds.2010.04.024.

368. Abar B, LaGasse LL, Wouldes T, et al. Cross-national comparison of prenatal
methamphetamine exposure on infant and early child physical growth: a natural experiment.

Prev Sci 2014;15(5):767-76 http://www.ncbi.nlm.nih.gov/pubmed/23943149, DOI: 10.1007/s11121-013-0431-5.

369. Chomchai C, Na MN, Watanarungsan P, et al. Methamphetamine abuse during pregnancy and its health impact on neonates born at Siriraj Hospital, Bangkok, Thailand. Southeast Asian J Trop Med Public Health 2004;35(1):228-31 http://www.ncbi.nlm.nih.gov/pubmed/15272773.

370. Abar B, LaGasse LL, Derauf C, et al. Examining the relationships between prenatal methamphetamine exposure, early adversity, and child neurobehavioral disinhibition. Psychol Addict Behav 2013;27(3):662-73 http://www.ncbi.nlm.nih.gov/pubmed/23067308, DOI: 10.1037/a0030157.

371. Chang L, Cloak C, Jiang CS, et al. Altered neurometabolites and motor integration in children exposed to methamphetamine in utero. Neuroimage 2009;48(2):391-7 http://www.ncbi.nlm.nih.gov/pubmed/19576287, DOI: 10.1016/j.neuroimage.2009.06.062.

372. Kiblawi ZN, Smith LM, Diaz SD, et al. Prenatal methamphetamine exposure and neonatal and infant neurobehavioral outcome: results from the IDEAL study. Subst Abus 2014;35(1):68-73 http://www.ncbi.nlm.nih.gov/pubmed/24588296, DOI: 10.1080/08897077.2013.814614.

373. Kiblawi ZN, Smith LM, LaGasse LL, et al. The effect of prenatal methamphetamine exposure on attention as assessed by continuous performance tests: results from the Infant Development, Environment, and Lifestyle study. J Dev Behav Pediatr 2013;34(1):31-7 http://www.ncbi.nlm.nih.gov/pubmed/23275056, DOI: 10.1097/DBP.0b013e318277a1c5.

374. LaGasse LL, Wouldes T, Newman E, et al. Prenatal methamphetamine exposure and neonatal neurobehavioral outcome in the USA and New Zealand. Neurotoxicol Teratol 2011;33(1):166-75 http://www.ncbi.nlm.nih.gov/pubmed/20615464, DOI: 10.1016/j.ntt.2010.06.009.

375. LaGasse LL, Derauf C, Smith LM, et al. Prenatal methamphetamine exposure and childhood behavior problems at 3 and 5 years of age. Pediatrics 2012;129(4):681-8 http://www.ncbi.nlm.nih.gov/pubmed/22430455, DOI: 10.1542/peds.2011-2209.

376. Smith LM, LaGasse LL, Derauf C, et al. The infant development, environment, and lifestyle study: effects of prenatal methamphetamine exposure, polydrug exposure, and poverty on intrauterine growth. Pediatrics 2006;118(3):1149-56 http://www.ncbi.nlm.nih.gov/pubmed/16951010, DOI: 10.1542/peds.2005-2564.

377. Smith LM, LaGasse LL, Derauf C, et al. Motor and cognitive outcomes through three years of age in children exposed to prenatal methamphetamine. Neurotoxicol Teratol 2011;33(1):176-84 http://www.ncbi.nlm.nih.gov/pubmed/21256431, DOI: 10.1016/j.ntt.2010.10.004.

378. Zabaneh R, Smith LM, LaGasse LL, et al. The effects of prenatal methamphetamine exposure on childhood growth patterns from birth to 3 years of age. Am J Perinatol 2012;29(3):203-10 http://www.ncbi.nlm.nih.gov/pubmed/21818727, DOI: 10.1055/s-0031-1285094.

379. Chang L, Smith LM, LoPresti C, et al. Smaller subcortical volumes and cognitive deficits in children with prenatal methamphetamine exposure. Psychiatry Res 2004;132(2):95-106 http://www.ncbi.nlm.nih.gov/pubmed/15598544, DOI: 10.1016/j.pscychresns.2004.06.004.

380. Cloak CC, Ernst T, Fujii L, et al. Lower diffusion in white matter of children with prenatal methamphetamine exposure. Neurology 2009;72(24):2068-75 http://www.ncbi.nlm.nih.gov/pubmed/19369643, DOI: 10.1212/01.wnl.0000346516.49126.20.

381. Roos A, Jones G, Howells FM, et al. Structural brain changes in prenatal methamphetamine-exposed children. Metab Brain Dis 2014;29(2):341-9 http://www.ncbi.nlm.nih.gov/pubmed/24553878, DOI: 10.1007/s11011-014-9500-0.

382. Smith LM, Chang L, Yonekura ML, et al. Brain proton magnetic resonance spectroscopy in children exposed to methamphetamine in utero. Neurology 2001;57(2):255-60 http://www.ncbi.nlm.nih.gov/pubmed/11468309.

383. Dyk J, Ramanjam V, Church P, et al. Maternal methamphetamine use in pregnancy and long-term neurodevelopmental and behavioral deficits in children. J Popul Ther Clin Pharmacol 2014;21(2):e185-e196 http://www.ncbi.nlm.nih.gov/pubmed/24867158.

384. Wouldes TA, LaGasse LL, Huestis MA, et al. Prenatal methamphetamine exposure and neurodevelopmental outcomes in children from 1 to 3 years. Neurotoxicol Teratol 2014;42:77-84 http://www.ncbi.nlm.nih.gov/pubmed/24566524, DOI: 10.1016/j.ntt.2014.02.004.

385. Paz MS, Smith LM, LaGasse LL, et al. Maternal depression and neurobehavior in newborns prenatally exposed to methamphetamine. Neurotoxicol Teratol 2009;31(3):177-82 http://www.ncbi.nlm.nih.gov/pubmed/19059478, DOI: 10.1016/j.ntt.2008.11.004.

386. Smith LM, LaGasse LL, Derauf C, et al. Prenatal methamphetamine use and neonatal neurobehavioral outcome. Neurotoxicol Teratol 2008;30(1):20-8 http://www.ncbi.nlm.nih.gov/pubmed/18031987, DOI: 10.1016/j.ntt.2007.09.005.

387. Kirlic N, Newman E, LaGasse LL, et al. Cortisol reactivity in two-year-old children prenatally exposed to methamphetamine. J Stud Alcohol Drugs 2013;74(3):447-51 http://www.ncbi.nlm.nih.gov/pubmed/23490574.

388. Dinger J. Drogen und Schwangerschaft - (k)ein Problem? Probleme der Crystalkinder aus Sicht der Neonatologie (Präsentation). 2015 (Beiträge zum Schwerpunktthema "Prävention und Behandlung von Methamphetaminabhängigen" insbesondere zur Situation von Kindern konsumierender Mütter und zur Zusammenarbeit der Hilfesysteme). Available from: http://www.dresden.de/media/pdf/gesundheit/Sucht_Drogen_und_Schwangerschaft____k_ein _Problem_Probleme_der_Crystalkinder_aus_Sicht_der_Neonatologie-Dinger.pdf.

389. Dinger J. Schwangere und Drogen (Kinder drogenabhängiger Mütter) - (Präsentation). Kinderärzte - Fortbildung 13. April 2016. 2016.

390. Jones HE, Myers B, O'Grady KE, et al. Initial feasibility and acceptability of a comprehensive intervention for methamphetamine-using pregnant women in South Africa. Psychiatry J 2014;2014:929767 http://www.ncbi.nlm.nih.gov/pubmed/24829904, DOI: 10.1155/2014/929767.

391. Forrester MB, Merz RD. Risk of selected birth defects with prenatal illicit drug use, Hawaii, 1986-2002. J Toxicol Environ Health A 2007;70(1):7-18 http://www.ncbi.nlm.nih.gov/pubmed/17162495, DOI: 10.1080/15287390600748799.

392. Finnegan LP, Connaughton JF, Jr., Kron RE, et al. Neonatal abstinence syndrome: assessment and management. Addict Dis 1975;2(1-2):141-58 http://www.ncbi.nlm.nih.gov/pubmed/1163358.

393. Hudak ML, Tan RC. Neonatal drug withdrawal. Pediatrics 2012;129(2):e540-e560 http://www.ncbi.nlm.nih.gov/pubmed/22291123, DOI: 10.1542/peds.2011-3212.

394. Schelling P, Gaibler T. Aufklärungspflicht und Einwilligungsfähigkeit: Regeln für diffizile Konstellationen. Dtsch Arztebl 2012;109(10):A-476-8.

395. Gesellschaft für Neonatologie und pädiatrische Intensivmedizin, Deutsche Gesellschaft für Gynäkologie und Geburtshilfe (DGGG), Deutsche Gesellschaft für Kinderheilkunde und Jugendmedizin (DGKJ), et al. S2k-Leitlinie. Frühgeborene an der Grenze der Lebensfähigkeit. AWMF-Register Nr 024-019. (Stand: 30.04.2014). 2014 [cited: 2016 Apr 05]. Available from: http://www.awmf.org/leitlinien/detail/ll/024-019.html

396. Roos A, Kwiatkowski MA, Fouche JP, et al. White matter integrity and cognitive performance in children with prenatal methamphetamine exposure. Behav Brain Res 2015;279:62-7 http://www.ncbi.nlm.nih.gov/pubmed/25446763, DOI: 10.1016/j.bbr.2014.11.005.

397. Universitäts Kinder-Frauenzentrum (UKF). Statistik 2014. Kinderschutzgruppe am Universitätsklinikum Carl Gustav Carus (Präsentation). 2014.

398. Golub M, Costa L, Crofton K, et al. NTP-CERHR Expert Panel Report on the reproductive and developmental toxicity of amphetamine and methamphetamine. Birth Defects Res B Dev

Reprod Toxicol 2005;74(6):471-584 http://www.ncbi.nlm.nih.gov/pubmed/16167346, DOI: 10.1002/bdrb.20048.

399. European Commission, Directorate Public Health and Risk Assessment. EU Project on Promotion of Breastfeeding in Europe. Protection, promotion and support of breastfeeding in Europe: a blueprint for action. 2004 [cited: 2016 Apr 25]. Available from: http://ec.europa.eu/health/ph_projects/2002/promotion/fp_promotion_2002_frep_18_en.pdf

400. World Health Organization (WHO). Guidelines for identification and management of substance use and substance use disorders in pregnancy. Geneva: WHO; 2014 Available from: http://www.who.int/iris/bitstream/10665/107130/1/9789241548731_eng.pdf?ua=1.

401. Shah R, Diaz SD, Arria A, et al. Prenatal methamphetamine exposure and short-term maternal and infant medical outcomes. Am J Perinatol 2012;29(5):391-400 http://www.ncbi.nlm.nih.gov/pubmed/22399214, DOI: 10.1055/s-0032-1304818.

402. Bartu A, Dusci LJ, Ilett KF. Transfer of methylamphetamine and amphetamine into breast milk following recreational use of methylamphetamine. Br J Clin Pharmacol 2009;67(4):455-9 http://www.ncbi.nlm.nih.gov/pubmed/19371319, DOI: 10.1111/j.1365-2125.2009.03366.x.

403. Chomchai C, Chomchai S, Kitsommart R. Transfer of Methamphetamine (MA) into Breast Milk and Urine of Postpartum Women who Smoked MA Tablets during Pregnancy: Implications for Initiation of Breastfeeding. J Hum Lact 2015; http://www.ncbi.nlm.nih.gov/pubmed/26452730, DOI: 10.1177/0890334415610080.

404. Ariagno R, Karch SB, Middleberg R, et al. Methamphetamine ingestion by a breast-feeding mother and her infant's death: People v Henderson. JAMA 1995;274(3):215 http://www.ncbi.nlm.nih.gov/pubmed/7609223.

405. Green LS. People v Henderson: the prosecution responds. JAMA 1996;275(3):183-4 http://www.ncbi.nlm.nih.gov/pubmed/8604164.

406. Moore KA, Lichtman AH, Poklis A, et al. alpha-Benzyl-N-methylphenethylamine (BNMPA), an impurity of illicit methamphetamine synthesis: pharmacological evaluation and interaction with methamphetamine. Drug Alcohol Depend 1995;39(2):83-9 http://www.ncbi.nlm.nih.gov/pubmed/8529536.

407. Nikolaou P, Athanaselis S, Papoutsis I. Shisha - the clandestine crystal meth of greece.(Poster). 2013 Available from: http://www.tiaft.org/socialmediauploads/2013_Posters_Free_Topics/PF16.pdf.

408. Bundesinstitut für Risikobewertung (BfR). Hepatitis C und Stillen. Empfehlung der Nationalen Stillkommission vom 19. März 2001. 2001 [cited: 2016 Apr 11]. Available from: http://www.bfr.bund.de/cm/343/hepatitis_c_und_stillen.pdf

409. Bundesinstitut für Risikobewertung (BfR). Hepatitis C und Stillen. Ergänzende Empfehlung der Nationalen Stillkommission vom 8. Januar 2004. 2004 [cited: 2016 Apr 11]. Available from: http://www.bfr.bund.de/cm/343/hepatitis_c_und_stillen_ergaenzung.pdf

410. Bundesinstitut für Risikobewertung (BfR). Hepatitis C und Stillen. Zweite ergänzende Empfehlung der Nationalen Stillkommission vom 30. Mai 2008. 2008 [cited: 2016 Apr 11]. Available from: http://www.bfr.bund.de/cm/343/hepatitis_c_und_stillen_zweite_ergaenzung.pdf

411. Arbeitsgemeinschaft der Wissenschaftlichen Medizinischen Fachgesellschaften (AWMF), Deutsche Gesellschaft für Gastroenterologie VuSD, Cornberg M, et al. S3-Leitlinie: Hepatitis-B-Virusinfektion - Prophylaxe, Diagnostik und Therapie. AWMF-Register Nr. 021-011 (Stand: 31.01.2011). 2011 [cited: 2016 Apr 11]. Available from: http://www.awmf.org/uploads/tx_szleitlinien/021-011l_S3_Hepatitis_B_Virusinfektionen_Prophylaxe_Diagnostik_Therapie_2011-abgelaufen.pdf

412. Klein M, Dyba J, Moesgen D. Crystal und Familie - Zur Analyse der Lebenssituation und des Hilfebedarfs betroffener Kinder (Präsentation).09.10.2015. 2015 Available from: http://www.katho-

nrw.de/fileadmin/primaryMnt/KatHO/DISuP/Downloads/Dyba__Klein__Moesgen_CM_Familie
_Ergebnisse_Aktenanalyse_Fokusgruppen.pdf.

413. Mansergh G, Purcell DW, Stall R, et al. CDC consultation on methamphetamine use and sexual risk behavior for HIV/STD infection: summary and suggestions. Public Health Rep 2006;121(2):127-32 http://www.ncbi.nlm.nih.gov/pubmed/16528944.

414. Cohen JB, Dickow A, Horner K, et al. Abuse and violence history of men and women in treatment for methamphetamine dependence. Am J Addict 2003;12(5):377-85 http://www.ncbi.nlm.nih.gov/pubmed/14660152.

415. Tyner EA, Fremouw WJ. The relation of methamphetamine use and violence: A critical review. Aggress Violent Behav 2008;13(4):285-97, DOI: 10.1016/j.avb.2008.04.005.

416. Hobkirk AL, Watt MH, Green KT, et al. Mediators of interpersonal violence and drug addiction severity among methamphetamine users in Cape Town, South Africa. Addict Behav 2015;42:167-71 http://www.ncbi.nlm.nih.gov/pubmed/25479528, DOI: 10.1016/j.addbeh.2014.11.030.

417. Milin S, Kleinau C, Lüdorf T, et al. Konsummotive bei Stimulanzienkonsum. Ein Vergleich von Amphetamin- und Methamphetaminkonsumenten. Suchttherapie 2016;17(1):17-21, DOI: 10.1055/s-0041-111253.

418. Haight W, Ostler T, Black J, et al. Children of Methamphetamine- Involved Families: The Case of Rural Illinois. New York: Oxford Univ. Pr.; 2009.

419. Asanbe CB, Hall C, Bolden CD. The methamphetamine home: psychological impact on preschoolers in rural Tennessee. J Rural Health 2008;24(3):229-35 http://www.ncbi.nlm.nih.gov/pubmed/18643799, DOI: 10.1111/j.1748-0361.2008.00163.x.

420. Twomey J, LaGasse L, Derauf C, et al. Prenatal methamphetamine exposure, home environment, and primary caregiver risk factors predict child behavioral problems at 5 years. Am J Orthopsychiatry 2013;83(1):64-72 http://www.ncbi.nlm.nih.gov/pubmed/23330624, DOI: 10.1111/ajop.12007.

421. Klein M, Bröning S, Moesgen D. Kinder aus suchtbelasteten Familien stärken. Das "Trampolin"-Programm. Bern: Hogrefe; 2013 (Therapeutische Reihe; 71).

422. Shoptaw S, Reback CJ. Methamphetamine use and infectious disease-related behaviors in men who have sex with men: implications for interventions. Addiction 2007;102(Suppl 1):130-5 http://www.ncbi.nlm.nih.gov/pubmed/17493062, DOI: 10.1111/j.1360-0443.2006.01775.x.

423. Stall R, Paul JP, Greenwood G, et al. Alcohol use, drug use and alcohol-related problems among men who have sex with men: the Urban Men's Health Study. Addiction 2001;96(11):1589-601 http://www.ncbi.nlm.nih.gov/pubmed/11784456, DOI: 10.1080/09652140120080723.

424. Pines HA, Gorbach PM, Weiss RE, et al. Individual-Level, Partnership-Level, and Sexual Event-Level Predictors of Condom Use During Receptive Anal Intercourse Among HIV-Negative Men Who Have Sex with Men in Los Angeles. AIDS Behav 2015; http://www.ncbi.nlm.nih.gov/pubmed/26471884, DOI: 10.1007/s10461-015-1218-4.

425. Dirks H, Esser S, Borgmann R, et al. Substance use and sexual risk behaviour among HIV-positive men who have sex with men in specialized out-patient clinics. HIV Med 2012;13(9):533-40 http://www.ncbi.nlm.nih.gov/pubmed/22435363, DOI: 10.1111/j.1468-1293.2012.01005.x.

426. Koblin BA, Husnik MJ, Colfax G, et al. Risk factors for HIV infection among men who have sex with men. AIDS 2006;20(5):731-9 http://www.ncbi.nlm.nih.gov/pubmed/16514304, DOI: 10.1097/01.aids.0000216374.61442.55.

427. Zule WA, Poulton WE, Coomes CM, et al. Results of a pilot study to reduce methamphetamine use and sexual risk behaviors among methamphetamine-using men who have sex with men (MSM) not currently in treatment. J Psychoactive Drugs 2012;44(5):351-8 http://www.ncbi.nlm.nih.gov/pubmed/23457885, DOI: 10.1080/02791072.2012.736794.

428. Miller WR, Rollnick S. Motivational interviewing: Preparing people for change. New York: Guilford Pr.; 1991.

429. Mimiaga MJ, Reisner SL, Pantalone DW, et al. A pilot trial of integrated behavioral activation and sexual risk reduction counseling for HIV-uninfected men who have sex with men abusing crystal methamphetamine. AIDS Patient Care STDS 2012;26(11):681-93 http://www.ncbi.nlm.nih.gov/pubmed/23030605, DOI: 10.1089/apc.2012.0216.

430. Prendergast M, Podus D, Finney J, et al. Contingency management for treatment of substance use disorders: a meta-analysis. Addiction 2006;101(11):1546-60 http://www.ncbi.nlm.nih.gov/pubmed/17034434, DOI: 10.1111/j.1360-0443.2006.01581.x.

431. Carrico AW, Gomez W, Siever MD, et al. Pilot randomized controlled trial of an integrative intervention with methamphetamine-using men who have sex with men. Arch Sex Behav 2015;44(7):1861-7 http://www.ncbi.nlm.nih.gov/pubmed/26123068, DOI: 10.1007/s10508-015-0505-5.

432. Shoptaw S, Reback CJ, Peck JA, et al. Behavioral treatment approaches for methamphetamine dependence and HIV-related sexual risk behaviors among urban gay and bisexual men. Drug Alcohol Depend 2005;78(2):125-34 http://www.ncbi.nlm.nih.gov/pubmed/15845315, DOI: 10.1016/j.drugalcdep.2004.10.004.

433. Menza TW, Jameson DR, Hughes JP, et al. Contingency management to reduce methamphetamine use and sexual risk among men who have sex with men: a randomized controlled trial. BMC Public Health 2010;10:774 http://www.ncbi.nlm.nih.gov/pubmed/21172026, DOI: 10.1186/1471-2458-10-774.

434. Reback CJ, Grant DL, Fletcher JB, et al. Text messaging reduces HIV risk behaviors among methamphetamine-using men who have sex with men. AIDS Behav 2012;16(7):1993-2002 http://www.ncbi.nlm.nih.gov/pubmed/22610370, DOI: 10.1007/s10461-012-0200-7.

435. Shoptaw S, Reback CJ, Larkins S, et al. Outcomes using two tailored behavioral treatments for substance abuse in urban gay and bisexual men. J Subst Abuse Treat 2008;35(3):285-93 http://www.ncbi.nlm.nih.gov/pubmed/18329226, DOI: 10.1016/j.jsat.2007.11.004.

436. Vollmer HC. Wissenschaftstheoretische Überlegungen zur Therapieplanung nach Rückfall. Sucht 2002;48(2):85-91.

437. Klos H, Görgen W. Rückfallprophylaxe bei Drogenabhängigkeit. Ein Trainingsprogramm. Göttingen: Hogrefe; 2009 (Therapeutische Praxis).

438. Bowen S, Chawla N, Collins SE, et al. Mindfulness-based relapse prevention for substance use disorders: a pilot efficacy trial. Subst Abus 2009;30(4):295-305 http://www.ncbi.nlm.nih.gov/pubmed/19904665, DOI: 10.1080/08897070903250084.

439. Milin S, Schäfer I. Breaking Meth: Entwicklung und Erforschung eines virtuellen Selbsthilfeportals. Jahrestagung der Drogenbeauftragten der Bundesregierung: "Crystal Meth". 06.11.2015, Berlin. 2015 Available from: http://www.drogenbeauftragte.de/fileadmin/dateien-dba/Presse/Downloads/AG_IV_Schaefer_Millin_BreakingMeth_Jahrestagung2015.pdf.

440. Soravia LM, Stocker E, Schläfli K. Klettern als Chance in der Suchtbehandlung. Suchttherapie 2016;17(1):34-9, DOI: 10.1055/s-0035-1548898.

441. Luttenberger K, Stelzer EM, Forst S, et al. Indoor rock climbing (bouldering) as a new treatment for depression: study design of a waitlist-controlled randomized group pilot study and the first results. BMC Psychiatry 2015;15:201 http://www.ncbi.nlm.nih.gov/pubmed/26302900, DOI: 10.1186/s12888-015-0585-8.

442. Drogenbeauftragte der Bundesregierung. Der Mountain Activity Club. In: Drogen- und Suchtbericht. 2015. p. 187-8.

443. Kießling M. Klettern statt Drogen - Beobachtung einer Selbsthilfegruppe zur Förderung einer drogenfreien Freizeit- und Lebensgestaltung. Bachelorarbeit zur Erlangung des akademischen Grades „Bachelor of Arts (B.A.)" in Sozialer Arbeit. 2014 [cited: 2016 Mae 08].

444. Holzmeyer T. Erlebnis - Rausch? Erlebnispädagogische Maßnahmen für Menschen mit Suchtproblematik. Master - Thesis zur Erlangung des akademischen Grades Master of Arts M.A. 2014 [cited: 2016 Apr 06].

445. Kingston S, Conrad M. Harm reduction for methamphetamine users. Focus 2004;19(1):4-6 http://www.ncbi.nlm.nih.gov/pubmed/15074271.

446. Novel Psychoactive Treatment UK Network (NEPTUNE), Abdulrahim D, Bowden-Jones O. Guidance on the Clinical Management of Acute and Chronic Harms of Club Drugs and Novel Psychoactive Substances. 2015 [cited: 2015 Aug 31]. Available from: http://neptune-clinical-guidance.co.uk/wp-content/uploads/2015/03/NEPTUNE-Guidance-March-2015.pdf

447. World Health Organization (WHO). Harm reduction and brief interventions for ATS users. Technical Briefs on amphetamine-type stimulants (ATS); 2. Geneva: WHO; 2011 [cited: 2015 Nov 14]. Available from: http://www.wpro.who.int/hiv/documents/docs/Brief2forweb_9CE8.pdf?ua=1&ua=1

448. Buckley NA, Dawson AH, Isbister GK. Serotonin syndrome. BMJ 2014;348:g1626 http://www.ncbi.nlm.nih.gov/pubmed/24554467.

449. Rommel N, Rohleder NH, Deppe H, et al. Orale Manifestationen bei Methamphetamin-Abhängigkeit. Zahnarzt Mitteilungen 2013;103(3):1-5.

450. Wilkerson JM, Noor SW, Breckenridge ED, et al. Substance-use and sexual harm reduction strategies of methamphetamine-using men who have sex with men and inject drugs. AIDS Care 2015;27(8):1047-54 http://www.ncbi.nlm.nih.gov/pubmed/25837492, DOI: 10.1080/09540121.2015.1020280.

451. Durkin SJ, Biener L, Wakefield MA. Effects of different types of antismoking ads on reducing disparities in smoking cessation among socioeconomic subgroups. Am J Public Health 2009;99(12):2217-23 http://www.ncbi.nlm.nih.gov/pubmed/19833980, DOI: 10.2105/AJPH.2009.161638.